主审 马 静

儿童五官科及头颈
疾病护理手册

主编 孙美华 赵书萍 徐 晗

U0237850

 中国出版集团有限公司

 世界图书出版公司
上海 西安 北京 广州

图书在版编目（CIP）数据

儿童五官科及头颈疾病护理手册／孙美华，赵书萍，徐晗主编. —上海：上海世界图书出版公司，2023.9
ISBN 978-7-5232-0447-4

Ⅰ. ①儿… Ⅱ. ①孙… ②赵… ③徐… Ⅲ. ①小儿疾病-五官科学-护理学-手册 ②小儿疾病-头部-疾病-护理学-手册 ③小儿疾病-颈-疾病-护理学-手册
Ⅳ. ①R473.72-62

中国国家版本馆 CIP 数据核字（2023）第 094871 号

书　　名	儿童五官科及头颈疾病护理手册	
	Ertong Wuguanke ji Toujing Jibing Huli Shouce	
主　　编	孙美华　赵书萍　徐　晗	
责任编辑	芮晴舟	
装帧设计	南京展望文化发展有限公司	
出版发行	上海世界图书出版公司	
地　　址	上海市广中路 88 号 9-10 楼	
邮　　编	200083	
网　　址	http://www.wpcsh.com	
经　　销	新华书店	
印　　刷	苏州彩易达包装制品有限公司	
开　　本	890mm×1240mm　1/32	
印　　张	15.875	
字　　数	360 千字	
版　　次	2023 年 9 月第 1 版　2023 年 9 月第 1 次印刷	
书　　号	ISBN 978-7-5232-0447-4/R·681	
定　　价	150.00 元	

编委会

主　编

孙美华　昆明市儿童医院

赵书萍　昆明市儿童医院

徐　晗　昆明市儿童医院

主　审

马　静　昆明市儿童医院

副主编

郑玉婷　昆明市儿童医院

高　丽　昆明市儿童医院

白　曦　宜良县第一人民医院

郑双芝　昆明医科大学第二附属医院

金其凤　云南省肿瘤医院

陶　丹　昆明市儿童医院

编　者（按姓氏拼音排序）

蔡　引　昆明市儿童医院

陈　婧　昆明市儿童医院

陈　云　昆明市延安医院

段雪菲　昆明市儿童医院

段银萍　昆明市儿童医院

范　娜　昆明市儿童医院
高　燕　昆明市儿童医院
高映勤　昆明市儿童医院
何　倩　云南昆明血液中心
黄丽苹　昆明市儿童医院
黄　锐　昆明市儿童医院
李春丽　昆明市儿童医院
李翠莲　昆明市儿童医院
李丽萍　昆明市儿童医院
李　润　昆明市儿童医院
李志芹　昆明市儿童医院
梁　艳　昆明市儿童医院
梁元卿　昆明市儿童医院
廖云姗　昆明市儿童医院
林　垦　昆明市儿童医院
刘灵芝　昆明市儿童医院
娄　凡　昆明市儿童医院
陆维媛　昆明市儿童医院
明　澄　昆明市儿童医院
聂正翠　昆明市儿童医院
庞雪晶　昆明市儿童医院
宋莎莎　昆明市儿童医院
铁金丹　昆明市儿童医院
王丽蓉　昆明市儿童医院
王　玲　昆明市儿童医院
王美兰　昆明市儿童医院
王晓梦　昆明市儿童医院
王艳霞　昆明市儿童医院

前　言

　　本书是在查阅大量国内外文献的基础上，结合儿童五官科及头颈疾病研究发展前沿，进行临床护理经验总结，较为系统地介绍了儿童五官科及头颈常见疾病护理常规及操作规范。此书包括了儿童眼科、耳科、鼻科、咽科、喉科、食管气管科、头颈外科以及口腔科护理常规共三篇十一个章节，以儿童专科护理工作的各个环节为基础，从实践出发，对儿童耳鼻咽喉头颈口腔科常见疾病的概述、临床表现、护理评估、护理诊断、护理目标、护理措施、护理评价、护理流程和操作规范等内容进行了详细的阐述。在总结不同疾病护理经验的同时，结合专业领域内的新技术、新业务的发展前沿，使本书的内容更加注重理论与临床实践紧密结合，具有很强的实用性和可操作性。本书主要适用于从事儿童五官科及头颈疾病的临床护理工作者，也可作为临床护士的工具用书及补充读物，同时还可以作为各级医院各专科的岗前培训、规范化培训、继续教育及临床实习指导的参考读物。

编　者

目　录

第二篇　儿童口腔科常见疾病
　　　　操作技术及护理常规

第三篇　儿童耳鼻咽喉头颈外科 常见疾病操作技术及护理常规

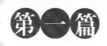

第一篇

儿童眼科常见疾病
操作技术及护理常规

儿童眼科常用护理操作技术及流程

第一节　远视力检查法操作流程

一、操作执行者

由注册护士执行。进修护士能力得到带教者认可后,方可执行。非注册护士、实习护士需在注册护士督导下执行。

二、操作目的

1. 检查远视力,了解视网膜黄斑中心凹处的视觉敏锐度。

2. 辅助眼科疾病诊断。

三、操作步骤

【操作前】

1. 评估

(1) 确认患儿身份:核对姓名、出生日期,核对医嘱。

(2) 评估患儿年龄、配合程度及眼局部情况。

(3) 评估操作环境,环境应安静、安全、整洁、明亮,尽量使患儿处于安静状态,避免活动。

2. 准备

（1）用物准备：标准对数视力表（图 1 - 1 - 1）或儿童图形视力表（图 1 - 1 - 2）、遮眼器、视标指示棒、平面反射镜（用于检查间距小于 5 m 时扩大检查距离）。

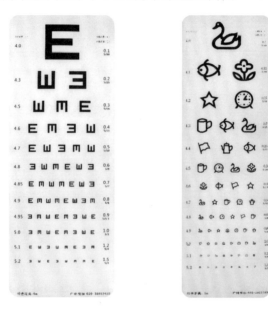

图 1 - 1 - 1　标准对数视力表　图 1 - 1 - 2　儿童图形视力表

（2）洗手,戴口罩。

（3）操作告知：向患儿及家属解释操作目的及配合方法,使患儿具有充分思想准备,取得患儿的配合。

【操作中】

1. 备齐用物,再次核对患儿姓名、出生日期,做好告知工作。

2. 被检患儿距离视力表 5 m 处;如间距小于 5 m,可使用平面反射镜,距离 2.5 m,被检眼应与 1.0 视标在同一高度。

3. 检查时双眼分别进行,一般先查右眼,后查左眼;先健眼,后患眼。非检查眼用遮眼器遮盖,但注意不要压迫眼球。如单眼注视较差的患儿,可直接行双眼视力检查。

4. 嘱被检患儿辨认"E"字符开口方向,用手势指示该视标的方向。从最大视标开始,自上而下逐行检查,让被检患儿在 5 s 内说出或指出缺口方向,找出被检患儿的最佳辨认行,将能辨认的最小的视标记录为该眼的远视力。如 1.0 行能辨认 2 个,可记为"0.9^{+2}";如 1.0 行只有一个视标不能辨认,可记为"1.0^{-1}"。

5. 低于 0.1 的视力检查:患儿向前走近视力表,直至能辨认视力表上最大视标为止;记录的视力为:0.1×被检者与视力表的距离(m)/5。例如在 2 m 距离处能辨认最大视标 0.1,则视力记为:0.1×2/5 = 0.04,以此类推。

6. 如被检患儿在 1 m 处不能辨认最大视标,则嘱患儿背光而坐,护士在暗背景前伸出手指,指间距离略同指宽,距离从 1 m 开始,逐渐移近,嘱患儿说出手指数目。当受检患儿能正确辨认时,收拢手指再变换指数让受检患儿辨认,反复 2~3 次均准确时,记录能辨认手指的最远距离。如相距 50 cm 能正确数出,视力记为"指数/50 cm"或"FC/50 cm"。

7. 如果患儿在眼前 5 cm 处仍不能辨认手指数目,则查手动视力。检查时护士的手在患儿眼前慢慢晃动,记录能辨认手动的最远距离。如相距 20 cm 处能正确分辨手的摆动,则记录视力为"手动/20 cm"或"HM/20 cm"。

8. 对于不能辨认手指或手动的患儿,应在暗室内进一步检查光感及光定位。护士将手电筒或烛光放在 5 m 处,让患儿用一只眼辨认光源,另一眼完全遮盖,记录能看见光源的最远距离。如只有眼前能看到光亮,应记录为"眼前光感"。如各方位光感均消失,记为"无光感"。

【操作后】

1. 告知家属患儿视力检查结果,指导下一步检查。

2. 用物处理:患儿使用过的遮眼器进行消毒处理。

四、注意事项

1. 对于不知如何配合检查的患儿,先教会被测患儿如何辨认手势,再进行视力检查。如年龄较小的患儿可选择儿童图形视力表进行检查。

2. 检查次序为先右眼,再左眼。

3. 检查视力时,应使用遮眼器,一人一用,用后应严格消毒,避免交叉感染。遮挡眼睛时,避免压迫眼球,防止被检眼斜看、眯眼或偷看。

4. 检查时,每个字母辨认时间为 5 s。

5. 标准对数视力表应有充足的光线照明。

【操作流程】

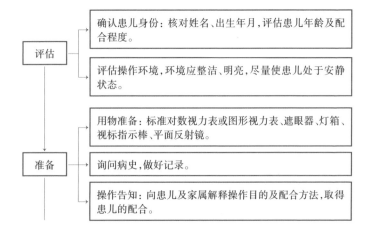

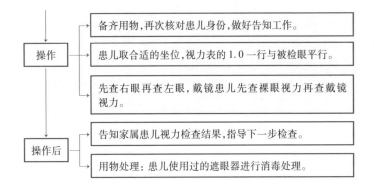

第二节　近视力检查法操作流程

一、操作执行者

由注册护士执行。进修护士能力得到带教者认可后，方可执行。非注册护士、实习护士需在注册护士督导下执行。

二、操作目的

1. 检查近视力。
2. 辅助眼科疾病诊断。

三、操作步骤

【操作前】
1. 评估
（1）确认患儿身份：核对姓名、出生日期，核对医嘱。

（2）评估患儿年龄、合作程度及眼局部情况。

（3）评估操作环境,环境应安静、安全、整洁、明亮,尽量使患儿处于安静状态,避免活动。

2. 准备

（1）用物准备：标准近视力表、遮眼器、视标指示棒。

（2）洗手,戴口罩。

（3）操作告知：向患儿及家属解释操作目的及配合方法,使患儿具有充分思想准备,取得患儿的配合。

【操作中】

1. 备齐用物,再次核对患儿姓名、出生日期,做好告知工作,取得患儿及家属的配合。

2. 在充足照明下,根据所使用的近视力表上要求的检查距离放置近视力表,通常检查距离为 30 cm 或 40 cm,测量可以正确辨认近视力表上最小一行的字符开口方向。如在该处不能看见最大字符也可移近检查,以能看清最小的字符为结果,以小数法记录,记录时需标明实际距离。如将近视力表放到眼前 10 cm 处方能看清近视力表上最小一行字符的开口,记录为"1. 0/10 cm"。

3. 检查时双眼分别进行,一般先查右眼,再查左眼;先健眼,后患眼。非检查眼用遮眼器遮盖,但不要压迫眼球。

4. 准确记录检查结果。

【操作后】

1. 告知家属患儿视力检查结果,指导下一步检查。

2. 用物处理：患儿使用过的遮眼器进行消毒处理。

四、注意事项

1. 对于不知如何配合检查的患儿,应先教会被测患儿如何辨认手势,再进行视力检查。

2. 检查次序为先右眼,再左眼。

3. 检查视力时,应使用遮眼器,用后应严格消毒,避免交叉感染。遮挡眼睛时,避免压迫眼球,防止被检眼斜看、眯眼或偷看。

4. 检查时,每个字母辨认时间为 5 s。

5. 标准近视力表应有充足的光线照明。

【操作流程】

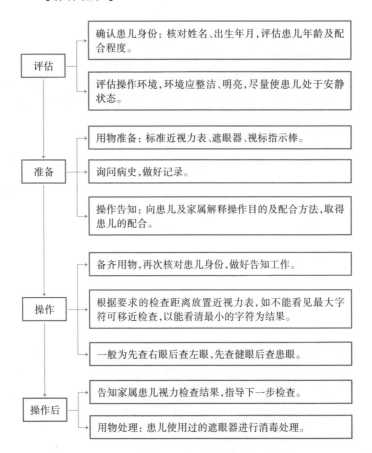

评估
- 确认患儿身份:核对姓名、出生年月,评估患儿年龄及配合程度。
- 评估操作环境,环境应整洁、明亮,尽量使患儿处于安静状态。

准备
- 用物准备:标准近视力表、遮眼器、视标指示棒。
- 询问病史,做好记录。
- 操作告知:向患儿及家属解释操作目的及配合方法,取得患儿的配合。

操作
- 备齐用物,再次核对患儿身份,做好告知工作。
- 根据要求的检查距离放置近视力表,如不能看见最大字符可移近检查,以能看清最小的字符为结果。
- 一般为先查右眼后查左眼,先查健眼后查患眼。

操作后
- 告知家属患儿视力检查结果,指导下一步检查。
- 用物处理:患儿使用过的遮眼器进行消毒处理。

第三节　非接触式眼压测量法操作流程

一、操作执行者

由注册护士执行。进修护士能力得到带教者认可后，方可执行。非注册护士、实习护士需在注册护士督导下执行。

二、操作目的

1. 检查眼科就诊患儿的眼压，观察患眼病情发展和判断治疗效果。

2. 眼科疾病诊断的重要依据。

三、操作步骤

【操作前】

1. 评估

（1）确认患儿身份：核对姓名、出生日期，核对医嘱、眼别。

（2）评估患儿年龄、合作程度及眼局部情况。

（3）评估操作环境，环境应安静、安全、整洁、明亮，尽量使患儿处于安静状态，避免活动。

2. 准备

（1）用物准备：非接触式眼压计（图1－3－1）、75%酒精棉签或棉片、下颌托纸。

（2）检查前询问病史，并做好治疗记录。

（3）操作告知：向患儿及家属解释操作目的及配合方法，使患儿具有充分思想准备，取得患儿及家属的配合。

【操作中】

1. 备齐用物，再次核对患儿姓名、出生日期，做好告知工作，取得患儿及家属的配合。

2. 接通电源，打开开关，检查眼压计性能是否良好。

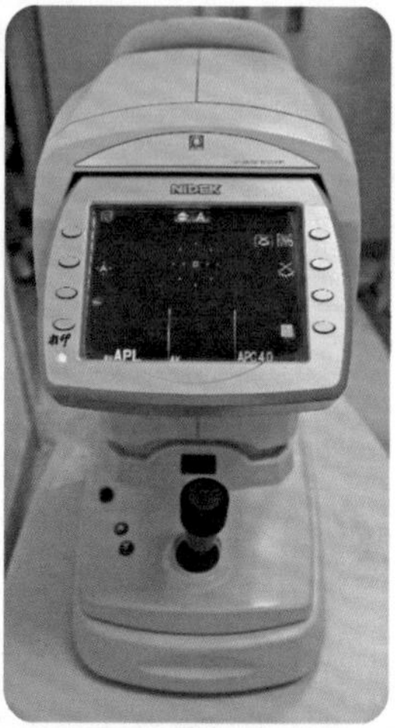

图1-3-1　非接触式眼压计

3. 消毒额托和更换下颌托纸。

4. 受检患儿坐于非接触式眼压计前，根据患儿身高调节升降台。

5. 用无菌棉签拭去眼部分泌物或眼泪。

6. 嘱患儿将下颌放在下颌托上（下颌托上垫一次性下颌托纸），前额抵住额托（图1-3-2）。

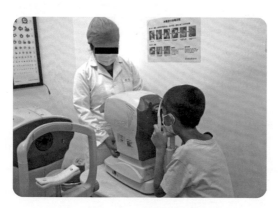

图1-3-2　非接触式眼压测量

7. 根据患儿脸型调节下颌托,使患儿外眦角对齐眼压计的尺度。

8. 调节调焦手柄,将眼压计测压头对准待测眼,眼压计显示屏上自动显示待测眼别。

9. 嘱患儿睁大被检眼,调节眼压计,将测压头对准角膜中央位置,注视测压头内的绿色指示灯,聚焦清晰后系统自动测压,显示屏上即出现眼压读数,连续测量 3 次,待显示屏上显示出 3 次眼压值和平均值后,换另外一只眼睛进行测量。

10. 将测量结果保存并打印。

【操作后】

1. 告知家属患儿眼压测量结果,指导下一步检查。

2. 用物处理:将患儿接触过的下颌托纸丢弃,额托用 75% 酒精棉片擦拭消毒。

四、注意事项

1. 检查前要先告知患儿检查过程中有气流冲击眼球,略有不适,但无疼痛,使患儿放松并配合检查。

2. 对高度散光、角膜浑浊、角膜移植术后及固视不良患儿不宜用此法。

3. 眼睛睁不大的患儿,可用棉签轻轻拉开眼睑,操作宜轻,暴露角膜时注意不能压迫眼球,以免眼压增高。

4. 先测右眼,后测左眼,测量眼压不宜连续反复测量多次,以免影响眼压的准确性。

5. 如果显示屏不显示数字,可能是注视不准、泪液过多或瞬目等原因,可调整后重新测量。

6. 表面麻醉剂不可用可卡因,因其能散大瞳孔使眼压增高,而影响结果的准确性。

【操作流程】

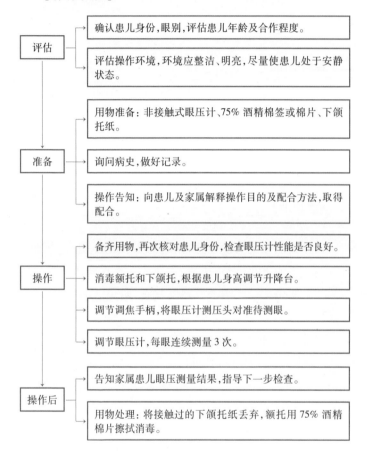

评估	确认患儿身份,眼别,评估患儿年龄及合作程度。
	评估操作环境,环境应整洁、明亮,尽量使患儿处于安静状态。
准备	用物准备:非接触式眼压计、75%酒精棉签或棉片、下颌托纸。
	询问病史,做好记录。
	操作告知:向患儿及家属解释操作目的及配合方法,取得配合。
操作	备齐用物,再次核对患儿身份,检查眼压计性能是否良好。
	消毒额托和下颌托,根据患儿身高调节升降台。
	调节调焦手柄,将眼压计测压头对准待测眼。
	调节眼压计,每眼连续测量3次。
操作后	告知家属患儿眼压测量结果,指导下一步检查。
	用物处理:将接触过的下颌托纸丢弃,额托用75%酒精棉片擦拭消毒。

第四节　电子压平式眼压测量法操作流程

一、操作执行者

由注册护士执行。进修护士能力得到带教者认可后,

方可执行。非注册护士、实习护士需在注册护士督导下执行。

二、操作目的

用于了解患儿眼压情况,协助疾病诊断。

三、操作步骤

【操作前】

1. 评估

(1) 确认患儿身份信息,核对医嘱、眼别。

(2) 评估患儿年龄、病情、合作程度及眼局部情况。

(3) 使患儿处于镇静或熟睡状态,避免活动。

2. 准备

(1) 用物准备:电子压平式眼压计(AccuPen,图 1-4-1)、角膜厚度测量仪(PachPen,图 1-4-2)、表面麻醉剂(盐酸奥布卡因滴眼液)、75%酒精棉球、棉签、一次性乳胶套。

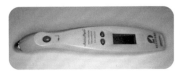 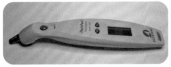

图 1-4-1　电子压平式眼压计　　图 1-4-2　角膜厚度测量仪

(2) 操作告知: 向患儿及家属解释操作目的及配合方法。

【操作中】

1. 备齐用物,推车至检查室,再次核对患儿身份信息,做好告知工作,取得患儿及家属的配合。

2. 幼龄儿童测量需在镇静状态下进行。

3. 校对眼压计,检查眼压计性能是否良好。

4. 受检患儿取仰卧位,再次核对眼别,测量前结膜囊内滴表面麻醉剂 1~2 次。

5. 75%酒精棉球消毒角膜厚度测量仪探头,待充分干燥后开始测量,眼压计测量时套一次性乳胶套,一人一用。

6. 将测压头垂直放于角膜中央,检查者用左手拇指和示指轻轻分开被检患儿的上下眼睑,固定于上下眶缘,右手持眼压计,将测压头垂直放于角膜中央(如图 1-4-3,图 1-4-4),读出眼压计显示的数值,一般连续测量 3 次,差值在 1 mmHg 内,取其平均值为眼压值,一般先测角膜厚度,再测眼压。

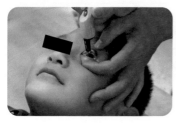
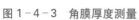
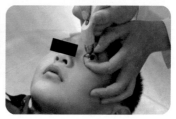

图 1-4-3　角膜厚度测量　　　图 1-4-4　电子眼压测量

7. 按换算表(表 1-4-1)计算出校正眼压值,记录眼压读数、检查时间、检查方法。

【操作后】

1. 告知家属患儿眼压测量结果。

2. 告知家属检查后注意事项,嘱患儿 4~6 h 内不揉擦眼球,以免角膜上皮脱落。

表 1-4-1 实际眼压(IOP)的修正值

角膜厚度(μm)	修正值(mmHg)
≤405	7
406~425	6
426~445	5
446~465	4
466~485	3
486~505	2
506~525	1
526~545	0
546~565	−1
566~585	−2
586~605	−3
606~625	−4
626~645	−5
646~665	−6
666~685	−7
686~705	−8
≥706	−8

校正值是依据角膜厚度 545 μm 时为基准;

这些校正值是依据 Doughty 和 Zamen 的工作成果修改而来;

此表来源于 2002 年 7 月眼科杂志《Review of Ophthalmology》青光眼服务,第 88、89、90 页。

作者:Leon Herndon,MD,Duke 大学

四、注意事项

1. 测量前检查眼压计性能是否良好。

2. 测压头不可触及被测眼的睑缘及睫毛,操作宜轻,暴露角膜时注意不能压迫眼球,以免眼压增高影响准确性。

3. 测压头使用前应使用 75% 酒精棉球消毒并套一次性乳胶套,防止交叉感染;消毒后,应用棉签擦拭干净或待充分干燥后再使用,以免残留酒精损伤角膜上皮。

4. 每次测量不得在角膜上停留时间过长,以免角膜上皮干燥,造成测量不准确,但可重复测量。

5. 角膜有损伤、溃疡或患急性结膜炎、角膜炎时不宜用电子压平式眼压计测量眼压。

6. 眼压测量完毕,应检查角膜有无擦伤。

【操作流程】

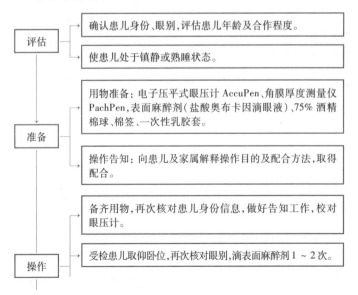

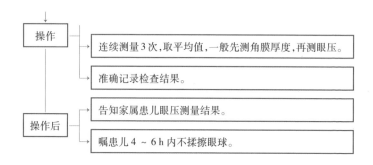

第五节　滴眼药水法操作流程

一、操作执行者

由注册护士执行。进修护士能力得到带教者认可后,方可执行。非注册护士、实习护士需在注册护士督导下执行。

二、操作目的

1. 预防和治疗眼部疾病。

2. 检查前散瞳、缩瞳及表面麻醉等。

3. 诊断性染色,如使用荧光素检查角膜上皮缺损或泪道通畅实验。

三、操作步骤

【操作前】

1. 评估

(1) 确认患儿身份:核对姓名、出生日期,核对医嘱。

（2）评估患儿眼部情况及身体状况，合作程度，有无药物过敏史。

（3）评估操作环境，环境应安静、安全、整洁、明亮。

2. 准备

（1）用物准备：治疗车、弯盘、滴眼液、棉签、手消液，必要时备无菌纱布及胶带。

（2）询问病史，并做好治疗记录。

（3）操作告知：向患儿及家属解释操作目的及配合方法，患儿及家属知情同意。

【操作中】

1. 备齐用物，再次核对医嘱，推车至床旁。再次核对患儿身份信息，核对滴眼液药名、浓度、时间及有效期，检查瓶内药液有无浑浊或絮状沉淀等变质情况。

2. 评估患儿配合程度，做好告知工作，取得患儿及家属的配合。

3. 协助患儿取坐位或仰卧位，头向后仰，嘱患儿眼睛向上看，配合度较差的患儿，需家属（助手）双手固定患儿头部及身体，避免患儿在操作过程中晃动头部导致药液无法入眼，或待患儿熟睡后滴药。若患儿眼部有分泌物，先用棉签轻轻擦除眼部分泌物。

4. 用棉签拉开患儿下眼睑（图 1 - 5 - 1），嘱患儿眼睛向上看，暴露下方结膜囊，将药液滴入下穹隆结膜囊内。不能配合的患儿用左手拇指和示指轻轻扒开上下眼睑。

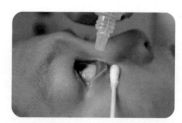

图 1 - 5 - 1 滴眼药水

5. 右手持滴眼液瓶，滴眼液瓶口距离眼部 1~2 cm，将药液滴入下穹窿 1~2 滴,轻提上眼睑使药液充满结膜囊内,嘱患儿轻闭眼 1~2 min,然后用棉签擦去溢出的药液。

6. 协助患儿取舒适体位。

【操作后】

1. 告知患儿及家属点眼后的注意事项。

2. 按消毒隔离要求清理用物,洗手。

四、注意事项

1. 滴药时,滴眼液瓶口距离眼部 1~2 cm,勿触及睑缘、睫毛和手指,以免污染。

2. 滴药时勿压迫眼球,尤其是角膜溃疡和角膜有伤口的患儿。

3. 毒性药物如阿托品类药物时,滴眼后应按压泪囊区 2~3 min,以免药液流入鼻腔,被鼻黏膜过多吸收产生毒性反应。

4. 散瞳剂、缩瞳剂需分开放置,需双人核对,避免滴错滴眼液或眼别,造成不良后果。

5. 同时滴数种药液时,先滴刺激性弱的药物,再滴刺激性强的药物;滴眼液与眼膏同时使用时,先滴眼液,再涂眼膏,每次每种药物需间隔 5 min 以上。

6. 眼液不能直接滴在角膜上。双眼滴眼液时,需先滴健眼,后滴患眼。

【操作流程】

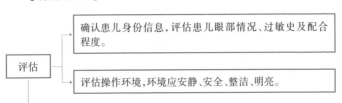

| 评估 | 确认患儿身份信息,评估患儿眼部情况、过敏史及配合程度。 |
| | 评估操作环境,环境应安静、安全、整洁、明亮。 |

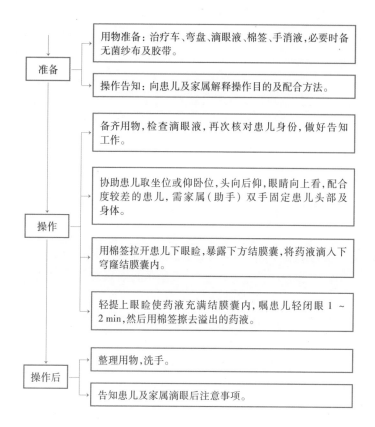

准备
- 用物准备：治疗车、弯盘、滴眼液、棉签、手消液，必要时备无菌纱布及胶带。
- 操作告知：向患儿及家属解释操作目的及配合方法。

操作
- 备齐用物，检查滴眼液，再次核对患儿身份，做好告知工作。
- 协助患儿取坐位或仰卧位，头向后仰，眼睛向上看，配合度较差的患儿，需家属（助手）双手固定患儿头部及身体。
- 用棉签拉开患儿下眼睑，暴露下方结膜囊，将药液滴入下穹隆结膜囊内。
- 轻提上眼睑使药液充满结膜囊内，嘱患儿轻闭眼 1 ～ 2 min，然后用棉签擦去溢出的药液。

操作后
- 整理用物，洗手。
- 告知患儿及家属滴眼后注意事项。

第六节　涂眼药膏法操作流程

一、操作执行者

由注册护士执行。进修护士能力得到带教者认可后，方可执行。非注册护士、实习护士需在注册护士督导下执行。

二、操作目的

1. 用于预防、治疗眼部疾病。
2. 用于眼睑闭合不全、绷带加压包扎前保护角膜。

三、操作步骤

【操作前】

1. 评估

（1）确认患儿身份：核对姓名、出生日期,核对医嘱。

（2）评估患儿眼部情况、身体状况及合作程度。

（3）评估操作环境,环境应安静、安全、整洁、明亮。

2. 准备

（1）用物准备：治疗车及治疗盘、眼药膏、棉签、玻棒、弯盘、手消液,必要时备无菌纱布及胶带。

（2）洗手,戴口罩。

（3）操作告知：向患儿及家属解释操作目的及配合方法,患儿及家属知情同意。

【操作中】

1. 备齐用物,再次核对医嘱,推车至床旁。再次核对患儿身份信息,核对眼膏名称、浓度、时间及有效期等情况。

2. 评估患儿合作程度,取得患儿及家属的配合。

3. 玻棒法：协助患儿取坐位或仰卧位,头向后仰,眼睛向上看,配合度较差的患儿,需家属（助手）双手固定患儿头部及身体,避免患儿在操作过程中晃动头部导致药膏无法入眼。对光检查玻棒头是否完整光滑,将适量的眼膏挤在玻棒的圆头上。用棉签拉开下眼睑,嘱患儿眼睛向上看,暴露下睑穹窿结膜,将涂有眼膏的玻棒与睑缘平行,轻轻放入下睑穹窿结膜内,嘱患儿轻闭眼,沿水平方向从颞侧边旋转边取出玻棒。

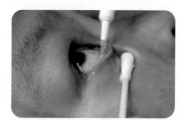

4. 软管法:一手持棉签或左手拇指示指拉开下眼睑,另一手持眼膏,药膏与睑裂平行,将眼膏直接挤入下睑穹窿结膜内(图1-6-1),然后用棉签轻轻擦去溢出眼外的药膏,嘱患儿轻闭眼1~2 min。

图1-6-1　涂眼药膏

5. 再次核对,协助患儿取舒适体位。

【操作后】

1. 整理用物,洗手。

2. 告知患儿及家属涂眼药膏后的注意事项。

四、注意事项

1. 涂眼药膏时动作要轻柔,勿压迫眼球,尤其是手术后及角膜溃疡患儿。

2. 涂眼药膏时,药瓶口勿触到睑缘或睫毛,以免污染药膏。

3. 最初挤出的少量药膏,如认为已有污染,应弃之不用。

4. 用玻棒涂眼药膏前,要认真检查玻棒圆头是否光滑完整,以免擦伤结膜、角膜。

5. 注意眼药膏软管口不可触及眼部,对不合作的患儿,涂眼药膏时不宜用软管法。

6. 用药后注意观察药物的不良反应,使用散瞳剂、缩瞳剂要特别注意观察药物的毒性反应。

【操作流程】

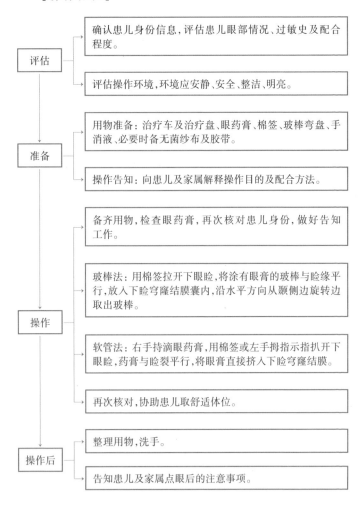

第七节 结膜囊冲洗法操作流程

一、操作执行者

由注册护士执行。进修护士能力得到带教者认可后，方可执行。非注册护士、实习护士需在注册护士督导下执行。

二、操作目的

1. 冲洗结膜囊内异物及分泌物。
2. 眼部化学物质烧伤时，冲洗及中和化学物质。
3. 眼部手术前清洁消毒。
4. 眼部荧光染色后。

三、操作步骤

【操作前】
1. 评估
（1）确认患儿身份：核对姓名、出生日期，核对医嘱。
（2）评估患儿眼部情况及身体状况，有无药物过敏史。
（3）评估操作环境，环境应安静、安全、整洁、明亮。
2. 准备
（1）用物准备：治疗车、棉签、无菌纱布、手消液、洗眼壶、受水器、垫巾、冲洗液、表面麻醉剂,术前结膜囊冲洗需备 20% 软皂水,必要时备温水加热桶及测温计。

（2）操作治疗前询问病史,并做好治疗记录。

（3）操作告知:向患儿及家属解释操作目的及配合方法,患儿及家属知情同意。

【操作中】

1. 备齐用物,再次核对患儿身份及眼别,向患儿及家属解释操作方法及注意事项。

2. 评估患儿病情及眼部情况,告知患儿配合方法,患儿患眼滴表面麻醉剂 1~2 次,以减轻局部不适感。

3. 术前结膜囊冲洗,需先清洁眼周皮肤。擦洗时间不少于 40 s,冲洗时嘱患儿闭眼,用棉签蘸 20% 软皂水,擦洗睫毛、眼睑、眉毛及周围皮肤,擦洗后用生理盐水彻底冲洗。眼周皮肤清洁范围:上至眉弓 3 cm 处,内至鼻中线,外至太阳穴,下至鼻唇沟。冲洗顺序:先冲洗睫毛及眼睑、眉毛,然后以眼为中心从内往外冲洗,一边冲洗,一边用棉签擦拭,把软皂水彻底冲洗干净,冲洗液量根据皮肤清洁度而定,一般不少于 150 mL。皮肤冲洗完毕,嘱患儿睁开眼,用生理盐水冲洗结膜囊。

4. 冲洗结膜囊时,用拇指和示指轻轻分开上下睑,用力于上下眶缘,充分暴露结膜囊,洗眼壶出水口距离眼部 3~4 cm,一边冲洗,一边嘱患儿分别向上、下、左、右方向转动眼球,然后嘱患儿向下看,轻轻翻转上眼睑,用示指用力于上眶缘,拇指轻轻向下拉下眼睑,用力于下眶缘,充分冲洗结膜各部位后,恢复上下眼睑,冲洗液量不少于 150 mL。

5. 化学伤冲洗,冲洗前后测 pH 并记录,冲洗液量一般要 2 000 mL 以上,洗眼壶出水口距离眼部 5~6 cm 为宜,冲力要大。如眼部有固体物质,应先用镊子取出后再进行冲洗,冲洗完再检查有无异物残留在结膜或角膜上。

6. 指导患儿及家属正确使用受水器,受水器紧贴于冲洗侧颊部或颞侧,洗眼侧肩膀铺上垫巾,以防止冲洗液流入耳道。

【操作后】

1. 协助患儿回病房,取舒适体位,并告知患儿及家属操作后注意事项。

2. 整理用物,洗手、脱口罩。

四、注意事项

1. 冲洗前应先擦净眼部药膏或分泌物,再冲洗。

2. 冲洗液冬季加温至 32~37℃ 为宜,冲洗时先用手背试液体的温度。

3. 冲洗液不可直接冲洗角膜。

4. 化学烧伤患儿必须翻转眼睑。

5. 眼球穿通伤及接近穿孔的角膜溃疡不可冲洗,以免异物、细菌冲入眼内。

6. 假膜性结膜炎患儿冲洗时,用生理盐水棉签抹去假膜再进行冲洗。

7. 冲洗动作要轻稳,不可压迫眼球。避免无目的长时间冲洗。

8. 冲洗时,注意洗眼壶出水口与眼部距离,一般 5 cm 左右。不可接触睫毛、结膜等,以免被污染。冲洗液不可溅入患儿健眼或医护人员的眼内。

9. 如为不合作或眼部刺激症状严重的患儿,先作表面麻醉,再进行冲洗;如眼部暴露不满意者,可用开睑器拉钩拉开上下眼睑再冲洗。

【操作流程】

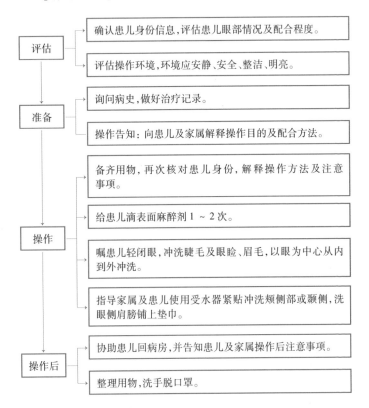

评估	确认患儿身份信息,评估患儿眼部情况及配合程度。
	评估操作环境,环境应安静、安全、整洁、明亮。
准备	询问病史,做好治疗记录。
	操作告知:向患儿及家属解释操作目的及配合方法。
操作	备齐用物,再次核对患儿身份,解释操作方法及注意事项。
	给患儿滴表面麻醉剂1~2次。
	嘱患儿轻闭眼,冲洗睫毛及眼睑、眉毛,以眼为中心从内到外冲洗。
	指导家属及患儿使用受水器紧贴冲洗颊侧部或颞侧,洗眼侧肩膀铺上垫巾。
操作后	协助患儿回病房,并告知患儿及家属操作后注意事项。
	整理用物,洗手脱口罩。

第八节　泪道冲洗法操作流程

一、操作执行者

由注册护士执行。进修护士能力得到带教者认可后,方可执行。非注册护士、实习护士需在注册护士督导下执行。

二、操作目的

1. 为泪道疾病的诊断和治疗提供临床依据。
2. 内眼手术前常规清洁泪道。
3. 泪囊炎患儿泪道冲洗,达到治疗作用。

三、操作步骤

【操作前】

1. 评估

（1）确认患儿身份：核对姓名、出生日期,核对医嘱、药物。

（2）评估患儿眼部有无分泌物,有无溢泪,结膜有无充血,泪囊区有无红肿,泪道是否完整,患儿合作程度及是否有药物过敏史。

（3）评估操作环境安静、安全、整洁、明亮,周围避免有人碰撞操作者误伤眼球。

2. 准备

（1）用物准备：5 mL 注射器、泪道冲洗针头、泪点扩张器、棉签、0.9%生理盐水、盐酸奥布卡因滴眼液、无菌纱布、抗生素眼液、受水器。

（2）洗手,戴口罩,戴手套。

（3）操作告知：向患儿及家属解释操作目的及配合方法,患儿及家属知情同意。

【操作中】

1. 备齐用物,再次核对患儿身份信息。做好告知工作,取得患儿及家属的配合。

2. 先用蘸有0.9%生理盐水棉签清洁眼睑及结膜囊内分泌物,戴手套,充分暴露患儿患眼下穹窿部,滴表面麻醉剂(盐酸奥布卡因滴眼液),闭眼2~3 min。

3. 用泪点扩张器扩张泪小点(图1-8-1)。

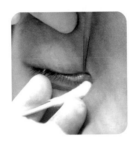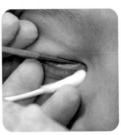

图1-8-1 扩张泪小点

4. 患儿取仰卧位,嘱能配合的患儿头偏向患侧。配合者(助手)双手固定患儿头部,一次性中单包裹患儿双手及全身,助手固定患儿头部及身体避免坠床,避免患儿在冲洗泪道时晃动头部,将受水器放于患儿颊部,避免冲洗反流液进入耳道。操作者一手持冲洗注射器,另一手持棉签拉开下眼睑,将针头垂直插入泪小点,深1.5~2 mm,针头转向水平方向(图1-8-2),沿泪小管进针5~6 mm,将冲洗液缓慢注入泪道。

5. 冲洗完毕,擦干眼部分泌物及冲洗液,滴抗生素眼液,嘱患儿勿揉眼睛。

6. 泪道通畅:推注冲洗液无阻力,注入液体自鼻腔流出或患儿自诉有水流入口中;鼻泪管狭窄:如注入液体通而不畅,有冲洗液体从鼻腔溢出;泪总管阻塞:如进针时阻力大,冲洗液体由原泪点或上泪点射出;鼻泪管阻塞:如针头可触及骨壁,但冲洗液体逆流,鼻腔内无水;慢性泪囊

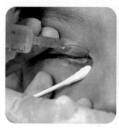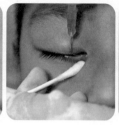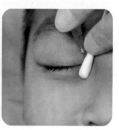

图 1-8-2　泪道冲洗

炎：冲洗液从上泪道反流，泪小点有脓性分泌物溢出。冲洗时如发现下眼睑肿胀，说明发生假道或者针头误入皮下，必须停止注水。

7. 冲洗完毕，滴抗生素眼药水。

【操作后】

1. 整理用物，洗手。

2. 记录冲洗情况，进针位置，有无阻力，冲洗液的流通情况及是否有分泌物等。

3. 告知患儿家属泪道冲洗后注意事项，嘱患儿 4~6 h 内勿揉眼。

四、注意事项

1. 如进针遇阻力，不可强行推进。

2. 若下泪点闭锁，可由上泪点冲洗。

3. 勿反复冲洗，避免黏膜损伤或粘连引起泪小点阻塞。

4. 急性炎症和慢性泪囊炎急性发作期，眼球穿通伤等禁止泪道冲洗。

【操作流程】

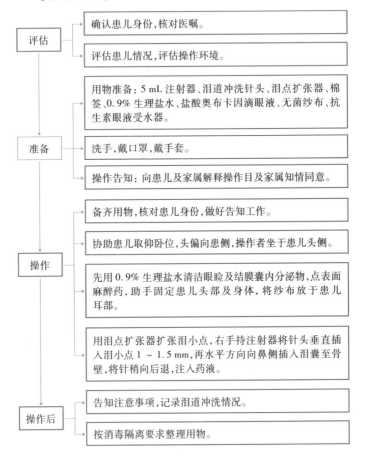

| 评估 | 确认患儿身份,核对医嘱。 |
| | 评估患儿情况,评估操作环境。 |

准备
- 用物准备:5 mL 注射器、泪道冲洗针头、泪点扩张器、棉签、0.9% 生理盐水、盐酸奥布卡因滴眼液、无菌纱布、抗生素眼液受水器。
- 洗手,戴口罩,戴手套。
- 操作告知:向患儿及家属解释操作目及家属知情同意。

操作
- 备齐用物,核对患儿身份,做好告知工作。
- 协助患儿取仰卧位,头偏向患侧,操作者坐于患儿头侧。
- 先用 0.9% 生理盐水清洁眼睑及结膜囊内分泌物,点表面麻醉药,助手固定患儿头部及身体,将纱布放于患儿耳部。
- 用泪点扩张器扩张泪小点,右手持注射器将针头垂直插入泪小点 1~1.5 mm,再水平方向向鼻侧插入泪囊至骨壁,将针稍向后退,注入药液。

操作后
- 告知注意事项,记录泪道冲洗情况。
- 按消毒隔离要求整理用物。

第九节　睑腺炎切开排脓法操作流程

一、操作执行者

由注册护士执行。进修护士能力得到带教者认可后,

方可执行。非注册护士、实习护士需在注册护士督导下
执行。

二、操作目的

及时切开排脓,减轻炎症反应,促进愈合。

三、操作步骤

【操作前】

1. 评估

(1)确认患儿身份信息、眼别,核对医嘱。

(2)评估患儿眼部情况:眼睑皮肤是否清洁,有无分
泌物,病变部位有无波动感或黄色脓点。

(3)评估患儿心理状态及合作程度。

2. 准备

(1)用物准备:表面麻醉剂(盐酸奥布卡因滴眼液)、
手术尖刀、睑腺炎手术器械、皮肤消毒液(Ⅲ型安尔碘或
5%聚维酮碘)、棉签、抗生素眼膏、无菌纱布、胶布,必要时
备引流条。

(2)洗手,戴口罩,戴手套。

(3)操作告知:向患儿及家属解释操作目的及配合方
法,患儿及家属知情同意。

【操作中】

1. 备齐用物,再次核对患儿身份信息、手术部位,做好
告知工作,取得患儿及家属的配合。

2. 患儿取仰卧位。

3. 内睑腺炎(内麦粒肿)切开排脓术(图1-9-1)。

（1）滴表面麻醉剂 2~3 次,每次间隔 3~5 min。

（2）翻转眼睑,充分暴露病变部位,用尖刀在睑结膜脓点明显处作垂直于睑缘的切口,排除脓液。如脓血多,排脓后冲洗结膜囊。

4. 外睑腺炎(外麦粒肿)切开引流术(图 1-9-2)。

（1）皮肤消毒液消毒眼睑病变部位及周围皮肤,用尖刀在皮肤波动感最明显处作平行于睑缘的切口,排出脓液。当脓液黏稠不易排出时,用无齿眼科镊子夹取脓头。

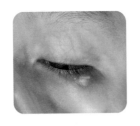

图 1-9-1　内睑腺炎切开排脓术

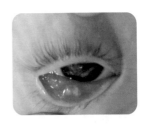

图 1-9-2　外睑腺炎切开排脓术

（2）如脓腔较大,不能一次排出脓液,需放引流条以利于脓液引流。

5. 术后在结膜囊内或术口处涂抗生素眼膏并包封患眼。

【操作后】

1. 整理用物,洗手。

2. 详细记录手术情况,告知患儿家属术后注意事项及嘱其术后需复诊换药。

四、注意事项

1. 内睑腺炎的切口与睑缘垂直,避免损伤睑板腺。

2. 外睑腺炎的切口与睑缘平行,避免损伤眼轮匝肌。

3. 脓肿未成熟时,不能过早切开,以防炎症扩散。

4. 操作时,严禁用力挤压排脓,以防炎症扩散,引起蜂窝织炎,海绵窦血栓形成及全身败血症。

5. 操作时,动作轻柔,外睑腺炎切口稍大,充分引流。

6. 内睑腺炎如脓液较多,排脓后需冲洗结膜囊。

7. 若全身感染,应全身使用抗生素。

【操作流程】

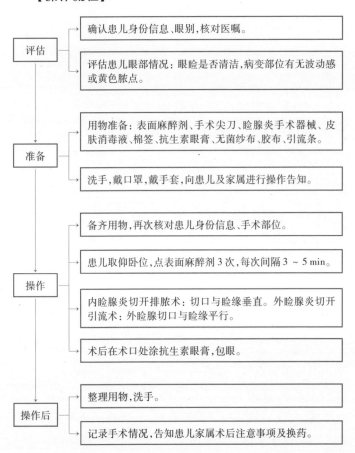

评估	确认患儿身份信息、眼别,核对医嘱。
	评估患儿眼部情况:眼睑是否清洁,病变部位有无波动感或黄色脓点。
准备	用物准备:表面麻醉剂、手术尖刀、睑腺炎手术器械、皮肤消毒液、棉签、抗生素眼膏、无菌纱布、胶布、引流条。
	洗手,戴口罩,戴手套,向患儿及家属进行操作告知。
操作	备齐用物,再次核对患儿身份信息、手术部位。
	患儿取仰卧位,点表面麻醉剂 3 次,每次间隔 3 ~ 5 min。
	内睑腺炎切开排脓术:切口与睑缘垂直。外睑腺炎切开引流术:外睑腺切口与睑缘平行。
	术后在术口处涂抗生素眼膏,包眼。
操作后	整理用物,洗手。
	记录手术情况,告知患儿家属术后注意事项及换药。

第十节 眼部换药法操作流程

一、操作执行者

由注册护士执行。进修护士能力得到带教者认可后，方可执行。非注册护士、实习护士需在注册护士督导下执行。

二、操作目的

1. 保护术后创口，清除眼部分泌物，预防眼部伤口感染和上药治疗。

2. 通过换药观察、了解眼部创口愈合情况。

三、操作步骤

【操作前】

1. 评估

（1）确认患儿身份：核对姓名、出生日期，核对医嘱。

（2）评估患儿年龄、合作程度及眼部情况。

（3）评估操作环境，环境应安静、安全、整洁、明亮。

2. 准备

（1）用物准备：皮肤消毒液（Ⅲ型安尔碘或5%聚维酮碘）、手消液、无菌平镊、无菌纱布、生理盐水、3M胶布、抗生素眼膏、弯盘、污物桶、无菌换药盘（一次性换药包）。

（2）洗手，戴口罩，戴手套。

（3）操作告知：向患儿及家属解释操作目的及配合方法，患儿及家属知情同意。

【操作中】

1. 备齐用物，再次核对患儿身份信息、眼别。

2. 洗手，戴口罩。

3. 患儿取平卧位或坐位，操作者站在患儿的头后或床旁，打开换药盘(一次性换药包)。

4. 操作时动作轻柔，去除包扎带，轻轻揭去胶布和敷料，如敷料与创面粘连紧密，可先用 0.9% 生理盐水湿润后再取下。

5. 观察患眼情况，用 0.9% 生理盐水湿润后的棉签轻轻拭去眼部分泌物和残留在睑缘的眼药膏，嘱患儿睁开眼睛，检查创口情况。

6. 根据医嘱上药，用棉签拭去多余药液，创口在皮肤上时，用消毒液消毒局部皮肤，必要时盖上无菌纱布，用胶布固定包扎。

【操作后】

1. 整理用物，洗手。

2. 告知患儿及家属相关注意事项。

四、注意事项

1. 操作动作要轻柔，如果敷料与皮肤、睫毛粘连者，先用 0.9% 生理盐水湿润后揭开，不可强行揭下。

2. 如果使用多种眼药时，每两种药之间应间隔 5 min 以上，以利于药物吸收。

3. 换药时，眼药膏瓶口避免接触患眼造成污染，同时保证眼药膏准确涂入结膜囊。

4. 换药要在清洁的环境中进行。注意无菌操作,操作时避免消毒液流入患眼。

【操作流程】

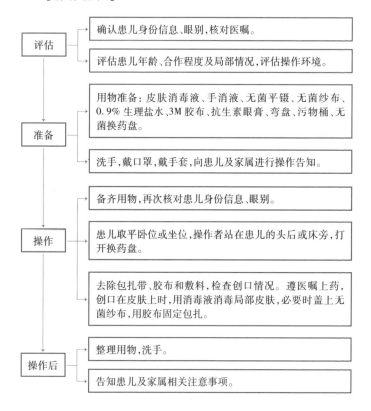

評估
- 确认患儿身份信息、眼别,核对医嘱。
- 评估患儿年龄、合作程度及局部情况,评估操作环境。

准备
- 用物准备:皮肤消毒液、手消液、无菌平镊、无菌纱布、0.9% 生理盐水、3M 胶布、抗生素眼膏、弯盘、污物桶、无菌换药盘。
- 洗手,戴口罩、戴手套,向患儿及家属进行操作告知。

操作
- 备齐用物,再次核对患儿身份信息、眼别。
- 患儿取平卧位或坐位,操作者站在患儿的头后或床旁,打开换药盘。
- 去除包扎带、胶布和敷料,检查创口情况。遵医嘱上药,创口在皮肤上时,用消毒液消毒局部皮肤,必要时盖上无菌纱布,用胶布固定包扎。

操作后
- 整理用物,洗手。
- 告知患儿及家属相关注意事项。

第十一节　眼部绷带包扎法操作流程

一、操作执行者

由注册护士执行。进修护士能力得到带教者认可后,

方可执行。非注册护士、实习护士需在注册护士督导下执行。

二、操作目的

1. 眼球摘除术后、上睑下垂矫正术后等压迫止血。
2. 青光眼滤过术后浅前房者,促进前房形成。
3. 预防角膜穿孔和暴露性角膜炎。
4. 减少术眼活动,减轻局部反应。

三、操作步骤

【操作前】

1. 评估

（1）确认患儿身份信息、眼别,核对医嘱。

（2）评估患儿眼部情况及全身情况。

2. 准备

（1）用物准备：无菌纱布、绷带、胶布、棉签、眼药膏、弯盘。

（2）洗手,戴口罩,戴手套。

（3）操作告知：向患儿及家属解释操作目的及配合方法,患儿及家属知情同意。

【操作中】

1. 备齐用物,再次核对患儿身份信息,做好告知工作,取得患儿及家属的配合。

2. 患儿取坐位。

3. 单眼绷带包扎法：遵医嘱患眼涂上眼药膏,用眼垫包封,在眉心布置一条长为 20 cm 的绷带,再用一卷绷带先从患眼侧耳开始,经过前额和枕部绕 2 周固定起端,然后向后绕至枕骨粗隆下方。如此缠绕数次,最后再将绷带绕头固定 1~2 周,绷带末端以小块胶布固定。最后结扎眉心部的短绷带(图 1 - 11 - 1)。

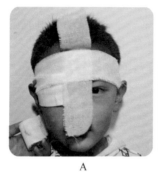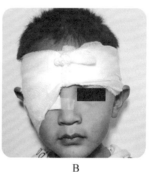

A   B

图 1 - 11 - 1 单眼绷带包扎法

4. 双眼绷带包扎法:遵医嘱双眼涂上眼药膏,覆盖眼垫包封后,按"8"字形状绷带包扎法包扎双眼,其起端为耳上部(左右均可)。如以右侧耳上为起端,先绕头 2 周以固定起端,然后由前额向下过左眼,由左眼下方经过粗隆下方绕至右耳下方,向前出于面部,经右眼绕至左耳上方,由左耳上方经过粗隆下方及右耳上部过左眼,呈"8"字形。如此续数周后再绕头 1 周固定(图 1 - 11 - 2)。

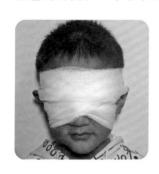

图 1 - 11 - 2 双眼绷带包扎法

5. 加压绷带包扎法:包封患眼时应多加几层敷料,如纱布、眼垫,使其略高于眼眶,然后依绷带包扎法缠绕绷带,稍加压力,切记要将绷带拉紧,但注意不要缠绕过紧,以免引起头晕头疼,亦不能太松,否则达不到加压目的。

【操作后】

1. 整理用物,洗手。

2. 告知患儿及家属注意事项。

四、注意事项

1. 包扎时不可过紧或过松,切勿压迫耳郭及鼻孔。

2. 固定点必须在前额部,避免患儿仰卧或侧卧时引起头部不适或摩擦造成绷带松脱。

3. 指导患儿保持敷料清洁、干燥、减少头部活动,注意安全,防碰伤、防跌倒。

【操作流程】

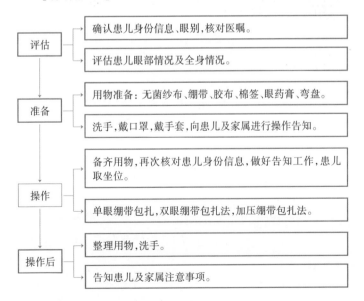

第二章
儿童眼科常见疾病护理常规

第一节 睑 腺 炎

睑腺炎(hordeolum)是常见的眼睑腺体的急性化脓性炎症,又称麦粒肿,儿童及青年多发。睑板腺感染,称为内睑腺炎;睫毛毛囊或其附属皮脂腺、汗腺感染,称为外睑腺炎。大多数睑腺炎由葡萄球菌感染引起,其中金黄色葡萄球菌引起的感染最为常见。

一、 临床表现

1. 眼睑有红、肿、痛的急性炎症表现,可伴同侧耳前淋巴结肿大。如并发眼睑蜂窝织炎或败血症,可出现发热、寒战、头痛等全身中毒症状。

2. 外睑腺炎的炎症反应位于睫毛根部的睑缘处,红肿范围较弥散,脓点常溃破于皮肤面。

3. 内睑腺炎的炎症浸润常局限于睑板腺内,有硬结、疼痛和压痛程度均较外睑腺炎剧烈,病程较长,脓点常溃破于睑结膜面。

二、护理评估

1. 健康史：了解患儿有无睑腺炎病史；评估患儿眼睑肿痛时间、程度，有无发热、寒战等，有无挤压或针挑及治疗经过；了解患儿有无屈光不正及用眼卫生情况。

2. 身体状况：评估患儿全身情况及眼部情况，患处呈红、肿、热、痛等急性炎症症状，可伴同侧耳前淋巴结肿大。如并发眼睑蜂窝织炎或败血症，可出现发热、寒战、头痛等全身中毒症状。同时根据患儿局部症状的临床表现评估是内睑腺炎还是外睑腺炎。

3. 心理-社会评估：睑腺炎起病急，有疼痛不适，且影响外观，患儿不适感明显，家属容易产生焦虑心理。护士应评估患儿家属的心理情绪及对疾病的认知程度。

4. 辅助检查：可进行分泌物细菌培养及药物敏感实验，但临床上很少选用。

三、护理诊断

1. 急性疼痛：与睑腺炎症反应有关。
2. 知识缺乏：缺乏睑腺炎的自我护理知识。
3. 潜在并发症：眼睑蜂窝织炎、海绵窦脓毒血栓、败血症等。

四、预期目标

1. 患儿疼痛减轻直至消失。
2. 患儿及家属了解睑腺炎护理相关知识。

3. 患儿无并发症的发生或减少并发症的损害。

五、 护理措施

1. 心理护理：评估患儿及家属恐惧程度，给予安慰，耐心讲解疾病有关的治疗方法及预后情况，使其情绪稳定，积极配合诊疗及护理。

2. 专科护理

（1）指导热敷：热敷可以促进血液循环，早期有助于炎症消散和疼痛减轻，晚期有利于脓肿成熟。热敷时应特别注意温度，以防烫伤。常用方法有：① 汽热敷法：将装满开水的保温瓶口覆盖一层无菌纱布，嘱患儿眼部靠近瓶口，并将干净的双手围成筒状，使热气集中于眼部。温度以患儿能接受为度，每次 15~20 min，每日 3 次（此方法适用于较大的患儿）。② 干性热敷法：用装有 2/3 满的热水袋，外裹多层纱布，直接置于患眼。温度一般在 40℃ 左右，每次 15~20 min，每日 3 次。③ 湿性热敷法：嘱患儿闭上眼睛，先在患眼部涂上凡士林，再将消毒的湿热纱布拧干盖上，温度以患儿能接受为宜。每 5~10 min 更换 1 次，每次更换 2~4 遍，每日 2~3 次。

（2）用药指导：遵医嘱滴用抗生素眼药水，每日 4~6 次，睡前涂眼药膏，指导患儿家属正确滴眼药水及涂眼药膏的方法。症状严重者根据医嘱全身应用抗生素。

（3）脓肿未形成时不宜切开，更不能挤压排脓，以免细菌经眼静脉进入海绵窦，导致颅内、全身感染等严重并发症。

（4）掌握脓肿切开引流的指征，脓肿成熟后如未溃破或引流排脓不畅者，应切开引流。外睑腺炎应在皮肤面切开，切口与睑缘平行；内睑腺炎则应在结膜面切开，切口与睑缘垂直。

3. 健康指导：养成良好的卫生习惯，不用脏手或不洁手帕揉眼。告知治疗原发病的重要性,如有慢性结膜炎、睑缘炎或屈光不正者,应及时治疗或矫正。

六、 护理评价

1. 患儿疼痛感减轻,引流排脓后疼痛消失。
2. 患儿及家属掌握睑腺炎护理知识。
3. 患儿减少并发症或无并发症发生。

七、 护理流程

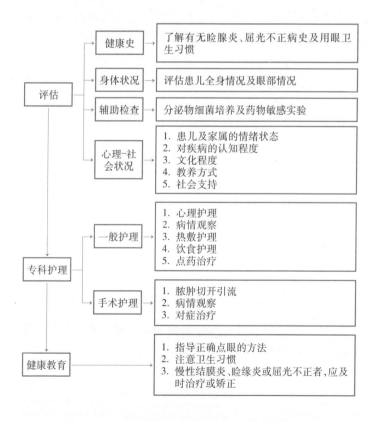

第二节　睑板腺囊肿

睑板腺囊肿(chaiazion)又称霰粒肿,是因睑板腺分泌物潴留引起的特发性无菌性慢性肉芽肿性炎症。

一、 临床表现

睑板腺囊肿通常自觉症状不明显,较小的囊肿经仔细触摸才能发现,较大的囊肿可使眼睑皮肤隆起,表现为皮下圆形肿块,大小不一,触之不痛,与皮肤不粘连。翻转眼睑,可见病变所在部位睑结膜面呈暗紫色。囊肿可自结膜面破溃,排出胶样内容物,肿块消失或在睑结膜面形成肉芽肿,加重摩擦感。如继发感染,临床表现与内睑腺炎相似。

二、 护理评估

1. 健康史:了解患儿眼睑肿块发生的时间、部位、肿块大小,是否反复发作,治疗经过,有无做过病理检查。

2. 身体状况:评估患儿全身情况及眼部情况。

3. 心理-社会评估:护士应评估患儿家属的心理情绪及对疾病的认知程度。

4. 辅助检查:对于反复发作的睑板腺囊肿,应将切除标本送病理检查,以排除睑板腺癌的可能。

三、 护理诊断

1. 有感染的危险：与睑板腺囊肿有关。
2. 知识缺乏：缺乏睑板腺囊肿防治相关知识。

四、 护理目标

1. 患儿无感染发生。
2. 患儿及家属获取睑板腺囊肿防治相关知识。

五、 护理措施

1. 心理护理：评估患儿及家属恐惧程度，给予安慰，耐心讲解疾病有关的治疗方法及预后情况，使其情绪稳定，积极配合诊疗及护理。

2. 专科护理

（1）术前护理：按外眼手术常规准备，术前滴抗生素眼液，清洁面部皮肤；滴表面麻醉剂；体位固定是患儿手术成功的关键。外睑板腺囊肿在皮肤面切开，切口与睑缘平行，内睑板腺囊肿则在结膜面切开，切口与睑缘垂直，切开后注意用睑板腺囊肿刮匙将囊肿刮除干净。

（2）术后护理：① 术后患眼涂抗生素眼膏，并用敷料包封。② 术后用手掌压迫眼部 10~15 min，以达到止血的目的，观察敷料是否干燥，有无渗血。③ 评估患儿疼痛，多为手术刺激引起，随时间延长而消失或缓解，安慰患儿及家属，减轻其焦虑；复发性睑板腺囊肿，应将标本送病理检查。

④ 术后硬结可局部热敷,能自行吸收。如不能吸收者行手术切除。⑤ 术后次日眼部换药,涂抗生素眼膏,遵医嘱滴眼,不适随诊。

3. 健康指导:青少年皮脂腺分泌旺盛,平时应注意睑缘部的清洁,慎用眼药膏,以免阻塞腺体开口。勿用脏手或不洁手帕揉眼。继发感染时,切忌挤压和针挑。饮食宜清淡,忌油腻、辛辣。

六、 护理评价

1. 睑板腺囊肿得到及时有效处理,无继发感染发生。

2. 患儿及家属掌握睑板腺囊肿的护理知识,如热敷、滴药等。

七、 护理流程图

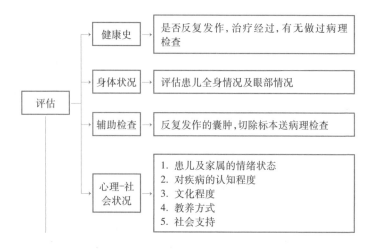

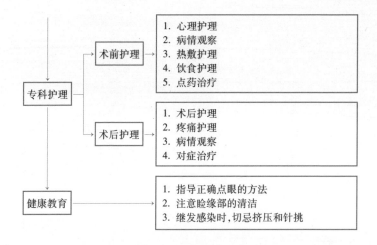

第三节　睑内翻与倒睫

睑内翻(entropion)是指睑缘向眼球方向内翻,部分或全部睫毛倒向眼球的一种位置异常。倒睫(trichiasis)是睫毛倒向眼球,刺激角膜和球结膜的不正常状况。睑内翻与倒睫常同时存在。

一、临床表现

本病多为下睑,常为双侧性,近内眦部睑缘内翻可致睫毛倒向眼表,常伤及下方角膜表面,尤以眼球转动时更为明显。若有角膜上皮损伤,患儿常有畏光流泪、球结膜充血,患儿常用手揉眼。严重时可致角膜溃疡,如长期不愈者新生血管长出,角膜失去透明性,视力不同程度下降。

二、 护理评估

1. 健康史：向患儿及家属了解眼部疾病史，如沙眼、结膜炎；有无眼化学伤病史；出生时有无睑内翻等。

2. 身体状况：评估患儿全身情况，有无手术禁忌证，如发热、咳嗽等。评估眼部情况，有无异物感、畏光、流泪、眼睑痉挛等，有无因睫毛内倒引起的角膜炎，甚至角膜溃疡等。

3. 心理-社会状况：评估患儿有无因眼部异物感、畏光、流泪、眼睑痉挛等引起的心理焦虑，以及对疾病的认知程度，对手术、治疗及护理知识的需求；评估家庭对疾病治疗和护理的经济承受能力和社会的支持水平。

4. 辅助检查：肉眼或裂隙灯显微镜下检查可发现倒睫。

三、 护理诊断

1. 舒适度的改变：与睑内翻引起畏光、流泪有关。
2. 焦虑：与视功能障碍或担心预后不良等因素有关。
3. 知识缺乏：缺乏眼病的相关知识。
4. 潜在并发症：角膜炎、角膜溃疡。

四、 护理目标

1. 眼部异物感、畏光、流泪等症状减轻或消失。
2. 患儿及家属获取睑内翻倒睫的相关知识。
3. 患儿减少并发症或无并发症发生。

五、护理措施

1. 心理护理：向患儿及家属讲解疾病及手术相关知识，使其减轻紧张焦虑的情绪，积极主动配合治疗及护理。

2. 专科护理

（1）术前护理：遵医嘱完善各项术前检查，避免感冒；术前遵医嘱给予抗生素滴眼液点眼，防治结膜炎及角膜炎，注意眼部清洁，勿揉眼；全麻患儿严格执行术前禁食禁饮，母乳禁食 2~4 h，奶粉禁食 4~6 h，固体食物禁食 8~12 h。

（2）术后护理：全身麻醉术后给予去枕平卧，头偏向一侧，保持呼吸道通畅，及时清除呼吸道分泌物。全身麻醉完全清醒后，无异常可适当给予进食温水，无呕吐者给予半流质饮食，宜少量多餐；术后当天观察患儿术眼敷料有无松脱、移位、渗血、渗液等，如有及时更换敷料，手术当天给予适当加压包扎；评估患儿术眼疼痛性质及程度，遵医嘱术后 48 h 内可给予冰敷术眼，以减轻疼痛及止血消肿。术后第一天给予术眼换药，换药时用生理盐水湿棉签擦去眼部分泌物，用安尔碘Ⅲ型消毒术口缝线部位，注意观察睫毛是否内倒刺激角膜及是否有角膜上皮剥脱等，结膜囊内及术口涂抗生素眼膏。

3. 健康指导：遵医嘱用药，指导家属正确点眼的方法及注意事项，保持术口清洁干燥，术后 1 周内洗脸、洗澡时避免污水溅到术口，术后 1 个月内避免游泳，预防术口感染，术口有红肿及时复诊，术后 7~10 天拆线。

六、 护理评价

1. 眼部异物感、畏光、流泪等症状减轻或消失。
2. 患儿及家属掌握睑内翻倒睫的护理知识。
3. 患儿无并发症发生或减少并发症发生。

七、 护理流程图

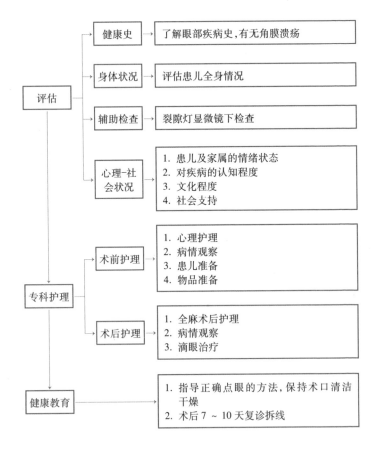

第四节 上 睑 下 垂

上睑下垂（ptosis）是指由于上睑提肌（提上睑肌或 Müller 平滑肌）功能不全或丧失导致的上睑部分或全部下垂。即向前方注视时上睑缘遮盖角膜超过 2 mm，甚至部分或全部遮盖瞳孔而影响视力发育。正常睑裂平均宽度约为 7.5 mm，上睑缘遮盖角膜上方不超过 2 mm。

一、 临床表现

1. 先天性上睑下垂者常为双侧，出生时睑裂不能睁开到正常，伴视力障碍及弱视。如瞳孔被眼睑遮盖，患儿为克服视力障碍，常表现为额肌紧缩，以此抬高上睑缘位置或仰头视物。此外，还可伴有其他眼睑发育异常，如内眦赘皮、内眦间距过宽、睑裂狭小、鼻梁低平及眼球震颤等。

2. 获得性上睑下垂者多为单侧，伴有其他神经系统病变，如动眼神经麻痹，可伴有其他眼外肌麻痹；提上睑肌损伤有外伤史；交感神经损伤有 Horner 综合征；重症肌无力所致的上睑下垂者，其特点为晨轻暮重，注射新斯的明后症状明显减轻。

二、 护理评估

1. 健康史：向患儿及家属了解患儿有无神经系统疾病和家族遗传史，了解症状出现的时间规律及与药物使用的关系。

2. 身体状况

（1）评估患儿全身情况：有无手术禁忌证，如发热、咳嗽等；有无全身疾病，如重症肌无力等。

（2）评估眼部情况：有无视力障碍及弱视，有无眼外肌麻痹及结膜炎等。

3. 心理-社会状况：评估患儿有无因容貌、形象受损而出现自卑心理，以及对疾病的认知程度，对手术、治疗及护理知识的需求；评估家庭对疾病治疗和护理的经济承受能力和社会的支持水平。

4. 辅助检查：估测提上睑肌的肌力：用大拇指按住眉部抵消额肌收缩力量的前提下，分别测定眼球极度向上、向下注视时的上睑睑缘位置。正常人应相差 8 mm 以上。如前后相差不足 4 mm 者，表示提上睑肌功能严重不全。神经系统疾病所致的上睑下垂，应进行神经系统方面的检查。

三、 护理诊断

1. 自我形象紊乱：与疾病、手术等引起的容貌改变有关。

2. 焦虑：与视功能障碍或担心预后不良等因素有关。

3. 有受伤的危险：与视野遮挡及术后包眼有关。

4. 潜在并发症：暴露性角膜炎。

四、 护理目标

1. 视野遮挡得到改善，无意外发生。

2. 能消除自卑心理，正确对待疾病，接受自身容貌改变，积极配合治疗。

3. 术后无并发症发生或并发症得到积极治疗。

五、护理措施

1. 心理护理：向患儿及家属讲解疾病及手术相关知识，耐心进行心理护理，鼓励患儿表达容貌缺陷的感受，进行心理疏导，消除自卑心理，使其减轻紧张焦虑的情绪，积极主动配合治疗及护理，同时向患儿及家属讲解安全防护措施，避免发生意外。

2. 专科护理

（1）术前护理：遵医嘱完成各项术前检查，避免感冒；术前遵医嘱给予抗生素滴眼液滴眼，注意眼部清洁，勿揉眼；全麻患儿严格执行术前禁食、禁饮。

（2）术后护理：全身麻醉术后给予去枕平卧，头偏向一侧，保持呼吸道通畅，及时清除呼吸道分泌物。全身麻醉完全清醒后，无异常可适当给予进食温水，无呕吐者给予半流质饮食，宜少量多餐；术后一般需加压包扎 48 h，并给予冰敷术眼，敷料包封期间，注意观察术眼敷料有无渗血、渗液及松脱，注意询问患儿术眼疼痛程度，如有剧烈疼痛应及时查看术眼是否有角膜上皮剥脱等。患儿全麻完全清醒无呕吐者给予取头高位休息，限制头部活动，以减轻眼睑肿胀。术后特别注意观察患儿术眼有无缝线和睫毛刺激角膜情况，了解其眼睑闭合状态、角膜暴露程度及穹窿部结膜脱垂情况等，保持局部创口干燥，指导家属遵医嘱给予白天频滴人工泪液及抗生素滴眼液，中午及晚上睡前涂抗生素眼膏，保持角膜湿润，预防暴露性角膜炎。

3. 健康指导

（1）指导家属滴眼药水及涂眼药膏的正确方法及注意

事项,预防暴露性角膜炎的发生。

（2）眼睑不能完全闭合前,常做瞬目运动和眼球转动,有利于眼睑闭合功能恢复及泪膜的形成,防止角膜干燥。减少外出或佩戴保护镜外出,以减少灰尘及异物对角膜的损伤。

（3）注意保护术眼,不要碰撞及揉压术眼。

（4）饮食宜清淡、易消化,多食新鲜蔬菜及水果,防止便秘。

（5）术后7~10天拆线,出院后1周复诊,如有术眼红、流泪、疼痛等不适症状,应立即复诊。

六、护理评价

1. 视野遮挡得到改善,无意外发生。

2. 患儿情绪稳定,能进行正常社会交往;能消除自卑心理,正确对待疾病,接受自身容貌的改变。

3. 术后并发症得到积极治疗或无并发症发生。

七、护理流程

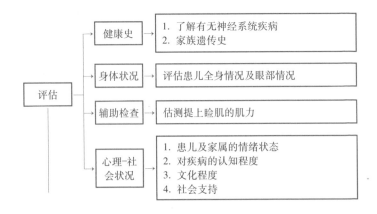

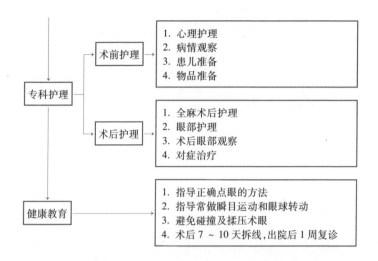

第五节　泪道阻塞或狭窄

泪道阻塞或狭窄是指泪道的各部位如泪小点、泪小管、泪总管、鼻泪管等，因先天或外伤、炎症、肿瘤和异物等因素引起管径狭窄、阻塞，泪液不能流入鼻腔而致溢泪。

一、 临床表现

主要症状为溢泪，可单眼或双眼发病，泪囊若有继发感染，可在患眼出现黏脓性分泌物，睑结膜充血明显。

二、 护理评估

1. 健康史：向患儿及家属了解患儿有无沙眼病史；有

无泪道疾病史,如泪道外伤、炎症;有无鼻部病变,如慢性鼻炎、鼻窦炎、鼻中隔偏曲等病史。婴幼儿应了解有无溢泪病史及持续时间。

2. 身体状况

(1)评估患儿全身情况:有无手术禁忌证,如发热、咳嗽等,有无其他全身疾病。

(2)评估眼部情况:溢泪症状及有无分泌物,行泪道冲洗评估泪道阻塞情况等。

3. 心理-社会状况:评估患儿有无因长期溢泪等不适感而产生不安心理,家属对疾病的认知程度以及对手术、治疗及护理知识的需求。

4. 辅助检查:① 荧光素钠染料试验。② 泪道冲洗术。③ 泪道探通术。④ X 线碘油造影。

三、 护理诊断

1. 焦虑:与担心预后不良等因素有关。

2. 知识缺乏:对泪道疾病相关知识的缺乏。

3. 舒适度的改变:溢泪与慢性泪囊炎有关。

四、 护理目标

1. 患儿溢泪症状改善或消失。

2. 患儿家属获取泪道疾病的相关知识,能够积极配合治疗及护理。

五、 护理措施

1. 心理护理：评估患儿心理状态和家属对疾病的认知程度，了解疾病对患儿生活的影响。常常因为家属对原发病治疗的不重视，导致不良后果。溢泪会给患儿带来不适感，并且影响容貌，容易产生焦虑心理。

2. 专科护理

（1）术前护理：遵医嘱给予抗生素滴眼液点眼，冲洗泪道，清除泪囊分泌物；完成相关术前检查（血常规、心电图、胸片、眼底筛查、屈光筛查）；泪道探通前 1 h 禁饮禁食，避免患儿术中哭闹引起呕吐，导致窒息。

（2）术后护理：注意观察术眼眼睑有无肿胀，泪点处有无渗血，同时观察患儿体温变化；遵医嘱给予抗生素滴眼液点眼及第二天泪道冲洗，注意观察患儿泪道是否通畅，溢泪症状是否减轻，分泌物是否减少；注意眼部卫生，勿揉眼。

3. 健康指导：告知家属疾病相关的护理知识和按摩泪囊技能及正确滴眼药方法。探通术后尽量避免感冒，以防止因感冒鼻塞引起鼻泪管再次阻塞。

六、 护理评价

1. 溢泪症状消失，患儿感觉舒适。
2. 患儿家属知晓泪道疾病护理的相关知识。

七、护理流程

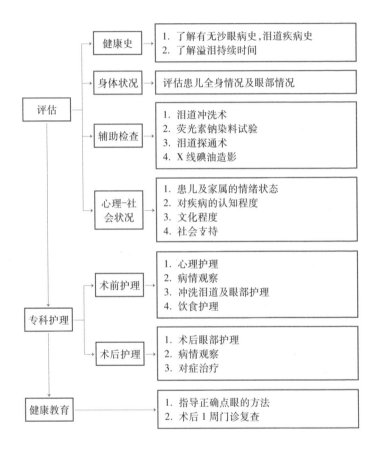

第六节 结 膜 炎

结膜是一层半透明的薄的黏膜组织,覆盖于眼睑后部和眼球前部,结膜与外界环境直接接触,多种外界因素可引起结膜病变,如物理、化学和生物因素。在正常情况下,结膜具有一定的预防感染和使感染局限的能力,但当防御能力减弱或外界致病因素增强时,可引起结膜组织的炎症发生,这种炎症称为结膜炎(conjunctivitis)。

一、 临床表现

结膜炎症状有异物感、烧灼感、痒和流泪。如有畏光、眼痛,表明炎症波及角膜。重要的体征有结膜充血、水肿、分泌物、乳头增生、滤泡肥大、伪膜和真膜形成、肉芽肿、假性上睑下垂、耳前淋巴结肿大、脓漏眼等。

二、 护理评估

1. 健康史：了解患儿有无传染性眼病接触史、用眼卫生习惯及近期有无上呼吸道感染等。淋球菌性结膜炎患儿应了解其有无淋球菌性尿道炎病史,新生儿则应了解其母亲有无淋球菌性阴道炎病史。

2. 身体状况

(1)评估患儿全身情况：有无其他全身疾病。

(2)评估眼部情况：查看眼部分泌物的性质,结膜充血的程度,睑结膜有无假膜,有无畏光、流泪等症状。

3. 心理-社会评估：评估患儿有无因疾病不适感而产生不安心理,家属对疾病的认知程度以及治疗及护理知识的需求。

4. 辅助检查：结膜分泌物涂片结膜刮片可见大量多形核白细胞及细菌,必要时可做细菌培养及药物敏感试验,以明确致病菌和选择敏感抗生素。特异性诊断需要培养和糖发酵试验。有全身症状的还应进行血培养。

三、 护理诊断

1. 舒适度改变：与眼痛、异物感、分泌物多有关。

2. 急性疼痛：与结膜炎症累及角膜有关。

3. 有传播感染的危险：传播感染与细菌性结膜炎的传染性有关。

4. 焦虑/恐惧：与担心预后有关。

5. 知识缺乏：与缺乏结膜炎的预防知识有关。

6. 潜在并发症：角膜炎症、角膜溃疡。

四、 护理目标

1. 患儿自觉疼痛减轻或消失。

2. 无角膜炎、溃疡和穿孔等并发症发生。

3. 自觉执行消毒隔离措施，患儿及家属无交叉感染发生。

4. 患儿及家属获取结膜炎护理相关知识。

5. 患儿无并发症的发生或减少并发症的损害。

五、 护理措施

1. 心理护理：了解患儿及家属有无因疾病不适感而产生不安心理，家属对疾病的认知程度以及治疗及护理知识的需求，传染性疾病的压力应对方式。

2. 专科护理

（1）一般护理：遵医嘱正确采集结膜分泌物，检查细菌培养及药物敏感试验。标本应及时送检,避免污染。

（2）病情观察：观察异物感、灼热感、畏光、眼痛、眼部分泌物等症状的变化,警惕角膜炎症、角膜溃疡症状的出现。如果出现眼部分泌物突然增多或眼痛不适感加剧,应立即通知医生。

（3）疼痛护理：① 遵医嘱正确使用药物,缓解眼部疼痛,注意药物过敏及其他不良反应。② 炎症严重时可给予眼部冷敷,以减轻充血水肿、灼热等不适。③ 减少眼部的光线刺激,建议佩戴太阳镜;保持室内光线柔和。④ 健眼可用透明眼罩保护,禁忌包扎患眼。⑤ 舒适护理：提供安静、舒适的休息环境,同时帮助患儿放松,分散注意力。

（4）结膜囊冲洗护理：患眼分泌物多时可进行结膜囊冲洗。常用的冲洗液有生理盐水、3%硼酸液。淋球菌性结膜炎选用1∶5 000的青霉素稀释溶液冲洗,冲洗时,注意患儿取患侧卧位,以免冲洗液流入健眼,引起交叉感染。冲洗动作轻柔,以免损伤角膜,如有假膜形成,应先去除假膜再冲洗。加强卫生指导,不可用不洁毛巾、纸巾等揉擦眼部。

（5）急性传染期实行接触隔离：① 安置患儿于单间或同病种同一病房,注意不要与眼科无菌性手术术后患儿同一房间。② 医务人员接触患儿前后要洗手或消毒双手,防止交叉感染。③ 患儿不可互相接触、交换物品;一切用物、食具和眼部用品固定专用,并严格消毒。④ 患儿用过的敷料、棉签等按感染性医疗垃圾处理。⑤ 做眼部检查时,应遵循先查健眼,后查患眼的原则。⑥ 双眼患病患儿实行一人一瓶眼液;单眼患病患儿实行一眼一瓶眼液,专眼专用,以免交叉感染。⑦ 患儿出院后,做终末消毒,病房内用物用消毒剂擦洗,床垫、棉被等可用日光暴晒,房间行空气消毒。

（6）健康指导：① 注意个人卫生，勤洗手，提倡一人一巾一盆；不能在传染期进入公共场所和游泳池，以免引起交叉感染；同时向患儿及家属讲解结膜炎的预防知识和接触性隔离的方法。② 指导患儿家属正确点眼的方法，白天滴眼药水，睡觉时涂眼药膏。③ 定期复查，如自觉症状加重，立即就医。④ 饮食宜清淡，富含营养，忌辛辣、油煎等刺激性食物，多饮水，注意休息。⑤ 患有淋球菌性尿道炎的患儿，要注意每次便后立即洗手。如有患淋球菌性尿道炎的孕妇，须在产前治愈；对未愈产妇的婴儿出生后应常规滴用1%硝酸银滴眼液或涂0.5%四环素眼药膏，严密观察病情，以及时预防、治疗新生儿淋球菌性结膜炎。

六、 护理评价

1. 疼痛减轻或消失。
2. 无角膜刺激征或角膜溃疡发生。
3. 无交叉感染发生。
4. 患儿及家属获取结膜炎护理相关知识。
5. 患儿无并发症的发生或减少并发症的损害。

七、 护理流程

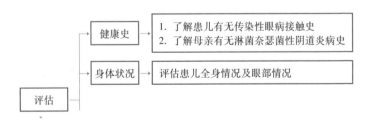

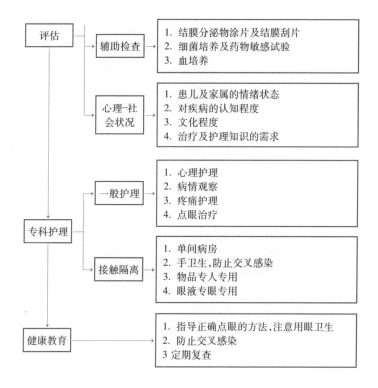

第七节　先天性白内障

先天性白内障(congenital cataract)是常见儿童眼病,指出生时即存在或出生后才逐渐形成的先天遗传或发育障碍性白内障,是造成儿童失明和弱视的重要原因,可为家族性或散发性。

一、临床表现

可为单眼或双眼起病,多数为静止期。根据晶状体混浊部位、形状和程度的不同,常见的有膜性、核性、绕核性、粉尘状、点状、盘状及全白内障等,因患儿年龄太小,不能自诉,需依赖其父母观察才能发现。常合并其他眼病如斜视、眼球震颤、先天性小眼球等。

二、 护理评估

1. 健康史:询问患儿母亲孕期是否有病毒感染、用药、接触放射线等;了解患儿出生的健康状况、有无家族史、发现白内障的时间。

2. 身体状况:

(1)评估患儿全身情况:有无手术禁忌证,如发热、咳嗽等,有无其他全身疾病。

(2)评估眼部情况:有无视力障碍,评估晶状体混浊的形态、部位。

(3)评估是否合并其他眼病,如斜视、眼球震颤、先天性小眼球等。

3. 心理-社会评估:先天性白内障患儿多数年龄较小,患儿父母对患儿视力障碍非常担心,对该疾病缺乏了解。护士应注意评估患儿父母的情绪状况、经济状况、文化背景、生活环境等,了解患儿父母对该病的认知程度,与家属多进行沟通、交流,缓解患儿父母的焦虑、紧张情绪。

4. 辅助检查:① 眼部 A 超、B 超检查及眼底筛查。② 糖尿病、新生儿低血糖症者应进行血糖、尿糖和酮体检查。

三、 护理诊断

1. 感知紊乱:视力下降,与晶状体混浊有关。

2. 焦虑：与担心手术及疾病预后有关。

3. 知识缺乏：与缺乏该病及手术相关知识有关。

4. 术后潜在并发症：浅前房、前房和玻璃体出血、眼内炎、继发性青光眼等，与手术切口感染有关。

四、护理目标

1. 患儿视力得到提高，弱视得到及时治疗。

2. 患儿及家属了解疾病相关知识，焦虑心理减轻或消失。

3. 患儿家属掌握照顾患儿的相关知识和技能，有效应对。

4. 患儿术后无并发症发生或并发症得到积极治疗。

五、护理措施

1. 心理护理：先天性白内障患儿的理想治疗时间是出生 3~6 个月，患儿家属对手术治疗的时间通常存有顾虑。采用通俗易懂的语言介绍先天性白内障的有关知识，讲解手术的经过及预后，尤其是早期手术的重要性。婴幼儿时期是视觉系统发育的关键期，混浊晶状体的遮挡干扰了光线对视网膜的正常刺激，影响视觉系统的正常发育，是造成儿童失明或弱视的主要原因。

2. 专科护理

（1）术前护理：遵医嘱完成各项术前检查，避免感冒；术前遵医嘱给予抗生素滴眼液点眼，以预防术眼感染，注意眼部清洁，勿揉眼；术前 1 日行泪道冲洗，以确保患儿泪道通畅及清除泪囊内分泌物；术前 0.5 h 给予复方托吡卡胺眼液充分散瞳,点散瞳药后指导家属用无菌棉签按压泪囊区3~5 min,以减少药物的吸收,减轻毒性反应;全麻患儿严格执行术前禁食禁饮。

（2）术后护理:全身麻醉术后给予去枕平卧,头偏向一侧,以保持呼吸道通畅,防止呕吐物误吸,引起窒息;待全身麻醉清醒后,无异常可适当给予进食温水,无呕吐者给予半流质饮食,宜少量多餐;保持各种管道通畅,密切观察生命体征及术眼情况,患儿有无眼痛主诉或长时间哭闹等反常表现,如有上述表现,及时通知医生处理;同时观察意识、皮肤色泽、末梢循环等,并防止因躁动而使各种导管脱落及坠床事故的发生。遵医嘱按时给予抗生素眼药水点眼,告知患儿家属药物的作用、不良反应及注意事项。

（3）术眼的观察:术后当天敷料包封,避免碰撞,可外加眼罩,敷料拆除后指导家属修剪患儿指甲,防止抓伤术眼,注意观察术眼有无异常分泌物及眼红等,年龄较大的患儿可询问有无眼痛、头痛等症状,以便及早发现术后出现的并发症。白内障术后主要并发症有:高眼压,角膜水肿,浅前房,感染等。① 若患儿发生术眼胀痛,伴同侧头痛、恶心、呕吐,应警惕高眼压的发生。② 若患儿诉眼部异物感,视力提高不理想,发生角膜水肿的可能性大,按医嘱使用润滑剂、高渗液、角膜上皮营养剂等。③ 眼内炎是人工晶状体手术最严重的并发症,多在术后 1~4 天内急骤起病,伴有剧烈眼部疼痛和视力急剧下降。术后密切观察病情,一旦发生感染迹象通知医生处理。

3. 健康指导

（1）术后 1 周内洗脸、洗澡时避免污水入眼。

（2）术后 1 个月内避免剧烈运动和负重,以免用力过猛,眶压过高而引起手术切口裂开,有便秘和咳嗽者宜用药物加以控制。

（3）术后 3 个月内避免揉擦、碰撞术眼，以免人工晶状体与角膜摩擦而损伤角膜内皮。

（4）对于 10 岁以下的先天性白内障患儿，术后必须指导家属对患儿进行弱视治疗，因为许多家属不了解弱视治疗的重要性，常常以为白内障手术后即大功告成。向家属解释白内障手术只是给患儿提供了一个训练视力的机会，术眼视力的好坏还取决于弱视治疗。

（5）白内障囊内摘除术后患儿需及早配镜矫正术眼视力。

（6）出院后 1 周复诊，不适随诊。

六、护理评价

1. 患儿视力得到提高，弱视得到及时治疗。

2. 患儿及家属了解疾病相关知识，焦虑心理减轻或消失。

3. 患儿家属掌握照顾患儿的相关知识和技能，能有效应对。

4. 患儿术后无并发症发生或并发症得到积极治疗。

七、护理流程

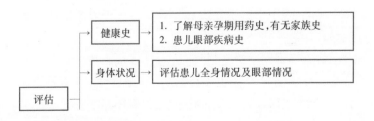

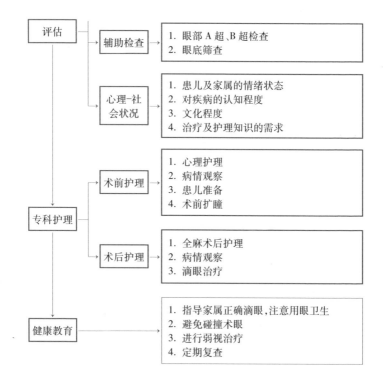

第八节　先天性青光眼

先天性青光眼(congenital)是胎儿发育过程中,前房角发育异常,小梁网-Schlemm's 管系统不能发挥有效的房水引流功能而使眼压升高的一类青光眼。分为原发性婴幼儿型青光眼、青少年型青光眼和伴有其他先天异常的青光眼3类。

病因尚不完全清楚,目前认为是多基因遗传。先天性青光眼在解剖上有3类发育异常:单纯性的小梁发育不良;虹膜小梁网发育不良;角膜小梁发育不良。

一、临床表现

1. 婴幼儿型青光眼见于新生儿或婴幼儿时期,50%的患儿在出生时就有表现,80%在1岁以内得到确诊。畏光、流泪和眼睑痉挛是本病的三大特征性症状。眼压升高导致眼球增大,眼轴增长,角膜增大,横径常大于12 mm,角膜水肿,后弹力层破裂,Haab线形成,眼底检查可见青光眼性视盘凹陷。

2. 青少年型青光眼一般无症状,多数直到有明显视功能损害时才注意到,有的甚至以失用性斜视为首次就诊症状。除眼压有较大的波动外,其余表现与开角型青光眼基本一致。因为眼压升高开始在3岁后,通常无眼球增大征,但由于巩膜仍富弹性,可表现为进行性近视。

3. 伴有其他先天异常的青光眼,这类青光眼同时伴有角膜、虹膜、晶状体、视网膜、脉络膜等的先天异常,或伴有全身其他器官的发育异常,多以综合征的形式表现。

二、护理评估

1. 健康史:了解患儿发病时间、主要症状;询问母亲妊娠期情况、有无家族史、治疗经过。

2. 身体状况

(1) 评估患儿全身情况:有无其他全身疾病。

(2) 评估眼部情况:有无畏光、流泪、眼睑痉挛、角膜水肿及眼压异常等情况。

(3) 评估是否合并其他眼病。

3. 心理-社会评估:患儿家属对该病的相关知识缺乏

了解,担心疾病的预后,有焦虑、紧张情绪;年龄较大的患儿会出现恐惧、孤单的心理。护士应做好患儿及家属情绪状况的评估,了解患儿的年龄、家庭状况、父母对疾病的认知程度。

4. 辅助检查:① 房角镜、眼前 OCT、UBM 检查。② 暗室(俯卧)试验。③ 视野检查。④ 眼轴测量。⑤ OCT 检查。

三、 护理诊断

1. 感知紊乱:视力障碍,与眼压升高、视神经受损有关。
2. 焦虑:与视功能障碍或担心预后不良等因素有关。
3. 知识缺乏:与缺乏本病的相关知识有关。
4. 潜在并发症:前房出血、眼内炎等。

四、 护理目标

1. 眼压得到控制,视力不再继续下降或下降延缓。
2. 患儿家属获取疾病的治疗与护理相关知识。
3. 无并发症发生或并发症得到及时治疗。

五、 护理措施

1. 心理护理:向患儿及家属讲解先天性青光眼的疾病相关知识,告知手术的必要性,有针对性地给予心理支持,帮助患儿及家属树立信心,积极配合检查和治疗。

2. 专科护理

(1)术前护理:遵医嘱完善各项术前检查,避免感冒;

术前遵医嘱给予抗生素滴眼液点眼,以预防术眼感染,注意眼部清洁,勿揉眼;术前 1 日行泪道冲洗,以确保患儿泪道通畅及清除泪囊内分泌物;全麻患儿严格执行术前禁食禁饮。

（2）术后护理:全身麻醉术后给予去枕平卧,头偏向一侧,以保持呼吸道通畅,防止呕吐物误吸引起窒息;待全身麻醉清醒后,无异常可适当给予进食温水,无呕吐者给予半流质饮食,宜少量多餐;保持各种管道通畅,密切观察生命体征及术眼情况;指导家属修剪患儿指甲,防止抓伤术眼,注意观察术眼眼压、前房深浅、滤过泡的形态和功能,有无异常分泌物及眼红等,较大的患儿可询问有无眼痛、头痛等症状,以便及早发现术后出现的并发症。青光眼术后主要并发症有:前房出血、浅前房、感染等。发现异常及时通知医生给予处理。同时观察意识、皮肤色泽、末梢循环等,并防止因躁动而使各种导管脱落及坠床事故的发生。遵医嘱按时给予抗生素眼药水滴眼,告知患儿家属药物的作用、不良反应及注意事项。

3. 健康指导

（1）教会家属正确给患儿滴眼药水及涂眼药膏的方法,注意眼部卫生,防止术眼感染。

（2）教会家属如何进行术眼眼球的按摩,预防滤过口堵塞,引起眼压增高。

（3）运动与休息生活要有规律,劳逸结合,避免过度疲劳,确保足够的睡眠、适当的体育锻炼。已有视野缺损的患儿运动前要考虑自己的视力情况,如在打球时,可能看不到正击向自己的球;在骑自行车时,可能正一步步靠近危险,却察觉不到,所以视野缺损的人不宜骑自行车。

（4）娱乐避免长时间看电视、电影,避免长时间低头,不要在暗室逗留,以免眼压升高。

（5）当发现有虹视现象,视力模糊,休息后虽有好转,也应到医院早日就诊,不宜拖延,如有头痛、眼痛、恶心、呕吐,可能为眼压升高,应及时到医院检查治疗。

（6）定期随访,所有青光眼术后患儿一定要进行随访,目的是定期监测眼压、视盘损害和视功能损害(主要是视野缺损)的变化,做相应处理。

六、护理评价

1. 眼压得到控制,视力不再继续下降或下降延缓。
2. 患儿家属获取疾病的治疗与护理相关知识。
3. 无并发症发生或并发症得到及时治疗。

七、护理流程

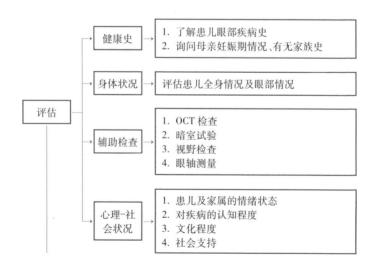

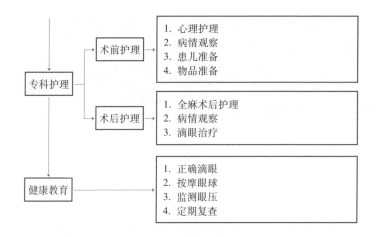

第九节 屈 光 不 正

在眼调节静止状态下,外界平行光线通过眼的屈光系统后,不能聚焦在视网膜黄斑中心凹上,称为屈光不正。屈光不正可分为近视、远视和散光三大类。

近视眼(myopia)指在眼的调节静止状态下,外界平行光线经过眼的屈光系统屈折后,聚集在视网膜之前。近视眼按度数可分为:轻度<−3.00 D,中度−3.00 D~−6.00 D,高度>−6.00 D。近视按屈光成分可分为:屈光性近视、轴性近视、混合型近视。按调节作用是否参与分为:假性近视、真性近视、混合型近视。

远视眼(hyperopia)是指在眼的调节静止状态下,外界平行光线经过眼的屈光系统屈折后,聚集在视网膜之后,为屈光力小于眼球轴长的一种屈光不正。远视眼按度数可分为:轻度<+3.00 D,中度+3.00 D~+5.00 D,高度>+5.00 D。远视按屈光成分可分为:轴性远视、屈光性远视。按调节作用是否参与分为：隐形远视、显性远视、全远视、绝对性远视、随意性远视。

散光（astigmatism）是由于眼球各屈光面在各经线的屈光力不同，平行光线进入眼内不能形成焦点的一种屈光状态。根据屈光经线的规则性分为规矩散光和不规矩散光。

一、 临床表现

1. 视力下降：近视患儿表现为远视力降低，近视力正常，眯眼视物；远视患儿远视力和近视力均降低，远视程度的轻重与裸眼视力的好坏密切相关。

2. 视疲劳：表现为眼干、异物感，伴眼皮沉重、眼痛、头痛等现象，常见于散光、屈光参差、过度用眼或全身状况不佳时。

3. 眼位偏斜：近视患儿多表现为外隐斜或外斜视，远视患儿多表现为内斜视。

4. 飞蚊症：由玻璃体液化、混浊而导致。

5. 眼底改变：近视眼主要见于高度近视眼，表现为豹纹状眼底、近视弧斑，黄斑部色素紊乱、变性、萎缩、出血；严重者可致视网膜脱离。远视眼常表现为视神经盘较小、色红、边缘不清血管充盈、迂曲，但矫正视力尚好，视野无改变，长期观察眼底情况无变化。

6. 并发症：近视眼常见并发症有视网膜脱离、青光眼、白内障等；远视眼常伴有浅前房、房角窄，容易发生闭角型青光眼。

二、护理评估

1. 健康史：了解患儿有无家族疾病遗传史；发现的年龄及程度，有无视疲劳，是否经过验光，有无佩戴眼镜，以及矫正视力和舒适度。

2. 身体状况：评估患儿全身情况及眼部情况，评估患儿视力情况，眼球有无器质性病变及临床表现。

3. 心理-社会状况：评估患儿年龄，学习生活环境以及对疾病的认知程度，家庭经济状况等。

4. 辅助检查：① 视力检查包括远视力、近视力检查。② 裂隙灯检查、眼底检查、眼压测量等。③ 医学验光包括客观验光法和主觉验光法。常用的客观验光法包括检影法、自动验光仪法。常用的主觉验光法包括插片验光法、雾视法、红绿双色法、散光表法和交叉柱镜法。综合验光仪的应用使验光更准确和方便。验光的目的不仅仅是为了看得清楚，更重要的是要获得持久舒适的用眼，即要采用医学验光，其核心是双眼单视功能。④ 角膜厚度测量、角膜地形图、角膜曲率计、眼轴长度测量等。

三、护理诊断

1. 感知紊乱：与视力下降有关。

2. 舒适受损：与屈光不正引起的视疲劳有关（眼胀、眼干、眼痛）。

3. 知识缺乏：缺乏疾病防治和相关保健知识。

四、 护理目标

1. 患儿视力提高。
2. 患儿不适症状减轻或消失。
3. 患儿及家属掌握屈光不正防治和相关保健知识。

五、 护理措施

1. 心理护理：评估患儿年龄，受教育的水平，学习和生活环境，对相关疾病的认知程度。采用通俗易懂的语言为患儿家属讲解疾病相关知识，避免焦虑，积极配合相关治疗。

2. 专科护理：向患儿及家属解释屈光不正相关知识，使其主动配合检查及矫治；对需要散瞳验光的患儿，遵医嘱指导患儿家属滴散瞳眼液，并告知散瞳后注意事项。

3. 健康指导：① 避免用眼过度导致视疲劳，一次用眼时间不宜过长，确保持续用眼 40 min 即应休息 5~10 min。保证充足的睡眠时间，控制看电视和玩手机时间。② 养成良好的读写习惯和姿势，避免用眼过近，不在动荡的车厢内阅读或边走边读，不躺在床上阅读等。③ 改变视觉环境：保持阅读环境中适宜的光亮度和对比度，不在阳光直射或昏暗的光线下阅读。④ 远视患儿常伴有弱视，在矫正弱视的同时需进行弱视治疗。⑤ 定期检查视力，一般至少每半年检查一次，以便发现视力和屈光度改变，及时调整眼镜度数。⑥ 高度近视者，应避免跳水及其他剧烈运动，防止眼底出血或出现视网膜脱离。⑦ 保持身心健康，生活有规律,锻炼身体,增强体质,合理的饮食习惯,避免偏食。
⑧ 注意眼镜和角膜接触镜的护理和保养,眼部有炎症时应
停戴角膜接触镜,同时到医院就诊。

六、 护理评价

　　1. 视力得到稳定或提高。

　　2. 近视患儿屈光度稳定,远视患儿屈光度降低。

　　3. 患儿不适症状减轻或消失。

　　4. 患儿及家属掌握疾病防治和相关保健知识。

　　5. 患儿及家属掌握正确佩戴框架眼镜和角膜接触镜
的方法和保养知识。

七、 护理流程

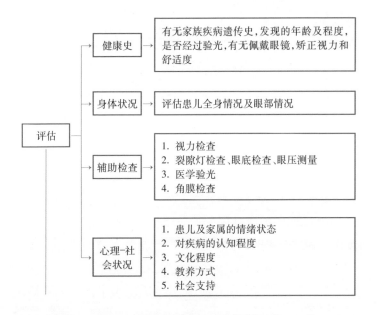

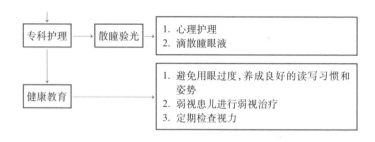

第十节　斜　　视

　　斜视是指两眼不能同时注视目标,双眼不协同,在双眼注视状态下出现眼位偏斜。表现为眼位不正,多为眼外肌或支配眼外肌的视神经功能异常所致。斜视根据注视位置、眼位偏斜的变化、眼球运动的性质分为共同性斜视、麻痹性斜视和限制性斜视;根据眼融合状态分为隐斜、间歇性斜视和显斜;根据注视眼分为交替性斜视和单眼性斜视;根据发生年龄分为先天性斜视和后天性斜视;根据偏斜方向分为水平斜视、垂直斜视和旋转斜视。

一、 临床表现

　　1. 共同性斜视(concomitant strabismus) : ① 调节因素:调节和集合不协调可引起斜视。远视眼经常使用调节,引起过度集合,可发生共同性内斜视;近视眼一般不用调节,集合常不足,可发生共同性外斜视。② 融合功能障碍:双眼视力相差较大时,可阻碍双眼融合功能发育,若发生在婴幼儿时期,由于不能双眼注视,容易出现斜视。③ 中枢神经因素:中枢神经控制失调,眼外肌力量不平衡导致斜视。

④ 肌肉解剖因素：眼外肌先天解剖异常,附着点位置异常等可发生斜视。⑤ 遗传因素：部分患儿有斜视家族史,可能为多基因遗传。

2. 麻痹性斜视(paralytic strabismus)：凡能使眼外肌或支配眼外肌的神经分支或神经核遭受损害的眼局部、颅内及全身疾病,如颅内或眶内的炎症、肿瘤;颅脑或眼眶外伤、脑血管意外;白喉杆菌、肉毒杆菌、病毒等感染或先天性眼外肌麻痹、肌缺如与筋膜异常等,都可引起单独或多发性眼外肌麻痹而导致麻痹性斜视。

临床表现为眼位不正,屈光异常,双眼运动功能不协同,先天性上斜肌不全、麻痹,有典型的代偿头位;失代偿时可以有复视,单眼斜视可合并弱视,眼肌性视疲劳。

二、 护理评估

1. 健康史：询问斜视发生的时间,有无复视和头位偏斜,有无外伤、感染、肿瘤等全身病史及家族史;询问诊断和治疗经过。

2. 身体状况

(1) 评估患儿全身情况：有无手术禁忌证如发热、咳嗽等,有无其他全身疾病。

(2) 评估眼部情况：评估眼球运动情况、有无代偿头位、复视及部位。

(3) 评估是否合并其他眼病,如结膜炎等。

3. 心理–社会状况：患儿家属对该病的相关知识缺乏了解,担心疾病的预后,有焦虑、紧张情绪;年龄较大的患儿可能会出现恐惧、自卑的心理。护士应做好患儿及家属情绪状况的评估,了解患儿的年龄、家庭状况、父母对疾病的认知程度。

4. 辅助检查:常用的检查方法有遮盖试验、角膜映光法(Hirschberg法)、三棱镜法和同视机检查等,可以确定斜视类型和斜视度数。

三、 护理诊断

1. 自我形象紊乱:与眼位偏斜有关。

2. 知识缺乏:缺乏手术及斜视的相关知识,与家属信息来源受限有关。

3. 舒适度受损:与术后眼位获得矫正而出现复视、眩晕有关。

四、 护理目标

1. 眼位偏斜得到矫正,容貌恢复,树立自信。

2. 复视、眩晕等不适感觉减轻或消失。

3. 患儿及家属掌握斜视护理相关知识。

五、 护理措施

1. 心理护理:患儿及家属对该病的相关知识缺乏了解,担心疾病的预后,有焦虑、紧张情绪;年龄较大的患儿可能会出现恐惧、自卑的心理。评估斜视对患儿的生活及学习的影响及心理障碍,压力应对的方式。了解患儿的年龄、家庭状况、父母对疾病的认知程度。

2. 专科护理

(1)术前护理:① 按眼科手术前护理常规。术前给予抗生素眼液点眼,预防术后感染。② 向患儿家属解释斜视相关知识及手术目的、配合方法。给予安慰、鼓励、减轻患儿紧张、恐惧情绪。③ 配合医生做好患儿术前眼部的斜视专科检查以确定手术方案。④ 观察患儿体温,注意有无咳嗽、流涕等上呼吸道感染症状。⑤ 安全护理:嘱家属照顾好患儿,防止跌倒、坠床、迷路、走失等。⑥ 全麻患儿按全麻手术前护理,术前禁食禁饮;局部麻醉患儿,为防止手术中牵拉眼肌引起反射性恶心呕吐,术前不能饱食。

（2）术后护理:① 按眼部术后护理常规。② 全麻患儿按全麻手术后护理常规。③ 饮食护理:术后半流饮食1日。部分患儿因术中牵拉眼外肌可出现眼—胃肠反射引起恶心,呕吐,反应剧烈患儿应暂停进食,必要时静脉补充营养和水分。④ 活动与休息:术后敷料包双眼1日,卧床休息。不能自行松开敷料,不能揉眼,嘱家属看管好患儿。⑤ 协助生活护理,防止眼部碰伤。⑥ 术后眼部观察:术后观察敷料有无渗血、渗液及有无松脱、眼痛。对眼痛明显者,可适当应用镇静剂。敷料拆除后,观察结膜充血、水肿、分泌物情况。观察眼位、视力及有无复视。⑦ 遵医嘱按时点抗生素眼液。⑧ 术后指导:对术后出现复视者,向家属解释这为暂时现象,鼓励患儿克服复视,1周后逐渐消失。

3. 健康指导:① 指导家属正确的点眼方法及告知点眼的注意事项,按时按量用药。② 饮食指导按日常普通饮食,适当增加蛋白质,给高热量、高维生素、易消化的饮食。注意营养均衡,避免偏食和挑食。避免进食辛辣、煎炸等刺激性食物。③ 斜视矫正后,眼位获得正视患儿,原有屈光不正患儿,应重新验光;有弱视患儿继续做弱视治疗。④ 注意术眼卫生,术后1个月内避免游泳,预防眼部感染。注意劳逸结合,避免视疲劳。

六、 护理评价

1. 眼位偏斜得到矫正,容貌恢复,树立自信。
2. 患儿复视、眩晕等不适感觉减轻或消失。
3. 患儿及家属掌握斜视护理相关知识。

七、 护理流程

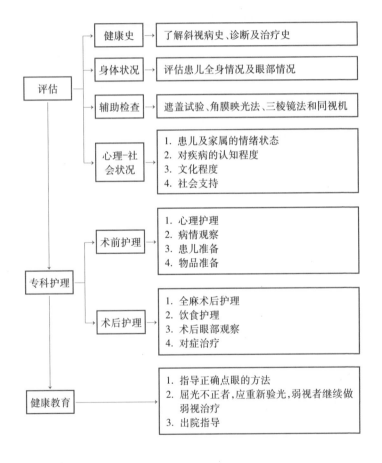

第十一节　眼球穿通伤

眼球穿通伤(perforating injury of eyeball)是指眼球被锐器刺破或异物击穿所致。按其损伤部位可分为角膜穿通伤、角巩膜穿通伤和巩膜穿通伤三类。预后取决于伤口的部位、范围和损伤程度,有无感染等并发症,以及治疗措施是否及时妥当。

一、临床表现

根据穿通伤部位不同,可有不同的临床表现。

1. 不同部位的穿通伤都有不同程度的视力下降,还可伴有眼部疼痛、畏光、流泪等症状。

2. 角膜穿通伤:较小的伤口,检查时仅见角膜线状条纹。较大伤口多伴有虹膜、晶状体的损伤,可伴有前房积血,常有虹膜嵌顿于角膜伤口。

3. 巩膜穿通伤:较小的虹膜伤口不易发现,穿通伤处可能仅有结膜下出血。较大伤口多伴有脉络膜、视网膜的损伤及玻璃体积血,常有玻璃体和色素膜脱出。

4. 角巩膜穿通伤:多伴有葡萄膜组织脱出,由于睫状体的损伤常伴有明显的眼内出血。

5. 眼球穿通伤后,常合并细菌或真菌感染,表现为眼内炎,严重的可发展为全眼球炎,是视力丧失的重要原因。

6. 由异物引起的穿通伤常伴有异物存留于眼内。

7. 交感性眼炎是一种受穿通伤后炎症反应持续不退的症状,经一段潜伏期后另一眼也出现葡萄膜炎,使眼球遭到严重破坏,伤眼称为诱发眼,另一眼称交感眼。好发时间为受伤后 2~8 周。

二、 护理评估

1. 健康史:询问患儿是否有明确的外伤史,并详细了解患儿受伤的过程,为何物损伤,询问受伤后诊治的过程等。

2. 身体状况:评估患儿眼部伤口部位,污染程度及有无眼球内异物存留,视力下降程度及眼内组织损伤等情况。

3. 心理-社会状况:眼部发生意外受伤后,患儿及家属常常因缺乏疾病知识以及担心预后情况,而表现出极度紧张、焦虑,护士要了解患儿及家属的心理状态。

4. 辅助检查:① B 超检查可协助判断玻璃体有无出血及出血程度、有无眼球壁破裂、视网膜有无脱离及有无眼内异物等。② X 线或 CT 检查可以明确有无眶壁骨折及眼内异物存在。

三、 护理诊断

1. 疼痛:与眼部急性外伤有关。
2. 恐惧:与担心视力不能恢复和预后差有关。
3. 感知改变视力下降:与眼内组织受损有关。
4. 潜在并发症:外伤性虹膜睫状体眼、感染性眼内炎、外伤性白内障、交感性眼炎、外伤性增殖性玻璃体视网膜病变等。

四、 护理目标

1. 患儿疼痛减轻或消失。
2. 患儿视力不再继续下降或得到提高。
3. 患儿恐惧心理减轻或消除。
4. 及时发现并发症和处理并发症，减少并发症带来的损害。

五、 护理措施

1. 心理护理：稳定患儿及家属情绪，耐心细致解释病情、治疗方法及预后，使患儿及家属能够面对现实，积极配合治疗与护理；给予心理支持，做好疾病相关知识方面的教育，增强战胜疾病的信心。

2. 专科护理

（1）术前护理：24 h 内对伤口进行处理是最合理的时限，对需全身麻醉的患儿告知禁饮禁食；及时遵医嘱为患儿进行相应的治疗，如完善相关术前检查、术后护理、抗感染、止血、止痛处理。注意急救护理时，切忌冲洗、挤压眼球。

（2）术后护理：全身麻醉术后给予去枕平卧，头偏向一侧，以保持呼吸道通畅，防止呕吐物误吸引起窒息；待全身麻醉清醒后，无异常可适当给予进食温水，无呕吐者给予半流质饮食，宜少量多餐；术后当天观察患儿术眼敷料有无松脱、移位、渗血、渗液等，如有及时更换敷料，切忌挤压术眼，可用塑料眼罩包封术眼；敷料拆除后，观察术眼情况，有前房积血的患儿需要制动，取半坐卧位，以利于积血的吸收，避免再出血；注意严密观察患儿生命体征及眼部外伤情况，眼压及视力、眼局部伤口变化情况;注意防止交感性眼炎发生。

3. 健康指导

（1）眼球穿通伤患儿出院后要定期复查,定期做眼底检查。未受伤眼一旦出现畏光、流泪、疼痛、视力下降时,及时就诊。警惕交感性眼炎的发生,以免延误治疗。

（2）在生活中要加强对孩子的监管,避免孩子接触尖锐物体及玩具,增强安全意识。

（3）学校、家长需相互配合,加强对儿童监护和安全教育。雷管和爆竹是我国儿童致伤的主要原因,节假日期间更应加强对儿童的安全教育,预防眼外伤的发生。

六、 护理目标

通过治疗和护理计划实施,评价患儿是否能够达到:① 视力基本稳定或提高。② 无并发症发生或并发症得到及时发现并控制。③ 患儿及家属正确认识疾病,情绪基本稳定。

七、 护理流程

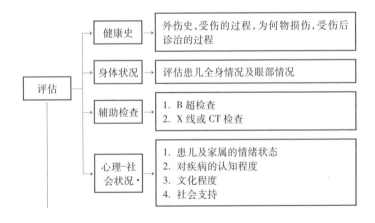

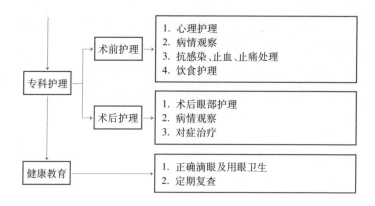

第十二节 视网膜母细胞瘤

视网膜母细胞瘤(retinoblastoma RB),是婴幼儿最常见的眼内恶性肿瘤,发病率约为 1:18 000 至 1:21 000,90% 的患儿在 3 岁前发病,约 30% 的患儿双眼发病。无种族、地域及性别差异。约 40% 病例属遗传型,为常染色体显性遗传,发病较早,多为双眼,视网膜病变为多灶性,易发生其他部位原发性第二肿瘤;另外的 60% 为非遗传型,为视网膜母细胞突变所致,发病较晚,多为单眼,视网膜上只有单个病灶。

一、临床表现

由于肿瘤大多发生于婴幼儿,早期不易被发现,往往肿瘤发展到后极部,经瞳孔可见黄白色反光,或因视力下降而失明,造成失用性斜视,甚至继发青光眼,患儿因外斜视或高眼压疼痛而哭闹时,才被发现就医。

根据肿瘤的表现和发展过程一般可分为 4 期：眼内生长期,青光眼期,眼外期,转移期。

二、 护理评估

1. 健康史：询问患儿的发病年龄,详细了解患儿的病史、家族史、有无产伤、早产吸氧等;询问母亲妊娠期间有无患风疹、流感及服药史等。

2. 身体状况

（1）评估患儿全身情况：有无手术禁忌证,如发热、咳嗽等,有无其他全身疾病。

（2）评估眼部情况。

3. 心理-社会状况：患儿因年幼不能交流,心理症状难以发现,后期患儿出现眼痛、视力障碍等症状会烦躁不安,使家属有焦虑、悲伤的心理。

4. 辅助检查：超声波、CT、磁共振成像等影像学检查,可显示眼球内或眼眶内实质性占位病变、钙化灶及眼、眶骨壁改变。其中 CT 检查发现肿块内钙化是诊断视网膜母细胞瘤的最主要的证据。磁共振成像检查在显示肿瘤蔓延及侵犯颅内组织方面优于 CT 检查。

三、 护理诊断

1. 焦虑/恐惧：与患儿及家属对癌症的恐惧、担心预后不良等因素有关。

2. 慢性疼痛：与眼压升高有关。

3. 知识缺乏：与患儿家属缺乏疾病相关知识有关。

四、护理目标

1. 患儿疼痛减轻或消失。
2. 患儿及家属获取疾病治疗及护理相关知识。

五、护理措施

1. 心理护理：护士应多与患儿家属交流，介绍相关疾病知识，使其积极配合治疗及护理。

2. 专科护理

（1）术前护理：完善各项术前检查，注意保暖，保持皮肤清洁干燥，预防感染；术前遵医嘱使用抗生素眼液；全麻手术前禁饮禁食；若行激光光凝术，术前 1~2 h 应使用散瞳剂充分散瞳。

（2）术后护理：全身麻醉术后给予去枕平卧，头偏向一侧，以保持呼吸道通畅，防止呕吐物误吸，引起窒息；待全身麻醉清醒后，无异常可适当给予进食温水，无呕吐者给予半流质饮食，宜少量多餐；严密监测生命体征；术后加压包扎术眼，给予冰敷术眼以防止出血；眼球摘除患儿应注意观察敷料有无渗血、渗液；待纱布拆除后，注意清洁眼睑及周围皮肤分泌物，并滴抗生素眼液，防止感染。

3. 健康指导

（1）合并全身疾病的患儿，出院后继续专科治疗。

（2）义眼护理：注意义眼清洁卫生，每晚睡前取下义眼，用温开水冲洗浸泡，并遵医嘱滴抗生素眼液，如义眼上有污垢，可用抗生素眼液湿透的棉签擦拭，若发现分泌物增多,及时去医院复查。

（3）若发现义眼座暴露,分泌物增多,应及时回院就诊。

（4）出院后要定期回院复诊,复诊时间为出院后1周、3个月、半年各复查1次。以后每1年定期散瞳检查患眼有无复发、非患眼有无出现肿瘤及有无出现全身转移。

（5）此病有遗传倾向,如有肿瘤家族史或双眼患病,其直系亲属应来院散瞳行眼底检查。

六、 护理评价

1. 患儿眼痛减轻或消失。
2. 患儿及家属获知疾病的相关知识。

七、 护理流程

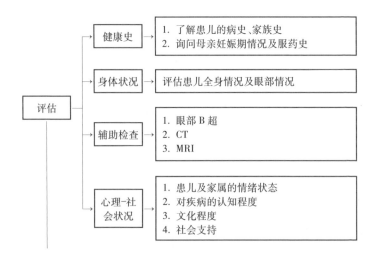

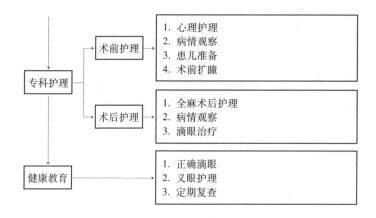

第十三节　皮样囊肿和表皮样囊肿

皮样囊肿（dermoid cyst）和表皮样囊肿（epidermoid）是胚胎期表皮外胚层滞留于深层组织形成的囊肿，是一种迷芽瘤。囊肿由囊壁与囊内容物组成。

一、临床表现

该囊肿为先天性肿物，增长缓慢，好发于外上眶缘，触诊为圆形肿物，表面光滑、无压痛。如囊肿压迫眼球可引起屈光不正；囊肿若位于眼眶深部，常表现为渐进性眼球突出向下移位。CT 检查可见低密度占位性病变，伴有眶壁凹陷改变。

二、护理评估

1. 健康史：向患儿及家属了解眼部疾病史。

2. 身体状况

（1）评估患儿全身情况：有无手术禁忌证，如发热、咳嗽等。

（2）评估眼部情况：囊肿有无红肿、破溃、囊肿大小、活动度、有无压痛等。

3. 心理-社会状况：评估患儿及家属有无因疾病等引起的心理焦虑，以及对疾病的认知程度，对手术、治疗及护理知识的需求，评估家庭对疾病治疗和护理的经济承受能力。

4. 辅助检查：① 超声检查：于病变表面直接检查，可见形状不规则的占位病变，边界不清，内回声中等分布不均匀，可见肿瘤内部血液丰富。② CT 检查：眼睑不规则增厚，边界不清，均质。③ 活检病理检查。

三、 护理诊断

1. 焦虑：与担心预后有关。
2. 知识缺乏：缺乏相关疾病知识。
3. 潜在并发症：感染、出血等。

四、 护理目标

1. 焦虑心理减轻或消失。
2. 患儿及家属获取疾病相关知识。
3. 患儿住院期间未发生并发症或及时得到处理。

五、 护理措施

1. 心理护理：向患儿及家属讲解疾病相关知识，加强沟通交流，缓解焦虑情绪。

2. 专科护理

（1）术前护理：按眼部手术护理常规（外眼手术）护理；遵医嘱做好各项术前准备，备皮，剃除囊肿周围毛发；按全麻要求，术前禁饮禁食。

（2）术后护理：全身麻醉术后给予去枕平卧，头偏向一侧，以保持呼吸道通畅，防止呕吐物误吸，引起窒息；待全身麻醉清醒后，无异常可适当给予进食温水，无呕吐者给予半流质饮食，宜少量多餐；术后当天观察患儿术口敷料有无松脱、移位、渗血、渗液等，如有及时更换敷料，手术当天给予加压包扎；遵医嘱术后 48 h 内给予冰敷术眼，以减轻疼痛及止血消肿；术后第 1 日换药时用生理盐水湿棉签清除术口血痂，用安尔碘Ⅲ皮肤消毒液消毒术口，观察术口对合情况及缝线是否在位，术口涂抗生素眼膏。

3. 健康指导

（1）指导注意用眼卫生，保持术口清洁干燥。

（2）饮食宜清淡，易消化。

（3）注意保暖，避免着凉。

（4）出院指导：术后 1 个月避免游泳，预防术口感染，术口有红肿及时复诊，术后 7~10 天门诊复诊拆线，不适随诊。

六、 护理评价

1. 焦虑心理减轻或消失。

2. 患儿及家属获取疾病相关知识。

3. 患儿住院期间未发生并发症或并发症及时得到处理。

七、护理流程

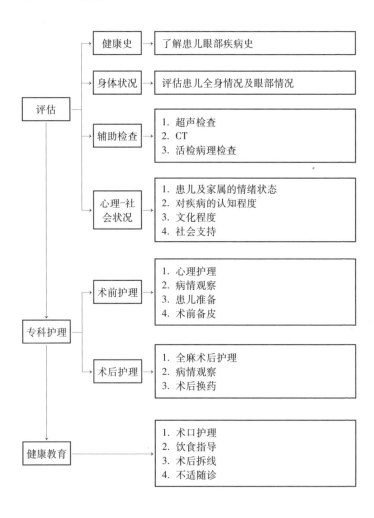

第十四节　早产儿视网膜病变

早产儿视网膜病变(retinopathy of prematurity，ROP)是指早产或发育延缓的低体重儿因长时间高浓度吸氧导致的视网膜缺血和新生血管增生的病变,严重者可形成牵拉性视网膜脱离。

一、临床表现

根据病变严重程度分为 5 期:

1. Ⅰ期(境界线期):血管区与非血管区之间存在分界线。

2. Ⅱ期(嵴期):分界线隆起,呈成嵴样改变。

3. Ⅲ期(增殖期):眼底分界线的嵴上发生视网膜血管扩张增殖,伴随纤维组织增殖。

4. Ⅳ期(视网膜脱离期):由于纤维血管增殖发生牵拉引起部分视网膜脱离,先起于周边,逐渐向后极部发展;此期据黄斑有无脱离又分为 A 和 B,A 无黄斑脱离,B 黄斑脱离。

5. Ⅴ期(全视网膜脱离):漏斗状视网膜全脱离。

根据病变的部位分为三区:

Ⅰ区:以视盘到黄斑中心凹距离的 2 倍为半径的圆内区域,ROP 发生在该区者最严重;

Ⅱ区:以视盘为中心,以视盘至鼻侧锯齿缘距离为半径,Ⅰ区以外的圆内区域;

Ⅲ区:Ⅱ区以外的颞侧半月形区域,是 ROP 最高发的区域。

二、 护理评估

1. 健康史：详细了解患儿的出生史、疾病史和吸氧史等；询问母亲妊娠期间有无患风疹、流感及服药史等。

2. 身体状况

（1）评估患儿全身情况：有无手术禁忌证及其他全身疾病；

（2）评估眼部情况。

3. 心理-社会状况：该病患儿均为早产儿、低体重儿，心理症状无法评估，因此要重视评估患儿家属对疾病的认知程度，对治疗、护理知识的掌握程度，对疾病健康需求；是否有焦虑的心理状况。评估家庭对疾病治疗和护理的经济承受能力。

4. 辅助检查：视网膜检查，需要检查早产儿的整个视网膜，应充分扩大瞳孔，并使用开睑器和巩膜压迫器进行间接眼底镜检查。

三、 护理诊断

1. 有误吸的危险：与麻醉及患儿下食管括约肌压力低、胃底发育差有关。

2. 知识缺乏：与缺乏疾病相关的预防保健知识和治疗配合知识有关。

3. 营养失调：低于机体需要量与早产儿摄入不足及消化吸收功能差有关。

4. 有感染的危险：与机体抵抗力下降有关。

四、护理目标

1. 患儿住院期间无误吸发生。

2. 患儿家属掌握疾病相关知识，能积极配合治疗及护理。

3. 营养失调得到改善。

4. 住院期间无感染发生。

五、护理措施

1. 心理护理：护士应多与患儿家属交流，介绍疾病相关知识，使其积极配合治疗及护理。

2. 专科护理

（1）术前护理：完善各项术前检查；注意保暖，维持正常体温；保持皮肤清洁干燥，预防感染；术前遵医嘱使用抗生素眼药水；全麻术前禁饮禁食，禁食期间注意观察患儿有无因禁食引起的低血糖反应等，局麻术前禁食水；若行激光光凝术，术前 1 h 使用散瞳剂充分散瞳；若行球内注射的患儿，术前按内眼手术准备，需行泪道冲洗。

（2）术后护理：全麻术后遵医嘱给予患儿一级护理，严密监测生命体征及病情变化；待患儿完全清醒时，可给予进食少量温水，评估患儿吞咽情况及有无呛咳，无异常可进食少量奶粉或母乳，注意少量多次，避免误吸，术后合理喂养，使患儿得到充足的营养；术眼敷料拆除后，注意观察术眼情况，保持术眼清洁，防止感染；遵医嘱滴抗生素眼药水，避免术后感染，必要时使用散瞳剂。

3. 健康指导：指导患儿家属正确滴眼的方法，遵医嘱点眼,注意用眼卫生,合理喂养,术后 1 周、2 周、4 周复查眼底情况,以便及早发现问题并处理。

六、 护理评价

1. 住院期间未发生误吸。
2. 患儿家属获知疾病的相关知识。

七、 护理流程

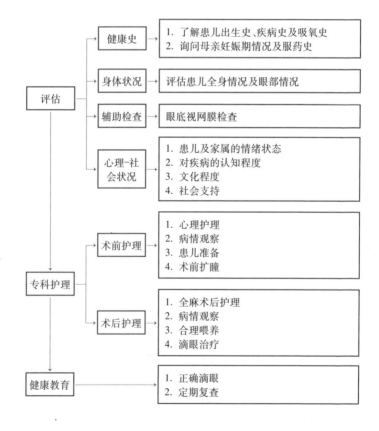

---------- 参·考·文·献 ----------

[1] 席淑新.眼耳鼻喉口腔科护理学[M].北京：人民卫生出版社，2002 年.

[2] 张秀果,崔怡.五官科疾病观察与护理技能[M].北京：人民卫生出版社,2009 年.

[3] 丁淑贞,刘莹.眼科临床护理[M].北京：人民卫生出版社,2016 年.

[4] 陈燕燕.眼科护理手册[M].北京：人民卫生出版社,2009 年.

[5] 常用临床护理技能操作规范(2020).昆明市儿童医院.

[6] 项道满,于刚.儿童眼病诊疗常规[M].北京：人民卫生出版社,2014 年.

[7] 付晶.同仁儿童眼病手册[M].北京：人民卫生出版社,2018 年.

[8] 任永霞,赵慧.眼科中西医护理技术实践[M].北京：人民卫生出版社,2019 年 12 月.

[9] 吴素虹.临床眼科护理学[M].北京：人民卫生出版社, 2007 年.

[10] 费萍,赵培泉.早产儿视网膜病变国际分类(第 3 版)国际指南解读[J].中华眼底病杂志,2021,37(12)：915－919.

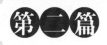

第二篇

儿童口腔科常见疾病
操作技术及护理常规

儿童口腔专科护理技术操作

第一节　儿童口腔冲洗上药

一、操作执行者

由注册护士执行。进修护士能力得到带教者认可后，方可执行。非注册护士、实习护士需在注册护士督导下执行。

二、操作目的

1. 治疗、护理口腔局部伤口及黏膜，促伤口愈合生长。
2. 保持口腔清洁、湿润，预防口腔感染等并发症。
3. 观察口腔内变化，提供病情变化的动态信息。
4. 预防或减轻口腔异味，增进食欲，确保患儿舒适。

三、操作步骤

【操作前】

1. 评估

（1）确认患儿身份：核对姓名、出生年月日，核对医嘱。

（2）评估患儿年龄、病情、合作程度及局部情况。

（3）环境整洁，宽敞明亮，关闭或屏风遮挡，房间温度适宜。

2. 操作准备

（1）用物准备：治疗盘、弯盘、无菌棉球、一次性治疗

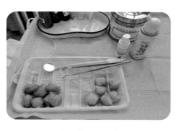

巾、一次性纸杯、一次性口腔器械盒、手电筒、压舌板、小毛巾，必要时备开口器、快速手消剂。根据病情和医嘱选用药物或口腔护理液。以上用物符合要求，均在有效期内。

图 2 - 1 - 1

（2）仪表整洁，符合要求，洗手，戴口罩。

（3）操作告知：向患儿及家属解释操作目的及配合方法，患儿及家属知情同意。

【操作中】

1. 再次核对患儿姓名、出生年月日。做好告知工作。取得患儿及家属的配合。患儿取右侧卧位或头侧向操作者，取治疗巾铺于患儿颌下，置弯盘于口角旁，清点棉球数量（疱疹性口腔炎注意隔离）。

2. 口腔上药顺序

（1）用浸有药物的棉球沿齿缝纵向上药。

（2）上药顺序：① 年长儿（8 岁以上）：口唇—左外侧面—右外侧面—左上内侧—左上咬合—左下内侧—左下咬合—弧形涂擦左侧黏膜—右上内侧—右上咬合—右下内侧—右下咬合—弧形涂擦右侧黏膜—硬腭—舌面—舌下—

口唇。② 年幼儿：口唇—左侧颊黏膜,自内向外涂擦—右侧颊黏膜,自内向外涂擦—棉球横向涂擦硬腭—棉球横向涂擦舌面—纵向涂擦舌体两侧。

3. 再次清点棉球数量。

4. 擦净口角,撤去治疗巾,协助患儿取舒适体位,整理用物。

【操作后】

1. 再次核对患儿身份信息,快速手消剂消毒双手。

2. 整理用物,洗手,记录。

四、 注意事项

1. 行口腔上药操作时,棉球不可过湿,防止因水分过多造成误吸;注意勿将棉球遗留在口腔内。护士操作前后应当清点棉球数量。

2. 观察口腔时,对长期使用抗生素的患儿,应注意观察其口腔内有无真菌感染。

3. 传染病患儿的用物需按消毒隔离原则进行处理。

4. 观察口腔有无出血、溃疡、龋齿等。

5. 需用开口器时,应从磨牙处放入,对牙关紧闭者不可使用暴力使其张口。

6. 疼痛严重的患儿,可先给予止痛剂,待起效后再行口腔上药。

7. 动作轻柔,避免损伤口腔黏膜。

8. 上腭上药时,勿触及软腭,以免引起恶心。

【操作流程】

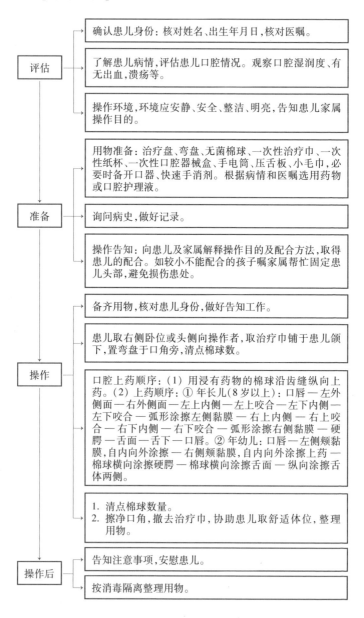

评估	确认患儿身份：核对姓名、出生年月日，核对医嘱。
	了解患儿病情，评估患儿口腔情况。观察口腔湿润度、有无出血、溃疡等。
	操作环境，环境应安静、安全、整洁、明亮，告知患儿家属操作目的。
准备	用物准备：治疗盘、弯盘、无菌棉球、一次性治疗巾、一次性纸杯、一次性口腔器械盒、手电筒、压舌板、小毛巾，必要时备开口器、快速手消剂。根据病情和医嘱选用药物或口腔护理液。
	询问病史，做好记录。
	操作告知：向患儿及家属解释操作目的及配合方法，取得患儿的配合。如较小不能配合的孩子嘱家属帮忙固定患儿头部，避免损伤患处。
操作	备齐用物，核对患儿身份，做好告知工作。
	患儿取右侧卧位或头侧向操作者，取治疗巾铺于患儿颌下，置弯盘于口角旁，清点棉球数。
	口腔上药顺序：（1）用浸有药物的棉球沿齿缝纵向上药。（2）上药顺序：①年长儿（8岁以上）：口唇 — 左外侧面 — 右外侧面 — 左上内侧 — 左上咬合 — 左下内侧 — 左下咬合 — 弧形涂擦左侧黏膜 — 右上内侧 — 右上咬合 — 右下内侧 — 右下咬合 — 弧形涂擦右侧黏膜 — 硬腭 — 舌面 — 舌下 — 口唇。②年幼儿：口唇 — 左侧颊黏膜，自内向外涂擦 — 右侧颊黏膜，自内向外涂擦上药 — 棉球横向涂擦硬腭 — 棉球横向涂擦舌面 — 纵向涂擦舌体两侧。
	1. 清点棉球数量。 2. 擦净口角，撤去治疗巾，协助患儿取舒适体位，整理用物。
操作后	告知注意事项，安慰患儿。
	按消毒隔离整理用物。

第二节　四手操作法

一、操作执行者

由注册护士执行。进修护士能力得到带教者认可后,方可执行。非注册护士、实习护士需在注册护士督导下执行。

二、操作目的

1. 缩短患儿治疗时间,提高工作效率。
2. 增加患儿的舒适度,保证患儿安全。
3. 做好感染控制,防止交叉感染。

三、操作步骤

【操作前】

1. 保持治疗区域的整洁,治疗车及常用的器械、物品按规范摆放整齐。

2. 牙科综合治疗椅清洁消毒,确认仪器设备处于正常工作备用状态。

3. 医生、护士专用座椅清洁消毒备用。

4. 仪表整洁,符合要求,洗手,戴口罩。

5. 操作告知:向患儿及家属解释操作目的及配合方法,使患儿具有充分思想准备,取得患儿的配合。

【操作中】

1. 医生体位:采用平衡舒适的坐位,医生的眼与患儿口腔距离为 36~46 cm。眼睛与患儿口腔的连线与纵轴垂直线呈 20°~30°。工作区位于时钟 7~12 点位置。

2. 护士体位:护士面对医生,座位比医生高 10~15 cm,双脚放在座椅底盘脚踏上,座椅扶手位于肋下区,维持舒适的平衡工作位置。工作区位于时钟 2~4 点位置。同时还需安抚患儿及评估患儿治疗过程中的配合情况,及时语言安抚患儿取得其配合。如患儿不配合,则需要 2 名护士共同配合完成治疗,其中一名护士负责固定患儿头部,另一名护士负责椅旁护理配合。

3. 患儿体位:患儿取舒适的仰卧位,牙科综合治疗椅的靠背呈水平位或抬高 7°~15°,头部位置舒适,固定位于时钟 12~1 点位置。当医生的头部和眼睛向前倾斜时,患儿的口腔应在医生眼睛的正下方。

4. 器械的传递:采用握笔式直接传递法,即护士以左手的拇指、示指、中指握持器械的非工作末端传递器械,医生的拇指和示指以握笔方式接过器械;医生从患儿口中拿出器械时,护士左手保持在传递区,准备接过用完器械的非工作端。

5. 器械的交换:采用平行器械交换法,即护士以左手拇指、示指及中指递送消毒好的器械,握持非工作端。在传递区传递时,确保器械与医生手中待交换的器械平行,用左手无名指和小指接过使用后的器械,将其勾回手掌中。使用过的器械放回原处。

6. 吸引器的使用:根据对抗阻力的大小分为掌握把持法,执笔状把持法,逆向掌握把持法,吸净口腔碎屑及唾液,保持术野清晰,可辅助牵拉、推开口内软组织。

【操作后】

1. 向患儿家属交代注意事项,预约下次复诊时间。

2. 整理用物,常规消毒,物品归放原处。

3. 口腔专科器械按物品性质进行分类、消毒、灭菌处理,一次性卫生材料按规范回收处理。

4. 对使用过的牙科综合治疗椅及治疗台物体表面,进行消毒擦拭。

四、 注意事项

1. 传递过程

(1) 禁止在患儿头面部传递器械,以确保患儿安全。

(2) 传递器械时需注意器械握持的部位和方法,准确无误,保证无污染,无碰撞。

(3) 器械的传递尽可能靠近患儿的口腔。

(4) 传递时注意勿被锐利部位,如刀锋、针尖等刺伤。

2. 交换过程

(1) 护士应提前了解病情和治疗程序,准确、及时交换医生所需器械。

(2) 当医生治疗结束后,器械离开患儿口腔 20 cm 左右时,护士应及时准备交换下一步治疗的所需器械。

(3) 器械的交换应平行进行,握持部位及方法正确,尤其是锐利器械,要格外注意,防止划伤患儿。

3. 使用吸引器

(1) 掌握口腔内不同部位治疗时吸引器放置的位置和操作要领,操作时动作宜轻柔。

(2) 注意规范性操作,勿紧贴黏膜,避免损伤黏膜和封闭管口。

(3) 因患儿口腔小,口底浅,使用吸引器时前段不要过度压迫软组织。避免放入患儿口内的敏感区域,造成患儿呕吐。

【操作流程】

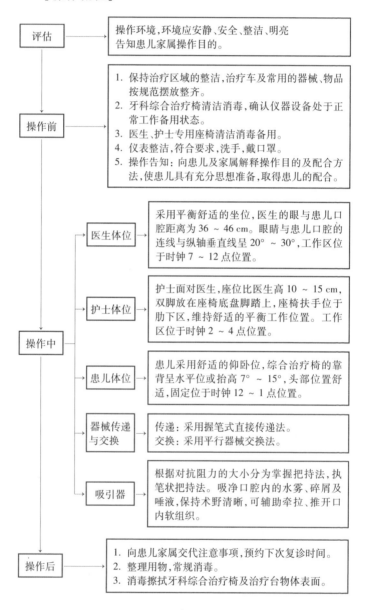

| 评估 | → | 操作环境,环境应安静、安全、整洁、明亮
告知患儿家属操作目的。 |

操作前 →
1. 保持治疗区域的整洁,治疗车及常用的器械、物品按规范摆放整齐。
2. 牙科综合治疗椅清洁消毒,确认仪器设备处于正常工作备用状态。
3. 医生、护士专用座椅清洁消毒备用。
4. 仪表整洁,符合要求,洗手、戴口罩。
5. 操作告知:向患儿及家属解释操作目的及配合方法,使患儿具有充分思想准备,取得患儿的配合。

操作中

医生体位 → 采用平衡舒适的坐位,医生的眼与患儿口腔距离为 36 ~ 46 cm。眼睛与患儿口腔的连线与纵轴垂直线呈 20° ~ 30°,工作区位于时钟 7 ~ 12 点位置。

护士体位 → 护士面对医生,座位比医生高 10 ~ 15 cm,双脚放在座椅底盘脚踏上,座椅扶手位于肋下区,维持舒适的平衡工作位置。工作区位于时钟 2 ~ 4 点位置。

患儿体位 → 患儿采用舒适的仰卧位,综合治疗椅的靠背呈水平位或抬高 7° ~ 15°,头部位置舒适,固定位于时钟 12 ~ 1 点位置。

器械传递与交换 → 传递:采用握笔式直接传递法。
交换:采用平行器械交换法。

吸引器 → 根据对抗阻力的大小分为掌握把持法,执笔状把持法。吸净口腔内的水雾、碎屑及唾液,保持术野清晰,可辅助牵拉、推开口内软组织。

操作后 →
1. 向患儿家属交代注意事项,预约下次复诊时间。
2. 整理用物,常规消毒。
3. 消毒擦拭牙科综合治疗椅及治疗台物体表面。

第三节 材料调拌操作技术

一、操作执行者

由注册护士执行。进修护士能力得到带教者认可后，方可执行。非注册护士、实习护士需在注册护士督导下执行。

二、操作目的

窝洞垫底或充填、修复体粘固时使用。

三、操作步骤

【操作前】

1. 用物准备：调拌板、调拌刀、充填器、治疗巾、干纱布、无菌镊、相应的调拌材料、75%酒精棉球。

2. 铺治疗巾，核对并检查调拌材料的名称、有效期。根据需要取适量材料的粉和液在调拌板上，两者相距3~4 cm。材料粉、液比例根据说明书要求准备。

【操作中】

调拌方法：一手固定调拌板，另一手持调拌刀，将粉末逐次加入液体中，充分旋转研磨，将粉液充分混合，直至调成所需性状，用折叠法将材料收拢并递给医师使用。

【操作后】

整理用物,及时用酒精棉球或清水清洁,调拌刀和调拌板分类放置,密闭保湿暂存。

四、 注意事项

1. 取粉前摇装粉剂的瓶,使粉末均匀松散。

2. 取液剂时需充分排气后,液瓶垂直倒置滴出液体,取液后用纱布擦拭瓶口,旋紧瓶盖。

3. 粉液比例恰当,按调拌材料说明书要求完成调拌的方法、时间、质量。

4. 如果材料接触到口腔黏膜、皮肤或眼睛,立刻用水冲洗。

【操作流程图】

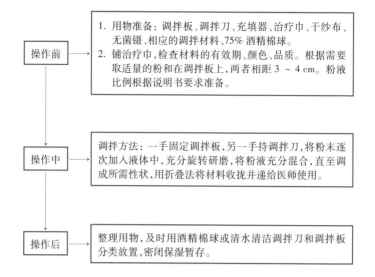

第四节　橡皮障隔离技术

一、操作执行者

由注册护士执行。进修护士能力得到带教者认可后，方可执行。非注册护士、实习护士需在注册护士督导下执行。

二、操作目的

1. 提高患儿就诊时的舒适度。
2. 保证患儿就诊时安全，避免发生小器械误吞、误吸，防止患儿舌、唇及颊部黏膜在口腔治疗过程中发生意外损伤。
3. 隔湿术野，防止唾液和舌等阻碍操作，改善视野，提高治疗效果。

三、操作步骤

【操作前】

用物准备：一次性口腔器械盘、开口器、橡皮障布、面弓、橡皮障打孔定位板、橡皮障固定夹、橡皮障打孔器、橡皮障夹钳、牙线、楔线，其他辅助用物等。

【操作中】

1. 选择合适的橡皮障布和橡皮障固定夹，在橡皮障布右上角打定位孔，定位次侧为患儿左上颌。

2. 根据患牙位置,确定定位孔和隔离牙的位置,打定位孔,拴牙线固定橡皮障固定夹,牙线应位于患牙颊侧方向,拴牙线预防滑脱误吞。

3. 将橡皮障固定夹安装在橡皮障布上,用夹钳夹住橡皮障固定夹并撑开锁住夹钳,根据牙位,正确传递给医师,协助撑开橡皮障布,安置固定夹。

4. 协助医师安置橡皮障支架,注意支架应位于橡皮障布中央,将牙线缠在支架上。

5. 使用牙线或楔线固定橡皮障布,充分暴露牙面。

6. 使用开口器,检查橡皮障隔离系统能否完全覆盖口腔,注意不能遮挡患儿的鼻部。

7. 治疗中,协助医师及时吸除水、药液和其他污物,同时,注意观察患儿面色及呼吸情况,及时为患儿吸出橡皮障下口底唾液,避免发生呛咳、误吸。

【操作后】

1. 治疗完成后,协助医师取下橡皮障固定夹,将橡皮障和面弓一并取下。

2. 整理用物,按规范处理用物,进行清洗、消毒灭菌。

四、注意事项

1. 橡皮障上端不能遮盖患儿鼻腔。

2. 安装橡皮障固定夹之前需拴好安全线。

3. 操作中需及时清除口内的唾液,保持呼吸道通畅,避免误吸。

4. 乳胶过敏时垫纱布等隔离。

5. 处理橡皮障时防止飞溅。

【操作流程图】

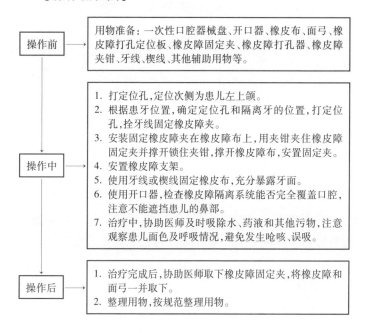

操作前 ——▶ 用物准备：一次性口腔器械盘、开口器、橡皮布、面弓、橡皮障打孔定位板、橡皮障固定夹、橡皮障打孔器、橡皮障夹钳、牙线、楔线、其他辅助用物等。

操作中 ——▶
1. 打定位孔，定位次侧为患儿左上颌。
2. 根据患牙位置，确定定位孔和隔离牙的位置，打定位孔，拴牙线固定橡皮障夹。
3. 安装固定橡皮障夹在橡皮障布上，用夹钳夹住橡皮障固定夹并撑开锁住夹钳，撑开橡皮障布，安置固定夹。
4. 安置橡皮障支架。
5. 使用牙线或楔线固定橡皮布，充分暴露牙面。
6. 使用开口器，检查橡皮障隔离系统能否完全覆盖口腔，注意不能遮挡患儿的鼻部。
7. 治疗中，协助医师及时吸除水、药液和其他污物，注意观察患儿面色及呼吸情况，避免发生呛咳、误吸。

操作后 ——▶
1. 治疗完成后，协助医师取下橡皮障固定夹，将橡皮障和面弓一并取下。
2. 整理用物，按规范整理用物。

第二章

儿童口腔科常见疾病护理常规

第一节 先天性唇裂

唇裂是由于胚胎发育早期,口腔唇部及腭部的中胚叶发育障碍所致的一类口腔颌面部最常见的先天畸形。

一、 临床表现

唇裂主要表现为上唇部裂开,皮肤、黏膜及口轮匝肌分离移位,可累及鼻、牙齿等面部多个器官组织。

临床上,根据裂隙部位可将唇裂分为以下几类:

1. 国际上常用的分类法

(1) 单侧唇裂:① 单侧不完全性唇裂(裂隙未裂至鼻底)。② 单侧完全性唇裂(整个上唇至鼻底完全裂开)。

(2) 双侧唇裂:① 双侧不完全性唇裂(双侧裂隙均未裂至鼻底)。② 双侧完全性唇裂(双侧上唇至鼻底完全裂开)。③ 双侧混合性唇裂(一侧完全裂,另一侧不完全裂)。

2. 国内常用的分类法

(1) 单侧唇裂:① Ⅰ度唇裂:仅限于红唇部分的裂开。② Ⅱ度唇裂:上唇部分裂开,但鼻底尚完整。③ Ⅲ度唇裂:整个上唇至鼻底完全裂开。

（2）双侧唇裂：按单侧唇裂分类的方法对两侧分别进行分类。

此外，临床上还可见到隐性唇裂，即皮肤和黏膜无裂开，但其下方的肌层未能联合，致患侧出现浅沟状凹陷及唇峰分离等畸形。

二、护理评估

1. 健康史：了解患儿入院前3周内有无感冒、腹泻、发热等症状。了解喂养情况及喂养方式。询问过敏史、传染病史、家族史，有无先心病、疝气、癫痫等病史，有无抽搐、晕厥、憋气、发绀等现象。

2. 身体状况评估：评估患儿年龄及体重，检测生命体征，进行生长发育水平评估。检查患儿有无咽部红、口周皮肤及全身皮肤情况。青春期患儿还需了解有无月经来潮。

3. 心理-社会状况：评估患儿和家属心理状况及对疾病相关知识的掌握情况，评估患儿及家属的文化层次、生活环境及教养方式等。

4. 实验室及其他检查

（1）胸片检查，以明确其心肺情况，了解有无肺部感染。

（2）心电图检查，初步检查有无心脏疾患。

（3）血常规，血生化检查等，主要检查身体有无感染、贫血以及出凝血功能是否正常等，包括肝、肾功能等。

三、护理诊断

1. 有误吸的危险：与患儿年龄、全麻术后或疾病因素有关。

2. 疼痛：与手术切口有关。

3. 进食困难：与唇部畸形，父母缺乏喂养知识有关。

4. 潜在感染：与机体抵抗力下降，以及手术创伤有关。

5. 潜在营养失调：低于机体需要量。

6. 潜在并发症：潜在呼吸困难、出血、感染、伤口裂开，与疾病及手术有关。

7. 知识缺乏：与家属对疾病认识不足有关。

四、护理目标

1. 患儿未发生误吸。

2. 患儿术后无疼痛或疼痛可以耐受。

3. 患儿术后进食良好，机体需要量得到保障。

4. 患儿无并发症的发生或减少并发症的损害。

5. 患儿家属掌握疾病的治疗、护理、康复等相关知识。

五、护理措施

1. 心理护理：做好心理护理，解除患儿及家属对手术的焦虑、不安和恐惧情绪。

2. 专科护理

（1）术前护理：① 协助患儿完善各项术前检查。② 术前皮肤准备：术前用口腔抑菌剂漱口，保持口腔卫生，并做好皮肤准备，用生理盐水清洁鼻腔。③ 饮食护理：术前 6~8 h 禁食，4~6 h 禁饮。④ 喂养指导：婴幼儿停止吸母乳和奶瓶喂养，训练汤匙喂养。⑤ 用药准备：根据医嘱做好药物过敏试验并记录。

（2）术后护理：① 患儿麻醉期未醒前，去枕平卧，头偏向一侧,以防呕吐物误吸。② 病情观察:术后严密观察患儿生命体征、神志、瞳孔等变化。严密观察手术切口有无渗血、渗液,缝线是否固定等情况,如有异常及时通知医生处理。③ 伤口护理:清洁口腔及促伤口愈合药物行口腔局部冲洗上药。减轻伤口局部张力,避免患儿哭闹、忌抓挠触摸碰撞伤口,禁食奶瓶,禁食硬物。鼓励患儿多饮水,保持口腔清洁。④ 饮食护理:患儿麻醉清醒 4 h 后,予口服少许葡萄糖水,观察 30 min 后无呕吐,给予温凉流食。示范并指导家属喂饲,术后使用滴管或汤匙喂养,酌情可进食半流质。⑤ 镇静镇痛:必要时遵医嘱予镇静剂。

3. 健康教育

(1) 指导家属避免患儿哭闹、忌抓挠触摸碰撞伤口,禁食奶瓶,禁食硬物。

(2) 进食流质食物,之后逐渐给予半流质→软食→普食,多饮水清洁口腔,保持术口清洁,防止感染。

(3) 伤口美容胶避免太阳照射,美容胶脱落后使用涂敷消瘢痕药物。

(4) 术后 1 周复查,指导家属不适随诊。

(5) 指导正确佩戴鼻模。

六、 护理评价

1. 患儿住院期间未发生误吸。

2. 患儿术后无疼痛或疼痛可以耐受。

3. 患儿术后进食良好,能满足身体需要。

4. 患儿术后无感染、伤口愈合良好。

5. 患儿术后呼吸道通畅,呼吸平稳,伤口无出血、渗血、裂开等发生。

6. 患儿家属掌握疾病的治疗、护理、康复等相关知识。

七、 护理流程图

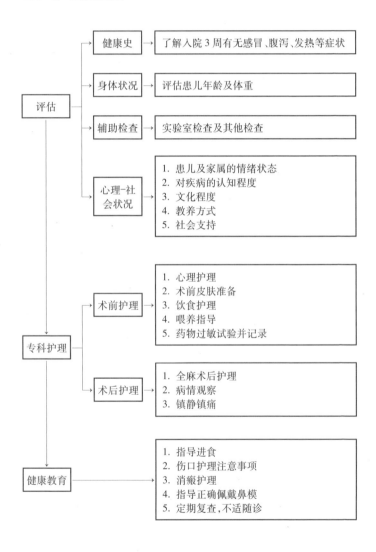

第二节　先天性腭裂

腭裂是口腔颌面部最常见的一种先天畸形,表现为硬腭和软腭不同程度的裂开,大部分腭裂患儿还可伴有不同程度的骨组织缺损和畸形。

一、 临床表现

1. 腭裂的临床分类

（1）软腭裂:为软腭裂开,但有时只限于腭垂。

（2）不完全性腭裂:软腭完全裂开伴有部分硬腭裂,有时伴发单侧不完全性唇裂,但牙槽突常完整。

（3）单侧完全性腭裂:裂隙自腭垂至切牙孔完全裂开,并斜向外侧直抵牙槽突,与牙槽裂相连,健侧裂隙缘与鼻中隔相连,牙槽突裂有时裂隙消失仅存裂缝,有时裂隙很宽,常伴发同侧唇裂。

（4）双侧完全性腭裂:常与双侧唇裂同时发生,裂隙在前颌骨部分,各向两侧斜裂,直达牙槽突;鼻中隔、前颌突及前唇部分孤立于中央。

2. 腭裂的分度

（1）Ⅰ度腭裂:限于腭垂裂。

（2）Ⅱ度腭裂:部分腭裂,裂开未达到切牙孔。根据裂开部位又分为浅Ⅱ度裂,仅限于软腭;深Ⅱ度裂,包括一部分硬腭裂开(不完全性腭裂)。

（3）Ⅲ度腭裂:全腭裂开,由腭垂到切牙区,包括牙槽突裂,常与唇裂伴发。

二、 护理评估

1. 健康史：了解患儿入院前 3 周内有无感冒、腹泻、发热等症状。了解喂养情况及喂养方式。询问过敏史、传染病史、家族史，有无先心病、疝气、癫痫等病史，有无抽搐、晕厥、憋气、发绀等现象。

2. 身体状况评估：评估患儿年龄及体重，检测生命体征，进行生长发育水平评估。检查患儿有无咽部红、口周皮肤及全身皮肤情况。青春期患儿还需了解有无月经来潮。

3. 心理-社会状况：评估患儿和家属心理状况及对疾病相关知识的掌握情况，评估患儿及家属的文化层次、生活环境及教养方式等。

4. 实验室及其他检查

（1）胸片检查，以明确其心肺情况，了解有无肺部感染。

（2）心电图检查，初步检查有无心脏疾患。

（3）血常规，血生化检查等，主要检查身体有无感染、贫血以及出凝血功能是否正常等，包括肝、肾功能等。

三、 护理诊断

1. 有误吸的危险：与患儿年龄、全麻术后或疾病因素有关。

2. 疼痛：与手术切口有关。

3. 进食困难：与上腭畸形，父母缺乏喂养知识有关。

4. 潜在感染：与机体抵抗力下降，以及手术创伤有关。

5. 潜在营养失调：低于机体需要量。

6. 潜在并发症：潜在呼吸困难、出血、感染、伤口裂开，与疾病及手术有关。

7. 知识缺乏：与父母对疾病认识不足有关。

四、护理目标

1. 患儿未发生误吸。

2. 患儿术后无疼痛或疼痛可以耐受。

3. 患儿术后进食良好,机体需要量得到保障。

4. 患儿无并发症的发生或减少并发症的损害。

5. 患儿家属掌握疾病的治疗、护理、康复等相关知识。

五、护理措施

1. 心理护理：做好心理护理,消除患儿及家属对手术的焦虑、不安和恐惧情绪。

2. 专科护理

（1）术前护理：① 协助患儿完善各项术前检查。② 术前皮肤准备：术前用口腔抑菌剂漱口,保持口腔卫生,并做好皮肤准备,用生理盐水清洁鼻腔。③ 饮食护理：术前 6~8 h 禁食,4~6 h 禁饮。④ 喂养指导：婴幼儿停止吸母乳和奶瓶喂养,训练汤匙喂养。⑤ 用药准备：根据医嘱做好药物过敏试验并记录。

（2）术后护理：① 患儿麻醉期未醒前,去枕平卧,头偏向一侧,以防呕吐物误吸。② 病情观察：术后严密观察患儿生命体征、神志、瞳孔等变化。严密观察手术切口有无渗血、渗液,缝线是否固定,腭部碘仿纱条有无松脱、脂肪瓣颜色转归等情况,如有异常及时通知医生处理。③ 伤口护理：清洁口腔及促伤口愈合药物行口腔局部冲洗上药。减轻伤口局部张力，避免患儿哭闹、忌抓挠触摸碰撞伤口，禁食奶瓶，禁食硬物。鼓励患儿多饮水，保持口腔清洁。④ 饮食护理：患儿麻醉清醒 4 h 后，予口服少许葡萄糖水，观察 30 min 后无呕吐，给予温凉流食。示范并指导家属喂饲，术后使用滴管或汤匙喂养，术后 2~3 周酌情进食流质，之后可进食半流质，1 个月后可进普食。⑤ 镇静镇痛：必要时遵医嘱予镇静剂。

3. 健康教育

（1）指导家属避免患儿哭闹、忌抓挠触摸碰撞伤口，禁食奶瓶，禁食硬物。

（2）术后进食流质食物，之后逐渐给予半流质→软食→普食，多饮水清洁口腔，保持术口清洁，防止感染。

（3）术后 1 个月复查，指导家属不适随诊。

（4）3 岁以上患儿术后进行语音训练。

六、护理评价

1. 患儿住院期间未发生误吸。

2. 患儿术后无疼痛或疼痛可以耐受。

3. 患儿术后进食良好，能满足身体需要。

4. 患儿术后无感染、伤口愈合良好。

5. 患儿术后呼吸道通畅，呼吸平稳，伤口无出血、渗血、裂开等发生。

6. 患儿家属掌握疾病的治疗、护理、康复等相关知识。

七、护理流程

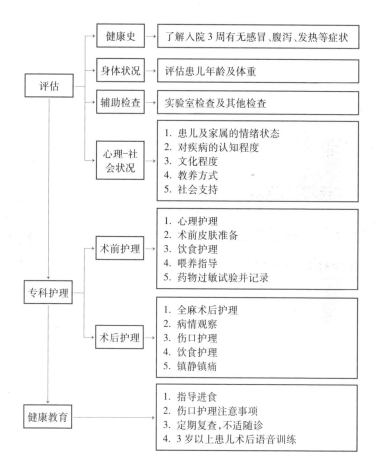

第三节　舌系带粘连

舌系带粘连是指小儿舌系带过短或其附着点前移,舌前伸或上抬时受限,舌前伸时,舌尖部呈"W"字形不能触及上前牙腭部,影响舌运动,常伴有发音功能障碍。

一、 临床表现

舌头不能正常自由地前伸,舌头伸出口腔的部分不及正常儿童的长,而且舌前伸时舌尖因被舌筋牵拉而出现凹陷,舌尖呈"W"字形(正常人舌头伸出时舌尖呈"V"字形),或舌上卷时不能抵于腭部,则为舌带过短。

二、 护理评估

1. 健康史:了解患儿入院前 3 周内有无感冒、腹泻、发热等症状。询问预防接种情况。询问过敏史、传染病史、家族史。

2. 身体状况评估:进行生长发育水平评估,检查患儿有无咽部红肿、口周皮肤及全身皮肤情况。

3. 心理-社会状况:评估患儿和家属心理状况及对疾病相关知识的掌握情况,评估患儿及家属的文化层次、生活环境及教养方式等。

4. 实验室及其他检查

(1)胸片检查,以明确其心肺情况,了解有无肺部感染。

(2)心电图检查,初步检查有无心脏疾患。

(3)血常规,血生化检查等,主要检查身体有无感染、贫血以及出凝血功能是否正常等,包括肝、肾功能等。

三、护理诊断

1. 疼痛：与手术切口有关。

2. 潜在感染：与手术创伤有关。

3. 潜在并发症：潜在呼吸困难、出血、感染、伤口裂开，与疾病及手术有关。

4. 知识缺乏：与家属对疾病认识不足有关。

四、护理目标

1. 患儿术后无感染、伤口愈合良好。

2. 患儿术后无疼痛或疼痛可以耐受。

3. 患儿术后呼吸道通畅，呼吸平稳，伤口无出血、渗血、裂开等发生。

4. 患儿家属掌握疾病的治疗、护理、康复等相关知识。

五、护理措施

1. 心理护理：做好心理护理，解除患儿及家属对手术的焦虑、不安和恐惧情绪。

2. 专科护理

（1）术前护理：① 协助患儿完善各项术前检查。② 术前皮肤准备：术前用口腔抑菌剂漱口，保持口腔卫生。③ 饮食护理：术前6~8 h 禁食，4~6 h 禁饮。④ 喂养指导：婴幼儿停止吸母乳和奶瓶喂养，训练汤匙喂养。

（2）术后护理：① 患儿麻醉期未醒前，去枕平卧，头偏向一侧,以防呕吐物误吸。② 病情观察:术后严密观察患儿生命体征、神志、瞳孔等变化。严密观察手术切口有无渗血、渗液,缝线是否固定等情况,如有异常及时通知医生处理。③ 伤口护理:清洁口腔及促伤口愈合药物行口腔局部冲洗上药,减轻伤口局部张力,避免患儿哭闹、忌触伤口,禁食奶瓶,禁食硬物。鼓励患儿多饮水,保持口腔清洁。④ 饮食护理:患儿麻醉清醒 4 h 后,给予口服少许葡萄糖水,观察 30 min 后无呕吐,给予温凉流食。示范并指导家属喂饲,术后使用滴管或汤匙喂养,术后 1 周进食半流质,之后可进普食。

3. 健康教育

(1) 指导家属避免患儿哭闹、忌触伤口,禁食奶瓶,禁食硬物。

(2) 术后进食半流质食物,之后逐渐给予软食→普食,多饮水清洁口腔,保持术口清洁,防止感染。

(3) 术后 1 周复查,指导家属不适随诊。

(4) 3 岁以上患儿术后进行语音训练。

六、 护理评价

1. 患儿术后无疼痛或疼痛可以耐受。

2. 患儿术后无感染、伤口愈合良好。

3. 患儿家属掌握疾病的治疗、护理、康复等相关知识。

七、护理流程

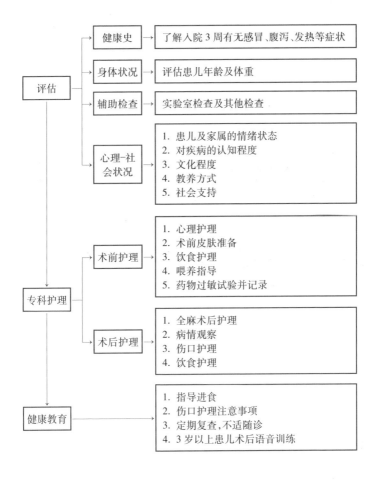

评估
- 健康史 → 了解入院 3 周有无感冒、腹泻、发热等症状
- 身体状况 → 评估患儿年龄及体重
- 辅助检查 → 实验室检查及其他检查
- 心理-社会状况 →
  1. 患儿及家属的情绪状态
  2. 对疾病的认知程度
  3. 文化程度
  4. 教养方式
  5. 社会支持

专科护理
- 术前护理 →
  1. 心理护理
  2. 术前皮肤准备
  3. 饮食护理
  4. 喂养指导
  5. 药物过敏试验并记录
- 术后护理 →
  1. 全麻术后护理
  2. 病情观察
  3. 伤口护理
  4. 饮食护理

健康教育 →
  1. 指导进食
  2. 伤口护理注意事项
  3. 定期复查，不适随诊
  4. 3 岁以上患儿术后语音训练

第四节　阻　生　牙

阻生牙是指由于邻牙、骨或软组织的障碍而只能部分

萌出或完全不能萌出,且以后也不能萌出的牙。

一、 临床表现

X 线影像检查可见阻生牙。

二、 护理评估

1. 健康史:了解患儿入院前 3 周内有无感冒、腹泻、发热等症状。询问过敏史、传染病史、家族史,有无造血系统疾病。

2. 身体状况评估:进行生长发育水平评估,检查患儿牙周组织有无红、肿、热、痛及口周皮肤情况。

3. 心理-社会状况:评估患儿和家属心理状况及对疾病相关知识的掌握情况,评估患儿及家属的文化层次、生活环境及教养方式等。

4. 实验室及其他检查

(1)胸片检查,以明确其心肺情况,了解有无肺部感染。

(2)心电图检查,初步检查有无心脏疾患。

(3)血常规,血生化检查等,主要检查身体有无感染、贫血以及出凝血功能是否正常等,包括肝、肾功能等。

三、 护理诊断

1. 疼痛:与术后伤口有关。

2. 焦虑恐惧:与儿童恐惧心理有关。

3. 潜在并发症:潜在呼吸困难、出血、感染、伤口裂开,与疾病及手术有关。

4. 知识缺乏：与家属对疾病认识不足有关。

四、 护理目标

1. 患儿术后无疼痛或疼痛可以耐受。

2. 患儿术后呼吸道通畅，呼吸平稳，伤口无出血、渗血、裂开等发生。

3. 患儿配合治疗情绪稳定。

4. 患儿家属掌握疾病的治疗、护理、康复等相关知识。

五、 护理措施

1. 心理护理：做好心理护理，解除患儿及家属对手术的焦虑、不安和恐惧情绪。

2. 专科护理

（1）术前护理：① 协助患儿完善各项术前检查。② 术前皮肤准备：术前彻底清洁患儿牙面，用口腔抑菌剂漱口，保持口腔清洁卫生。③ 饮食护理：术前 6~8 h 禁食，4~6 h 禁饮。④ 用药准备：根据医嘱做好药物过敏试验并记录。

（2）术后护理：① 患儿麻醉期未醒前，去枕平卧，头偏向一侧，以防呕吐物误吸。② 病情观察：术后严密观察患儿生命体征、神志、瞳孔等变化。严密观察手术切口有无渗血、渗液，缝线是否固定等情况，如有异常及时通知医生处理。③ 伤口护理：减轻伤口局部张力，避免患儿哭闹、忌触伤口，禁食硬物。观察手术切口有无渗血、缝线是否固定。依据切口部位及年龄可使用加压包扎或咬纱卷方式，以达到加压止血的目的。唇侧切口（任何年龄），可加压包扎；腭侧切口（7 岁以上），可咬纱卷。清洁口腔及促伤口愈合药物行口腔局部冲洗上药。鼓励患儿多饮水,保持口腔清洁。④ 饮食护理:患儿麻醉清醒 4 h 后,给予口服少许葡萄糖水,观察 30 min 后无呕吐,予温凉流食。术后 1 周进食半流质,之后可进普食。

3. 健康教育

(1)指导家属避免患儿吸吮、抓挠摸触伤口,禁食硬物。

(2)术后进食半流质食物,之后逐渐给予软食→普食,多饮水清洁口腔,保持术口清洁,防止感染。

(3)术后 1 周复查,指导家属不适随诊。

六、 护理评价

1. 患儿术后无疼痛或疼痛可以耐受。

2. 患儿术后无感染、伤口愈合良好。

3. 患儿配合治疗情绪稳定。

4. 患儿家属掌握疾病的治疗、护理、康复等相关知识。

七、 护理流程

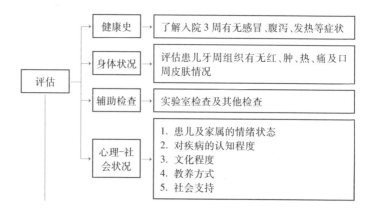

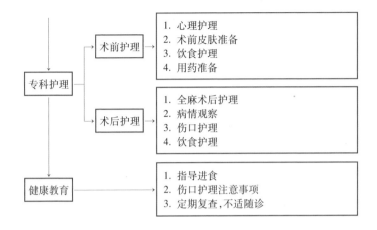

第五节　黏液腺囊肿

黏液腺囊肿为口腔黏膜小唾液腺导管阻塞后分泌液潴留而形成的浅表囊肿。

根据病因病理的不同可分为：

1. 外渗性黏液囊肿：外渗性黏液囊肿的发生系导管破裂、黏液外漏入组织间隙所致。

2. 潴留性黏液囊肿：较外渗性黏液囊肿少见，主要是导管系统的部分阻塞，可因微小涎石、分泌物浓缩或导管系统弯曲等因素所致。

一、临床表现

常见于下唇及舌尖腹侧，且多发生有咬唇习惯者。囊肿位于黏膜下，呈半透明状小泡，表面覆盖正常黏膜，出现数日后可因食物等摩擦，囊膜破裂而消失，但不久又可出现,多次复发后黏膜产生瘢痕组织,使半透明水泡变成白色硬结。

二、 护理评估

1. 健康史:了解患儿入院前3周内有无感冒、腹泻、发热等症状。询问预防接种情况。询问过敏史、传染病史、家族史,有无囊肿破裂反复形成史。

2. 身体状况评估:进行生长发育水平评估,检查患儿有无咽部红肿及口周皮肤情况。青春期患儿还需了解有无月经来潮。

3. 心理-社会状况:评估患儿和家属心理状况及对疾病相关知识的掌握情况,评估患儿及家属的文化层次、生活环境及教养方式等。

4. 实验室及其他检查

(1)胸片检查,以明确其心肺情况,了解有无肺部感染。

(2)心电图检查,初步检查有无心脏疾患。

(3)血常规,血生化检查等,主要检查身体有无感染、贫血以及出凝血功能是否正常等,包括肝、肾功能等。

三、 护理诊断

1. 疼痛:与术后伤口有关。

2. 焦虑恐惧:与儿童恐惧心理有关。

3. 潜在并发症:潜在呼吸困难、出血、感染、伤口裂开,与疾病及手术有关。

4. 知识缺乏:与家属对疾病认识不足有关。

四、护理目标

1. 患儿术后无疼痛或疼痛可以耐受。

2. 患儿术后呼吸道通畅,呼吸平稳,伤口无出血、渗血、裂开等发生。

3. 患儿配合治疗情绪稳定。

4. 患儿家属掌握疾病的治疗、护理、康复等相关知识。

五、护理措施

1. 心理护理:做好心理护理,解除患儿及家属对手术的焦虑、不安和恐惧情绪。

2. 专科护理

(1)术前护理:① 协助患儿完善各项术前检查。② 术前皮肤准备:术前用口腔抑菌剂漱口,保持口腔卫生。③ 饮食护理:术前6~8 h禁食,4~6 h禁饮。④ 喂养指导:婴幼儿停止吸母乳和奶瓶喂养,训练汤匙喂养。

(2)术后护理:① 患儿麻醉期未醒前,去枕平卧,头偏向一侧,以防呕吐物误吸。② 病情观察:术后严密观察患儿生命体征、神志、瞳孔等变化。严密观察手术切口有无渗血、渗液,缝线是否固定等情况,如有异常及时通知医生处理。③ 伤口护理:清洁口腔及促伤口愈合药物行口腔局部冲洗上药,减轻伤口局部张力,避免患儿哭闹、忌触伤口,禁食奶瓶,禁食硬物。鼓励患儿多饮水,保持口腔清洁。④ 饮食护理:患儿麻醉清醒4 h后,给予口服少许葡萄糖水,观察 30 min 后无呕吐,予温凉流食。示范并指导家属喂饲,术后使用滴管或汤匙喂养,术后 1 周进食半流质,之后可进普食。

3. 健康教育

(1)指导家属避免患儿哭闹、忌触伤口,禁食奶瓶,禁食硬物。

(2)术后 1 周进食半流质食物,之后逐渐给予软食→普食,多饮水清洁口腔,保持术口清洁,防止感染。

(3)术后 1 周复查,指导家属不适随诊。

六、 护理评价

1. 患儿术后无疼痛或疼痛可以耐受。

2. 患儿术后无感染、伤口愈合良好。

3. 患儿家属掌握疾病的治疗、护理、康复等相关知识。

七、 护理流程

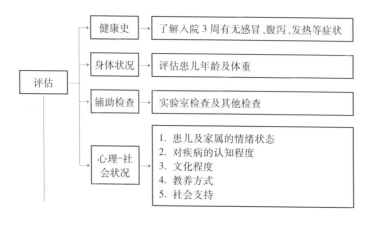

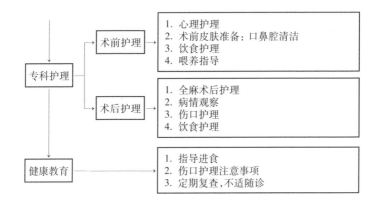

第六节　舌下腺囊肿

　　舌下腺囊肿是唾液腺囊肿中最常见的一种,舌下腺管病变会引起分泌物潴留而形成囊肿。此病好发于舌尖腹侧小黏液腺以及舌下腺,似蛤蟆气囊,故又称"蛤蟆肿"。

　　根据病因病理的不同可分为:

　　1. 单纯型:占大多数,囊肿位于舌下区,呈浅蓝色,扪之柔软有波动感,常位于口底一侧,较大的囊肿可将舌抬起,状似"重舌"。

　　2. 口外型:又称潜突型,主要是下颌下区的肿物,口底的囊肿表现并不明显,而容易误诊为其他病变。触之柔软,与皮肤无粘连,不可压缩。

　　3. 哑铃型:为单纯型和口外型的混合类型,即在口内舌下区和口外下颌区均可见囊性肿物。

一、临床表现

　　多位于口底一侧的黏膜下,长大时可越过中线,呈淡蓝色,囊壁较薄,触之柔软,无痛。口腔内舌下黏膜上有淡蓝色的水泡,破裂时会因囊液流出而消退,至破损部位长好之后,水泡仍会再发,反复出现,无法自愈。舌下腺囊肿在切除舌下腺之后可以达到治愈目的。该疾病比较好发于儿童以及青少年。

二、 护理评估

1. 健康史:了解患儿入院前 3 周内有无感冒、腹泻、发热等症状。询问预防接种情况。询问过敏史、传染病史、家族史,有无脓肿破裂反复形成史。

2. 身体状况评估:进行生长发育水平评估,检查患儿有无咽部红肿及口周皮肤情况。青春期患儿还需了解有无月经来潮。

3. 心理-社会状况:评估患儿和家属心理状况及对疾病相关知识的掌握情况,评估患儿及家属的文化层次、生活环境及教养方式等。

4. 实验室及其他检查

(1)胸片检查,以明确其心肺情况,了解有无肺部感染。

(2)心电图检查,初步检查有无心脏疾患。

(3)血常规,血生化检查等,主要检查身体有无感染、贫血以及出、凝血功能是否正常等,包括肝、肾功能等。

三、 护理诊断

1. 疼痛:与术后伤口有关。

2. 潜在并发症：潜在呼吸困难、出血、感染、伤口裂开，与疾病及手术有关。

3. 知识缺乏：与家属对疾病认识不足有关。

四、护理目标

1. 患儿疼痛减轻或消失。

2. 患儿术后未发生相关并发症，或并发症发生后能得到及时治疗及处理。

3. 患儿家属了解相关疾病知识。

五、护理措施

1. 心理护理：做好心理护理，解除患儿及家属对手术的焦虑、不安和恐惧情绪。

2. 专科护理

（1）术前护理：① 协助患儿完善各项术前检查。② 术前皮肤准备：术前用口腔抑菌剂漱口，保持口腔卫生。③ 饮食护理：术前 6~8 h 禁食，4~6 h 禁饮。④ 用药准备：根据医嘱做好药物过敏试验并记录。

（2）术后护理：① 患儿麻醉期未醒前，去枕平卧，头偏向一侧，以防呕吐物误吸。② 病情观察：术后严密观察患儿生命体征、神志、瞳孔等变化。严密观察手术切口有无渗血、渗液，缝线是否固定等情况，观察下颌区周围皮肤情况，如有异常及时通知医生处理。③ 伤口护理：口腔清洁及促伤口愈合药物行口腔局部冲洗上药，减轻伤口局部张力，避免患儿哭闹、忌触伤口，禁食奶瓶，禁食硬物。鼓励患儿多饮水，保持口腔清洁。④ 饮食护理：患儿麻醉清醒 4 h 后，给予口服少许葡萄糖水,观察 30 min 后无呕吐,给予温凉流食。示范并指导家属喂饲,术后使用汤匙喂养,术后 1 周进食半流质,之后可进普食。

3. 健康教育

(1)指导家属避免患儿哭闹、忌触伤口,禁食奶瓶,禁食硬物。

(2)术后 1 周进食半流质食物,之后逐渐给予软食→普食,多饮水清洁口腔,保持术口清洁,防止感染。

(3)术后 1 周复查,指导家属不适随诊。

六、 护理评价

1. 患儿术后无疼痛或疼痛可以耐受。

2. 患儿术后无感染、伤口愈合良好。

3. 患儿家属掌握疾病的治疗、护理、康复等相关知识。

七、 护理流程

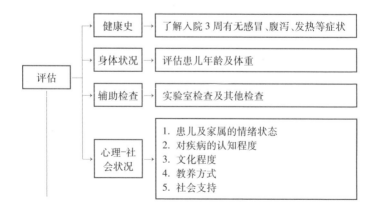

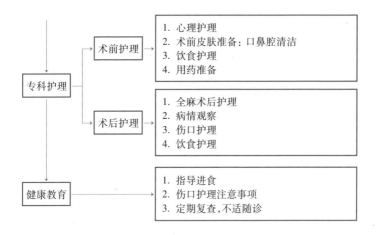

第七节 儿童口腔颌面部外伤

颌面部外伤常见为颌面软组织损伤和颌面部骨折。根据创伤伤型可分为闭合性和开放性。口腔颌面部软组织伤可以单独发生,也可以颌面部骨折同时发生。根据损伤原因和伤情的不同可分为擦伤、挫伤、切割伤、刺伤、挫裂伤、火器伤。

一、临床表现

1. 擦伤:即皮肤表皮层破损,少量出血,创面附着泥沙或其他异物。

2. 挫伤:即皮下及深部组织遭遇损伤而无开放创口。伤处的小血管和淋巴管破裂,常有组织内渗血,形成瘀斑,甚至发生血肿。

3. 刺、割伤:这类损伤的皮肤和软组织已有裂口。

4. 撕裂或撕脱伤:为较大的机械力将组织撕裂或撕

脱。伤情重、出血多、疼痛剧烈,易发生休克。

5. 咬伤:可见狗咬伤,鼠类野兽类。

6. 牙挫伤:常为直接或间接的外力作用,使牙周膜和牙髓受损伤。

7. 牙脱位:牙受到较大暴力撞击,可使牙部分脱位或完全脱位。

8. 牙折:因暴力的直接作用或偶然咬到硬食物所致,前牙较多见。分为冠折、根折、冠根联合折。

9. 颌骨骨折:多因交通事故、工伤事故、跌打损伤及运动损伤所致。

二、 护理评估

1. 健康史:了解患儿入院前 3 周内有无感冒、腹泻、发热等症状。询问预防接种情况。询问过敏史、传染病史、家族史。

2. 身体状况评估

(1)擦伤:皮肤感觉神经末梢暴露,十分疼痛。

(2)挫伤:局部皮肤变色、肿胀和疼痛。

(3)刺、割伤:刺伤的创口小而深,多为非贯通伤。刺入物可将沙土和细菌带入创口深处。切割伤的创缘整齐,若伤及大血管,可大量出血。

(4)撕裂或撕脱伤:其创缘多不整齐,皮下及肌组织均有挫伤,常有骨面裸露。

(5)咬伤:可致面颊或口唇部组织撕裂、撕脱或缺损,甚至骨面暴露,外形和功能毁损严重,污染严重。

(6)舌损伤:有外伤史,舌部有伤口,舌体肿胀、出血等。

(7)牙挫伤:伤后组织充血和水肿,出现不同的牙周膜炎和牙髓炎的症状和体征,如疼痛、松动、伸长感、叩痛、咬合功能障碍及对冷热刺激敏感,甚至发生牙髓坏死。

（8）牙脱位：局部牙龈可能有撕裂、红肿,或并发牙槽突骨折。

（9）牙折：冠折若局限于切角或切断部分,只有轻微的过敏感觉,重者可使牙髓暴露,则刺激症状明显。根折时牙齿有松动和触压痛。

3. 心理-社会状况：评估患儿和家属心理状况及对疾病相关知识的掌握情况,评估患儿及家属的文化层次、生活环境及教养方式等。

4. 实验室及其他检查

（1）胸片检查,以明确其心肺情况,了解有无肺部感染。

（2）心电图检查,初步检查有无心脏疾患。

（3）血常规,血生化检查等,主要检查身体有无感染、贫血以及出凝血功能是否正常等,包括肝、肾功能等。

三、护理诊断

1. 有误吸的危险：与患儿年龄、全麻术后或疾病因素有关。

2. 疼痛：与组织损伤、外伤有关。

3. 进食困难：与疼痛、咬合错乱、咀嚼功能障碍等有关。

4. 潜在营养失调：低于机体需要量。

5. 潜在并发症：潜在呼吸困难、出血、感染、伤口裂开,与疾病及手术有关。

6. 焦虑恐惧：与儿童恐惧心理有关。

7. 知识缺乏：与家属对疾病认识不足有关。

四、护理目标

1. 患儿未发生误吸。
2. 患儿术后无疼痛或疼痛可以耐受。
3. 患儿术后进食良好,机体需要量得到保障。
4. 患儿无并发症的发生或减少并发症的损害。
5. 患儿配合治疗情绪稳定。
6. 患儿家属掌握疾病的治疗、护理、康复等相关知识。

五、护理措施

1. 心理护理:做好心理护理,解除患儿及家属对手术的焦虑、不安和恐惧情绪。

2. 专科护理

（1）术前护理:① 协助患儿完善各项术前检查。② 术前皮肤准备:术前用口腔抑菌剂漱口,保持口腔卫生。③ 饮食护理:术前6~8 h 禁食,4~6 h 禁饮。④ 用药准备:根据医嘱做好药物过敏试验并记录。

（2）术后护理:① 患儿麻醉期未醒前,去枕平卧,头偏向一侧,以防呕吐物误吸。② 病情观察:术后严密观察患儿生命体征、神志、瞳孔等变化。严密观察手术切口有无渗血、渗液,缝线是否固定等情况,观察颜面及全身皮肤损伤情况,如有异常及时通知医生处理。③ 伤口护理:颌面部缝合处保持伤口清洁干燥;有无渗血。口腔清洁及促伤口愈合药物行口腔局部冲洗上药。减轻伤口局部张力,避免患儿哭闹、忌触伤口,禁食奶瓶,禁食硬物。鼓励患儿多饮水,保持口腔清洁。④ 饮食护理:患儿麻醉清醒4 h 后,给予口服少许葡萄糖水,观察 30 min 后无呕吐,给予温凉流食。示范并指导家属喂饲,术后使用滴管或汤匙喂养,术后 1 周进食半流质,之后可进普食。

3. 健康教育

(1) 指导家属避免患儿哭闹、忌触伤口。

(2) 术后 1 周进食半流质食物,之后逐渐给予软食→普食,多饮水清洁口腔,保持术口清洁,防止感染。

(3) 伤口有美容胶覆盖的皮肤避免太阳照射,美容胶脱落后使用涂敷消瘢痕药物。

(4) 术后 1 周复查,指导家属不适随诊。

六、护理评价

1. 患儿住院期间未发生误吸。

2. 患儿术后无疼痛或疼痛可以耐受。

3. 患儿术后进食良好,能满足身体需要。

4. 患儿术后无感染、伤口愈合良好。

5. 患儿家属掌握疾病的治疗、护理、康复等相关知识。

七、护理流程

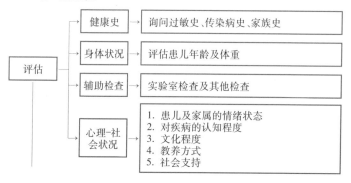

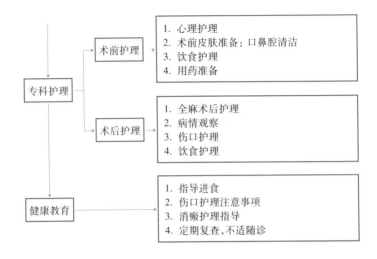

第八节　儿童口腔颌面部间隙感染

颌面部间隙感染（亦称颌周蜂窝织炎），是颜面、颌面和口咽区潜在间隙中化脓性炎症的总称。间隙感染的弥漫期称为蜂窝织炎，化脓局限期称为肿胀。

临床上根据解剖结构和感染部位，将其分为不同名称的间隙，口腔颌面部间隙感染均为继发性，常见的为牙源性感染或腺源性感染。感染多为需氧和厌氧菌引起的混合感染。

一、临床表现

1. 眶下间隙感染

（1）症状：感染多来自上颌尖牙，第一前磨牙和上颌切牙的根尖化脓性炎症和牙槽脓肿。

（2）体征：眶下区红肿明显，眼睑水肿，睑裂变窄，鼻唇沟消失。

2. 颊间隙感染

（1）早期症状：面颊皮肤红肿相对较轻；晚期症状：下颌或上颌磨牙区前庭沟红肿，前庭沟变浅呈隆起伏，触之剧痛，有波动感，穿刺易抽出脓液。

（2）体征：肿胀、疼痛为主，感染波及颊脂体时，可形成多间隙感染。

3. 下颌下间隙感染

（1）症状：感染来源主要为下颌智齿冠周炎，下颌后牙根尖周炎、牙槽脓肿等牙源性感染或下颌下淋巴结炎的扩散，小儿多继发于下颌下淋巴炎。

（2）体征：下颌下淋巴结炎，下颌下区丰满。下颌下三角区肿胀，下颌骨下缘轮廓消失，有凹陷性水肿。可伴有口底后部肿胀，舌体运动疼痛，吞咽不适等症状。小儿由于组织疏松，肿胀易迅速波及舌根而影响呼吸，甚至出现窒息而危及生命。

4. 口底多间隙感染

（1）症状：① 感染可来自下颌牙的根尖周炎、牙周脓肿、骨膜下脓肿等。② 下颌下腺炎、淋巴结炎、急性扁桃体炎，口底软组织和颌骨的损伤等。

（2）体征：① 表现为软组织的广泛性水肿，范围可上及面颊部，下至颈部锁骨水平，严重者甚至可到胸上部。② 舌体运动受限，语言不清，吞咽困难，更有甚者呼吸困难，不能平卧。③ 严重的患儿，烦躁不安，呼吸短促，口唇发绀，以致出现"三凹"征，此时有发生窒息的危险。

二、护理评估

1. 眶下间隙感染

（1）健康史：了解患儿近期有无上颌骨骨髓炎、上颌牙齿等化脓性炎症或脓肿，有无上唇底部与鼻侧的化脓性炎症发生。是否有过敏史。

（2）身体情况：眶下区皮肤是否发红、张力增大，眼睑水肿，睑裂变窄，鼻唇沟消失。脓肿形成后，眶下区可触及波动感

（3）心理-社会状况：评估患儿和家属心理状况及对疾病相关知识的掌握情况，评估患儿及家属的文化层次、生活环境及教养方式等。

2. 颊间隙感染

（1）健康史：了解患儿近期有无上、下颌磨牙感染或颊部皮肤损伤等病史，是否有过敏史。

（2）身体情况：下颌下三角区肿胀，下颌骨下缘轮廓消失，皮肤紧张、压痛，按压有凹陷性水肿。可伴有口底后部肿胀、舌体运动疼痛、吞咽不适等表现。

（3）心理-社会状况：评估患儿和家属心理状况及对疾病相关知识的掌握情况，评估患儿及家属的文化层次、生活环境及教养方式等。

3. 下颌下间隙感染

（1）健康史：了解有无颏下间隙感染等感染病史，了解患儿的进食和呼吸情况，有无过敏史。

（2）身体情况：① 双侧下颌部、舌下口底及颏部可见弥漫性肿胀。② 腐败坏死性细菌引起的口底蜂窝织炎，可见软组织的广泛性水肿，范围可上及面颊部，下至颈部锁骨

水平,严重者可到胸上部。③ 根据病情发展可见舌体运动受限、语言不清、吞咽困难,危重者可发生呼吸困难,不能平卧。④ 严重的患儿,烦躁不安,呼吸短促,口唇发绀,以致出现"三凹征",此时有发生窒息的危险。

（3）心理-社会状况：评估患儿和家属心理状况及对疾病相关知识的掌握情况,评估患儿及家属的文化层次、生活环境及教养方式等。

4. 口底多间隙感染

（1）健康史：了解患儿有无感染病史。了解患儿的进食和呼吸情况,以及全身情况和精神状况,有无过敏史。

（2）身体情况:① 化脓性病原菌局部特征与下颌下间隙或舌下间隙蜂窝织炎相似。如炎症继续发展扩散至整个口底间隙时,则双侧下颌下、舌下口底及颏部均有弥漫性肿胀。② 腐败坏死性细菌引起的口底蜂窝织炎,则表现为软组织的广泛性水肿,范围可上及面颊部,下至颈部锁骨水平,严重者甚至可到胸上部。③ 病情发展可出现舌体运动受限、语言不清、吞咽困难,更有甚者呼吸困难,不能平卧。④ 严重的患儿,烦躁不安,呼吸短促,口唇发绀,以致出现"三凹征",此时有发生窒息的危险。

（3）心理-社会状况：评估患儿和家属心理状况及对疾病相关知识的掌握情况,评估患儿及家属的文化层次、生活环境及教养方式等。

三、 护理诊断

1. 急性疼痛：与炎症反应有关。

2. 体温升高：与疾病感染有关。

3. 营养失调：与进食方式改变和吞咽困难,摄入过少有关。

4. 有窒息的危险：与颌面部感染疾病引起口底肿胀，舌体抬高有关。

5. 口腔黏膜受损：与疾病有关。

6. 知识缺乏：与家属对疾病认识不足有关。

7. 潜在并发症：与海绵窦血栓性静脉炎的发生有关。

四、护理目标

1. 患儿疼痛减轻或消失。

2. 患儿体温恢复正常。

3. 患儿的局部症状减轻，恢复正常吞咽功能。

4. 患儿未发生窒息或窒息及时发现、及时处理。

5. 观察患儿口底、舌体肿胀情况以及舌体活动度。

6. 患儿口腔黏膜受损症状缓解或消失。

7. 患儿家属能叙述预防颌面部间隙感染疾病发生的有关知识。

8. 感染控制，无并发症发生。

五、 护理措施

1. 心理护理：做好心理护理，解除患儿及家属对手术的焦虑、不安和恐惧情绪。

2. 专科护理

（1）疼痛护理：① 药物护理应用止痛剂和镇痛剂，给予抗生素治疗原发病灶，并注意观察用药反应，详细记录。② 给予安静、整洁、舒适、安全的休息环境。

（2）高热护理：① 严密观察体温变化情况，高热患儿给予物理降温，应用降温药物，多饮水。② 加强病情观察，预防窒息。③ 严密观察炎症是否向邻近组织扩散,有无呼吸困难和并发症发生。

（3）术前护理：① 协助患儿完善各项术前检查。② 术前皮肤准备：术前用口腔抑菌剂漱口,保持口腔卫生,并做好皮肤准备。③ 饮食护理：必要时禁食。④ 喂养指导：婴幼儿停止吸母乳和奶瓶喂养。

（4）术后护理：① 心电监护监测患儿生命体征的变化。② 持续低流量吸氧,严密观察患儿呼吸频率、节律,有无"三凹征"、口唇发绀等呼吸困难的症状。③ 观察患儿口底、舌体肿胀情况以及舌体活动度。④ 术后患儿保持呼吸道通畅,观察口底及舌体肿胀情况是否减轻,预防舌后坠发生。⑤ 观察伤口有无渗血、渗液及肿胀程度;引流条或引流管是否通畅,有无折叠、脱落等;引流物颜色、形状和量等。⑥ 口腔护理进食后及时清洁口腔,进行口腔局部冲洗上药。⑦ 监测体温变化,温度过高的患儿,物理降温,必要时药物降温,观察用药反应。

3. 健康教育

（1）患儿进食半流质食物,之后逐渐给予软食→普食,多饮水清洁口腔,保持口腔清洁,防止感染。

（2）增强身体抵抗力,保持口腔清洁,避免辛辣等刺激性食物。

（3）讲解疾病相关知识,定期复查。

六、 护理评价

1. 患儿疼痛减轻或消失。

2. 患儿体温恢复正常。

3. 患儿的局部症状减轻,恢复正常吞咽功能。

4. 患儿未发生窒息或窒息及时发现、及时处理。

5. 观察患儿口底、舌体肿胀情况以及舌体活动度。

6. 患儿口腔黏膜受损症状缓解或消失。

7. 患儿家属能叙述预防颌面部间隙感染疾病发生的有关知识。

8. 感染控制,无并发症发生。

七、护理流程

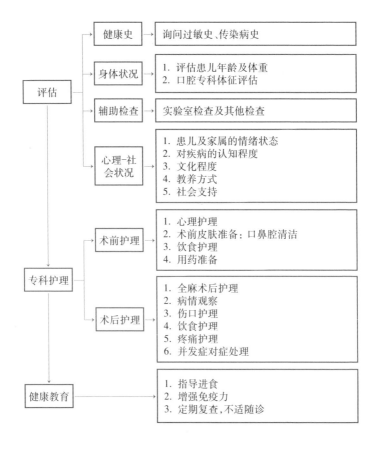

第九节 儿童口腔黏膜病护理

口腔黏膜病是涵盖主要累及口腔黏膜组织的类型的疾病总称。

一、临床表现

1. 急性假膜型念珠菌口炎：又称鹅口疮或雪口病，为白色念珠菌感染所致，多见于新生儿、营养不良、腹泻、长期应用广谱抗生素或激素的患儿，新生儿多由产道感染，或因哺乳时奶头不洁及使用污染的奶具而感染。

临床表现：① 症状：早期出现受损黏膜充血、水肿，随后表面出现散在的凝乳状斑点，并逐渐扩大而相互融合，形成色白微凸的片状假膜。假膜由纤维蛋白、脱落的上皮细胞、炎症细胞等构成，内含菌丛，假膜与黏膜粘连，若强行剥离假膜，则露出黏膜的出血创面。② 体征：患儿全身反应多不明显，部分婴儿可稍有体温升高。拒食与啼哭不安等为多见。

2. 疱疹性口炎：疱疹性口炎属于一种急性感染性炎症，多发于 6 岁前的儿童，特别是在出生后 6 个月至 3 岁的婴幼儿更为多见。

临床表现：① 症状：儿童发病多急骤，前驱症状较重，可出现唾液增多而流涎，拒食、烦躁不安、发热、颌下淋巴结肿大、压痛等症状。全身症状往往在出现口腔损害后逐渐消退。② 体征：口腔黏膜任何部位均可受累，且并不完全局限于单侧。继而在口腔黏膜上出现单个或成簇的小疱疹,迅速破溃后形成浅表溃疡,有黄白色纤维素性分泌多个小溃疡可融合成不规则的大溃疡,溃疡愈合,不留瘢痕。

3. 创伤性溃疡:是由物理性、机械性或化学性刺激引起的病因明确的黏膜病损,婴幼儿创伤性溃疡多由于局部机械刺激与不良习惯所致。① 因过硬的橡皮奶嘴反复摩擦婴儿上腭翼钩处黏膜所致的溃疡,称 Bednar 溃疡。② 儿童过短的舌系带和较锐的新萌出下颌乳中切牙不断与舌系带摩擦所致的舌腹溃疡,称 Riga-Fede 溃疡。③ 乳牙残冠、残根以及慢性根尖周炎而根尖外露等刺激,持续损伤相对应的黏膜,可形成局部溃疡称为创伤性溃疡(traumatic ulcer)。

临床表现:① 症状:局部症状明显,局部黏膜充血、糜烂状,随后形成溃疡,有疼痛或肿胀感,长期未治疗者,溃疡基底较硬,甚至组织增生。② 体征:溃疡的大小、部位、深浅不一,但与刺激物相适应,病情的严重程度与刺激物存在的时间、患儿的身体状况有关。

4. 口角炎:是发生于上下唇两侧联合处口角区的炎症,好发于儿童,特点为口角区皮肤对称性的潮红、脱屑、糜烂及皲裂。

临床表现:① 症状:主要表现为口角区域的皮肤黏膜皲裂、糜烂、渗出以及结痂,并伴有疼痛。② 体征:一般口角炎为双侧性,但因咬手指、铅笔、钢笔或其他异物摩擦唇角所致的口角炎则为单侧性。

二、 护理评估

1. 健康史:详细了解患儿近期有无餐具消毒不严、口腔卫生不良或各种疾病导致机体抵抗力下降,了解有无诱发的刺激因素。

2. 身体状况：全身反应一般较轻,患儿可有发热、烦躁不安、啼哭、拒食。口腔受损黏膜充血、水肿,形成溃疡,其上覆盖黄白色假膜,疼痛,溃疡愈合,不留瘢痕。

3. 心理-社会状况：评估患儿和家属心理状况及对疾病相关知识的掌握情况,评估患儿及家属的文化层次、生活环境及教养方式等。

三、 护理诊断

1. 口腔黏膜受损：与口腔感染有关。

2. 疼痛：与疱疹破溃形成溃疡有关。

3. 体温过高：与口腔炎症有关。

4. 潜在并发症：与感染有关。

5. 营养失调：低于机体需要量,与疼痛引起拒食有关。

6. 知识缺乏：与家属对疾病认识不足有关。

四、 护理目标

1. 患儿疼痛减轻或可以耐受。

2. 减少或避免感染的发生。

3. 患儿进食良好,机体需要量得到保障。

4. 患儿家属掌握疾病的注意事项及预防保健知识。

五、 护理措施

1. 心理护理：向患儿及家属介绍疾病的病因、治疗方法、疗效及预后,消除其紧张情绪,配合治疗。

2. 专科护理

（1）口腔护理：根据不同病因选择不同溶液清洁口腔及行口腔局部冲洗上药。鼓励患儿多饮水，进食后漱口，以保持口腔黏膜湿润和清洁。对流涎者，及时清除分泌物，保持皮肤干燥、清洁，避免引起皮肤湿疹及糜烂。

（2）发热护理：密切监测体温变化，体温升高时，给予松解衣服、置冷水袋、冰袋等物理降温，必要时给予药物降温。

（3）饮食护理：供给高热量、高蛋白质、富含维生素的温凉流质或半流质食物，避免摄入酸辣或粗硬食物。对因口腔黏膜糜烂、溃疡引起疼痛影响进食的患儿，可在进食前局部涂 2% 利多卡因；对不能进食者，可静脉补充或给予肠道外营养，以确保能量与液体的供给。

3. 健康指导：教育孩子养成良好的卫生习惯，纠正吮指、不刷牙等不良习惯；年长儿应教导其进食后漱口，避免用力或粗暴擦伤口腔黏膜。宣传均衡饮食对提高机体抵抗力的重要性，避免偏食、挑食，培养良好的饮食习惯。指导家属食具专用，患儿使用过的食具应煮沸消毒或压力灭菌消毒。

六、 护理评价

1. 患儿疼痛减轻或可以耐受。

2. 减少或避免感染的发生。

3. 患儿进食良好，机体需要量得到保障。

4. 患儿家属掌握疾病的注意事项及预防保健知识。

七、护理流程

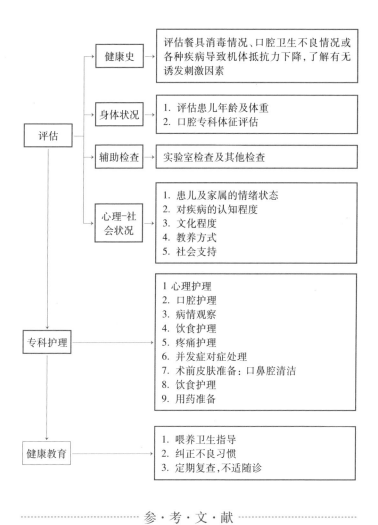

-------- 参·考·文·献 --------

[1] 秦满. 儿童口腔科诊疗指南与护理常规[M]. 北京:人民卫生出版社,2015.

［2］张志愿,俞光岩.口腔科学［M］.北京：人民卫生出版社,2013.

［3］周学东.口腔护理诊疗与操作常规［M］.北京：人民卫生出版社,2018.

［4］赵佛容.口腔护理学［M］.上海：复旦大学出版社,2017.

［5］邵芙玲.图解实用口腔科临床护理［M］.北京：化学工业出版社,2018.

［6］赵佛容,李秀娥,邓立梅.口腔科护理手册［M］.科学出版社,2015.

［7］葛立宏.儿童口腔医学［M］.北京：人民卫生出版社,2021.

［8］崔焱.儿科护理学［M］.北京：人民卫生出版社,2013.

［9］吴惠平,罗伟香.护理技术操作并发症预防及处理［M］.北京：人民卫生出版社,2014.

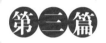

第三篇

儿童耳鼻咽喉头颈外科常见疾病操作技术及护理常规

儿童耳鼻咽喉头颈外科常用护理操作技术

第一节　额镜使用法操作技术

一、操作执行者

额镜使用执行者,耳鼻咽喉头颈外科医务人员。

二、操作目的

通过调整光源和额镜方向,或调整受检者的头位,使光源投射镜面,经光反射聚焦到检查部位,检查者通过镜孔看到反射焦点投射在检查部位或治疗部位,利于检查者观察或治疗。

三、操作步骤

【操作前】

1. 评估:评估患儿年龄、病情、配合程度。

2. 准备

(1) 用物准备:光源、额镜(由镜体和额带两部分组成。镜面是一个能聚光的圆形凹面反光镜,直径一般为

8 cm,焦距约 25 cm,中央有一窥视小孔直径约 1.4 cm。特殊情况下使用的额镜可备有光灯。额带可通过旋钮调节适当的松紧。镜体借一转动灵活的双球关节连接于额带上）、75%的酒精或消毒湿巾。

（2）操作告知：向患儿及家属解释操作目的及配合方法,患儿及家属知情同意。

【操作中】

1. 患儿取坐位,检查部位朝向检查者。

2. 检查者戴镜前先调节双球关节的松紧,使镜面能向各个方向灵活转动又不松滑,将额带调整至适合头围松紧戴于头上。

3. 将双球关节拉直,使镜面与额面平行,镜孔正对检查者平视时的左眼或右眼,远近适宜,然后取舒适坐姿。

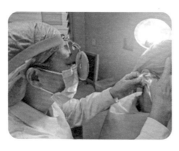

图 3-1-1　额镜使用

4. 调整光源和额镜方向,也可调整受检者的头位,使光源投射到额镜镜面,经过光反射聚焦到检查部位。检查者通过额镜镜孔看到反射光束焦点正好投射在检查部位(图 3-1-1)。

【操作后】

1. 安慰患儿。

2. 用 75%酒精或消毒纸巾擦拭额镜,按消毒隔离要求清理用物。

四、注意事项

1. 随时保持瞳孔、镜孔、反光焦点和检查部位成一线,方能看清楚被照明了的检查部位。

2. 养成"单眼视"的习惯(但另眼不闭),即只用带额镜一侧的眼睛进行观察。"单眼视"不能形成立体像,难以判断深度,须勤加练习使之习惯。

3. 在练习中保持姿势端正舒适,不要扭颈、弯腰、转身来迁就光源光线和反射光线,须仔细调整光源光线的投射方向和额镜镜面的反光角度,并前后调整受检者的头位,使反射的最亮点(即焦点光)准确照射到受检部位。

【操作流程】

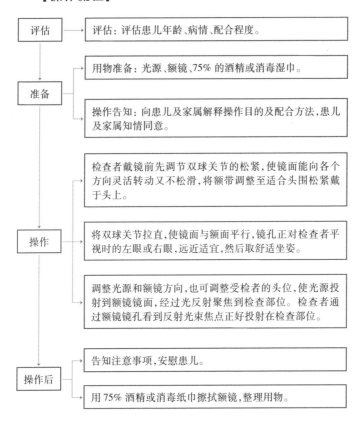

第二节 外耳道冲洗法操作技术

一、操作执行者

由注册护士执行。进修护士能力得到带教者认可后，方可执行。非注册护士、实习护士需在注册护士督导下执行。

二、操作目的

1. 冲出外耳道深部不易取出的碎软或已软化的耵聍、表皮栓，保持外耳道清洁。

2. 冲出外耳道深部不易取出的异物，如小珠、小虫、小豌豆、决明子、小贴画等。

三、操作步骤

【操作前】

1. 评估

（1）确认患儿身份：核对姓名、出生日期，核对医嘱。

（2）评估患儿年龄、配合程度及外耳道情况。

（3）评估操作环境，环境应安静、安全、整洁、明亮，避免周围有人碰触操作者。

2. 准备

（1）用物准备：弯盘、治疗碗、冲洗器（20 mL 注射器，连接自制冲洗管即用一次性使用的 7 号头皮针，将头皮针头部分减去,尾部保留 1~2 cm 的长度,制作成为一个较为简单的冲洗管)(图 3-2-1)、温生理盐水(温度以接近体温为佳)、毛头棉签、一次性治疗巾、额镜、电耳镜、PE 手套1 副、吸引装置。

(2)治疗前询问病史,检查有无急性中耳炎、鼓膜穿孔、外耳道流脓、外耳道湿疹、外耳道炎、耳部出血等。

(3)操作告知:向患儿及家属解释操作目的及配合方法,使患儿具有充分思想准备,取得患儿的配合。如不能配合的患儿,嘱家属协助固定患儿,避免患儿晃动误伤外耳道及鼓膜。

【操作中】

1. 备齐用物,再次核对患儿姓名、出生日期,做好告知工作。

2. 检查患耳,了解外耳道皮肤、耵聍栓塞、异物形状及鼓膜情况。

3. 协助患儿取坐位(不能配合的患儿可让家属侧抱于怀中并固定头部),患耳正对操作者,头偏向健侧。肩颈部铺治疗巾,将弯盘置于患耳耳垂下方,紧贴颈部皮肤。

4. 操作者一手向后上方牵拉患儿耳部(小儿耳部为向后下方牵拉),使耳道成一直线,另一手持冲洗器抽取15 mL 温生理盐水用冲洗器,沿外耳道后壁冲洗,轻轻加压推入,使水沿外耳道后上壁进入耳道深部,借回流力量,将异物及耵聍冲出(图 3-2-2)。反复冲洗,直至将耵聍或异物冲净。

5. 用吸引器连接自制软管冲洗头,负压 0.04 Mpa 吸出外耳道内的水,小棉签充分擦净外耳道内残留的水。

6. 使用额镜再次检查外耳道的冲洗效果,如有残留耵聍,可再次冲洗至彻底冲净为止。

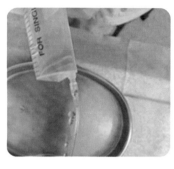 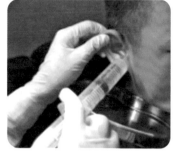

图 3-2-1　冲洗器　　　　　　　图 3-2-2　外耳道冲洗

【操作后】

1. 安慰患儿,告知注意事项。

2. 整理用物。

四、注意事项

1. 坚硬而大的耵聍、尖锐的异物,中耳炎鼓膜穿孔、急性中耳炎、急性外耳道炎,不宜作外耳道冲洗。

2. 冲洗液的温度应与体温相近,不可过热或过冷,以免引起迷路刺激症状。

3. 冲洗头宜放置在外耳道的外 1/3 处,沿外耳道后壁注入,不可直接对准鼓膜,以免损伤鼓膜,也不可直接对准耵聍或异物,以免将其冲至外耳道深部,更不利于取出。冲洗过程中,用力不宜过猛。

4. 如为活的昆虫类异物,先用酒精、油剂、乙醚滴耳,待其灭活后再冲洗。

5. 坚硬而嵌塞较紧的耵聍,先用氧氟沙星滴耳液滴耳3~5 天,以润化后再冲洗。

6. 若冲洗过程中,患儿出现头晕、恶心、呕吐或突发耳部疼痛,应立即停止冲洗并检查外耳道状况,必要时请医生共同处理。

【操作流程】

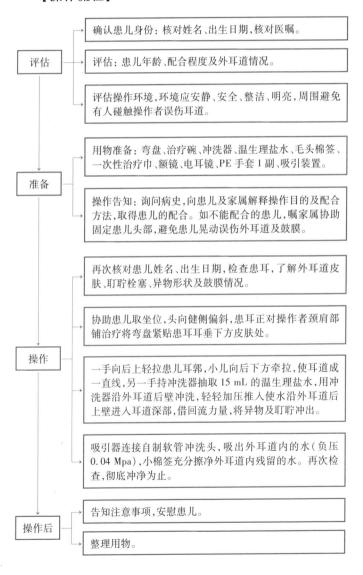

评估 → 确认患儿身份:核对姓名、出生日期,核对医嘱。

评估 → 评估:患儿年龄、配合程度及外耳道情况。

评估 → 评估操作环境,环境应安静、安全、整洁、明亮,周围避免有人碰触操作者误伤耳道。

准备 → 用物准备:弯盘、治疗碗、冲洗器、温生理盐水、毛头棉签、一次性治疗巾、额镜、电耳镜、PE 手套 1 副、吸引装置。

准备 → 操作告知:询问病史,向患儿及家属解释操作目的及配合方法,取得患儿的配合。如不能配合的患儿,嘱家属协助固定患儿头部,避免患儿晃动误伤外耳道及鼓膜。

操作 → 再次核对患儿姓名、出生日期,检查患耳,了解外耳道皮肤、耵聍栓塞、异物形状及鼓膜情况。

操作 → 协助患儿取坐位,头向健侧偏斜,患耳正对操作者颈肩部铺治疗将弯盘紧贴患耳耳垂下方皮肤处。

操作 → 一手向后上轻拉患儿耳郭,小儿向后下方牵拉,使耳道成一直线,另一手持冲洗器抽取 15 mL 的温生理盐水,用冲洗器沿外耳道后壁冲洗,轻轻加压推入使水沿外耳道后上壁进入耳道深部,借回流力量,将异物及耵聍冲出。

操作 → 吸引器连接自制软管冲洗头,吸出外耳道内的水(负压 0.04 Mpa),小棉签充分擦净外耳道内残留的水。再次检查,彻底冲净为止。

操作后 → 告知注意事项,安慰患儿。

操作后 → 整理用物。

第三节　外耳道滴药法操作技术

一、操作执行者

由注册护士执行。进修护士能力得到带教者认可后,方可执行。非注册护士、实习护士需在注册护士督导下执行。

二、操作目的

1. 治疗耳道及中耳疾病。
2. 软化耵聍。
3. 清洁外耳道、抗炎。

三、操作步骤

【操作前】

1. 评估

（1）确认患儿身份：核对姓名、出生日期,核对医嘱。

（2）评估患儿年龄、病情、合作程度及耳部疾病情况。

（3）评估操作环境,环境应安静、整洁、舒适、明亮。

（4）评估患儿的临床表现、外耳及耳道情况、有无药物过敏史。

2. 准备

（1）用物准备：电耳镜、滴耳液（检查药物的名称、浓度、剂量和有效期等）、消毒干棉球。

（2）护士七步洗手法洗手,戴口罩。

（3）操作告知：向患儿及家属解释操作目的及配合方法，患儿及家属知情同意。

【操作中】

1. 携用物至床旁，再次核对医嘱，查对患儿床号、姓名、出生日期及药物的名称、浓度、剂量、用药时间等。

2. 向患儿解释用药的目的，并告知其药物名称。

3. 协助患儿取侧卧位或坐位，头偏向健侧，患耳朝上，嘱患儿不可转动头部。

4. 用无菌棉签轻轻擦净外耳道分泌物，必要时用 3% 过氧化氢溶液反复清洗至清洁。

5. 一手轻轻牵拉患儿耳郭，小儿耳郭为向后下方牵拉，充分暴露外耳道，另一手将滴耳液沿外耳道后壁缓慢滴入 2~3 滴，滴管末端勿触及耳缘（图 3-3-1），以防污染。轻压耳屏，使药液充分与耳道黏膜接触并流入外耳道深部（图 3-3-2）。患儿保持原卧位 3~5 min 后扶患儿取舒适卧位休息。若两耳均需滴药，应先滴一侧，过几分钟等滴入侧药液充分吸收后再滴另一侧，有鼓膜穿孔者禁止耳内滴药。

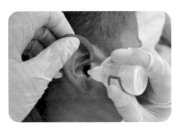
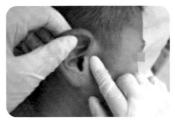
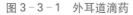

图 3-3-1　外耳道滴药　　　　图 3-3-2　轻压耳屏

【操作后】

1. 告知患儿用药后要保持原体位 3~5 min，使药液与耳道黏膜接触并流入外耳道深部,以免药液流出。

2. 观察患儿用药后的反应,有无眩晕、眼球震颤等迷路反应,并做好记录。

3. 整理用物,并做好记录。

四、注意事项

1. 滴药前,须将外耳道脓液洗干净。

2. 药液温度以接近体温为宜,不宜太热或太凉,如患儿需自行在家用药,应教会患儿及家属滴药前先把滴耳液放在40℃温水中加热5 min,以免刺激迷路,起眩晕、恶心呕吐等不适感。

3. 如滴耵聍软化液,应事先告知患儿,滴入药液量要多,滴药后可能有耳塞、闷胀感,以免造成患儿不安的情绪。

【操作流程】

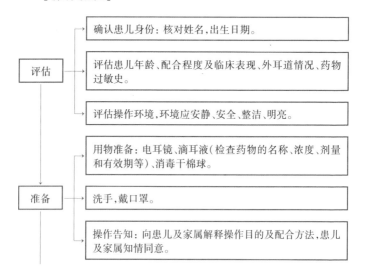

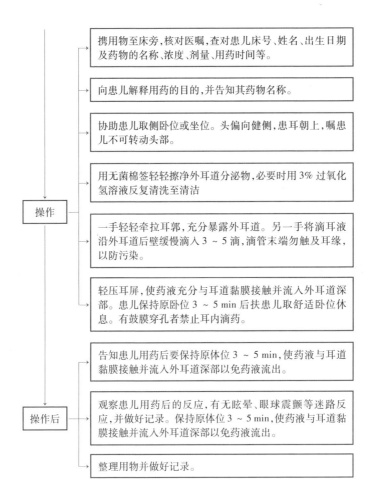

携用物至床旁,核对医嘱,查对患儿床号、姓名、出生日期及药物的名称、浓度、剂量、用药时间等。

向患儿解释用药的目的,并告知其药物名称。

协助患儿取侧卧位或坐位。头偏向健侧,患耳朝上,嘱患儿不可转动头部。

用无菌棉签轻轻擦净外耳道分泌物,必要时用 3% 过氧化氢溶液反复清洗至清洁

一手轻轻牵拉耳郭,充分暴露外耳道。另一手将滴耳液沿外耳道后壁缓慢滴入 3 ～ 5 滴,滴管末端勿触及耳缘,以防污染。

轻压耳屏,使药液充分与耳道黏膜接触并流入外耳道深部。患儿保持原卧位 3 ～ 5 min 后扶患儿取舒适卧位休息。有鼓膜穿孔者禁止耳内滴药。

操作

告知患儿用药后要保持原体位 3 ～ 5 min,使药液与耳道黏膜接触并流入外耳道深部以免药液流出。

观察患儿用药后的反应,有无眩晕、眼球震颤等迷路反应,并做好记录。保持原体位 3 ～ 5 min,使药液与耳道黏膜接触并流入外耳道深部以免药液流出。

整理用物并做好记录。

操作后

第四节　耳部手术备皮法操作技术

一、操作执行者

由注册护士执行。进修护士能力得到带教者认可后,方

可执行。非注册护士、实习护士需在注册护士督导下执行。

二、操作目的

1. 适用于耳部各种手术前准备,使手术视野清洁,有利于手术进行。

2. 预防术后切口感染。

三、操作步骤

【操作前】

1. 评估

(1) 确认患儿身份:核对姓名、出生日期,核对医嘱。

(2) 评估患儿年龄、病情、手术名称、术式、部位、麻醉方式、术野范围及合作程度。

(3) 评估手术部位体毛的稠密度,皮肤有无皮疹、破损等。

(4) 评估患儿病情及生命体征,心理状态,女性患儿有无月经来潮。

(5) 评估操作环境,环境应安静、整洁、安全、明亮。

2. 准备

(1) 用物准备:梳子、皮筋、发夹、剪刀、一次性备皮刀。

(2) 七步洗手,戴口罩。

(3) 操作告知:向患儿及家属解释操作目的及配合方法,患儿及家属知情同意。

【操作中】

1. 携用物至床旁,再次核对患儿姓名、出生日期,确认手术方式、部位,取得患儿配合。

2. 根据手术需要确定备皮范围,隔帘遮挡。

3. 协助患儿取坐位,置一次性中单,暴露备皮部位。① 男患儿:根据手术名称剃除耳郭周围头发,耳部手术剃除 5~6 cm;侧颅底手术剃去 9~10 cm;全颅底手术剃干净全部头发,洗净头部或沐浴全身(图 3-4-1)。② 女患儿:根据手术名称剃除耳郭周围头发,洗净头部或沐浴全身。其余健侧头发梳理整齐(图 3-4-2),长发可用皮筋与辫子一起固定。

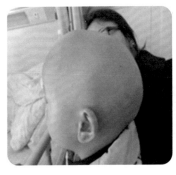 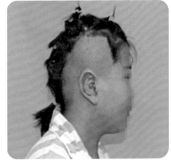

图 3-4-1　全颅底手术备皮法　　图 3-4-2　术耳区域备皮法

【操作后】

1. 处理用物,洗手。

2. 记录备皮时间及局部皮肤情况。

四、 注意事项

1. 剃毛刀片应锐利。

2. 备皮时应绷紧皮肤,动作轻柔,不能逆行剃除毛发,以免损伤毛囊。

3. 备皮后须检查皮肤有无割痕或裂缝及发红等异常状况,一旦发现应详细记录并通知医师。

4. 最后应将发夹取下,切忌将发夹或发饰留于头部,编完发辫后,嘱患儿朝向健侧卧位,以免弄乱发辫。

5. 操作过程中应动作轻柔、熟练,注意保护患儿皮肤完好。

【操作流程】

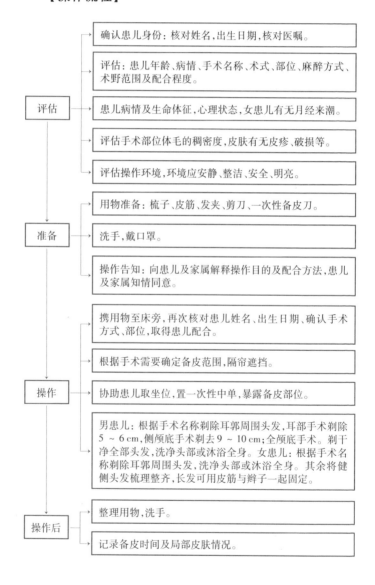

评估	确认患儿身份:核对姓名、出生日期,核对医嘱。
	评估:患儿年龄、病情、手术名称、术式、部位、麻醉方式、术野范围及配合程度。
	患儿病情及生命体征,心理状态,女患儿有无月经来潮。
	评估手术部位体毛的稠密度,皮肤有无皮疹、破损等。
	评估操作环境,环境应安静、整洁、安全、明亮。
准备	用物准备:梳子、皮筋、发夹、剪刀、一次性备皮刀。
	洗手,戴口罩。
	操作告知:向患儿及家属解释操作目的及配合方法,患儿及家属知情同意。
操作	携用物至床旁,再次核对患儿姓名、出生日期、确认手术方式、部位,取得患儿配合。
	根据手术需要确定备皮范围,隔帘遮挡。
	协助患儿取坐位,置一次性中单,暴露备皮部位。
	男患儿:根据手术名称剃除耳郭周围头发,耳部手术剃除5～6 cm,侧颅底手术剃去9～10 cm;全颅底手术,剃干净全部头发,洗净头部或沐浴全身。女患儿:根据手术名称剃除耳郭周围头发,洗净头部或沐浴全身。其余将健侧头发梳理整齐,长发可用皮筋与辫子一起固定。
操作后	整理用物,洗手。
	记录备皮时间及局部皮肤情况。

第五节 滴鼻法/鼻腔喷雾法操作技术

一、操作执行者

由注册护士执行。进修护士能力得到带教者认可后,方可执行。非注册护士、实习护士需在注册护士督导下执行。

二、操作目的

1. 治疗各种鼻部疾病,改善通气。
2. 保持鼻腔润滑,防止干燥、结痂。
3. 保持鼻腔内纱条润滑,以利于抽取。

三、操作步骤

【操作前】

1. 评估

(1)确认患儿身份:核对姓名、出生日期,核对医嘱。

(2)评估患儿年龄、病情、合作程度。

(3)评估患儿情况,有无鼻塞、流涕、鼻出血、脑脊液鼻漏等。

(4)检查滴入或喷入的药物的名称、性质、浓度、剂量及有效期等,询问患儿有无过敏史。

(5)评估操作环境,环境应安静、整洁、安全、明亮。

2. 准备

(1)用物准备:清洁棉签球、无菌棉签、纸巾、弯盘治疗盘、滴鼻药(遵医嘱)、额镜、小手电筒等。

（2）七补洗手法洗手，戴口罩。

（3）操作告知：向患儿及家属解释操作目的及配合方法，患儿及家属知情同意。

【操作中】

1. 再次核对患儿、医嘱和药物的名称、浓度、剂量和有效期等，向患儿解释操作目的，取得患儿配合。

2. 嘱患儿轻轻擤出鼻涕(鼻腔内有填塞物不擤)。

3. 滴鼻法：患儿取仰卧位，肩下垫枕头或头悬于床缘，头尽量后仰，使头部与身体成直角，头低肩高。一手轻推鼻尖以充分暴露鼻腔，一手持滴鼻液，每侧鼻腔滴药 2~3 滴，轻轻按鼻翼，使药液均匀分布于鼻腔黏膜(图 3 - 5 - 1)，保持原位 2~3 min。用纸巾擦去外流的药液。

鼻腔喷药法：协助患儿取坐位，头稍向前倾斜 30°，一手持喷鼻剂，将喷嘴平行稍伸入前鼻孔喷药，嘱患儿喷药时轻吸气(图 3 - 5 - 2)。

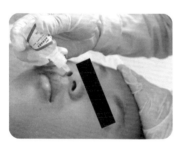 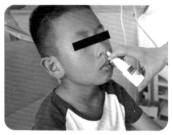

图 3 - 5 - 1　鼻腔滴药　　　　图 3 - 5 - 2　鼻腔喷药

【操作后】

1. 安慰患儿，置患儿于舒适体位。

2. 整理床单位，整理用物。

3. 观察患儿药物疗效反应,注意有无出现反弹性黏膜充血加重。

四、注意事项

1. 滴药时,滴瓶勿触及鼻孔皮肤,避免污染药液。

2. 体位要正确,滴药时嘱患儿勿做吞咽动作,以免药液进入咽部引起不适。

3. 滴入药量不宜过多或过少。

4. 对于鼻侧切开患儿,为防止鼻腔或术腔干燥,滴鼻后嘱患儿侧卧,使药液进入术腔。

5. 呋喃滴鼻液有收缩血管、止血的作用,连续使用不超过 5 天,以免引起药物性鼻炎。

【操作流程】

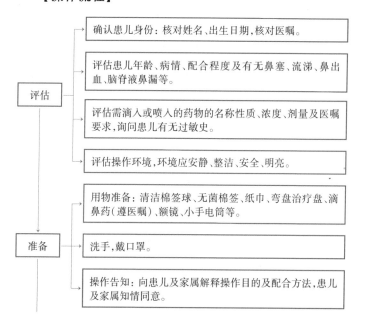

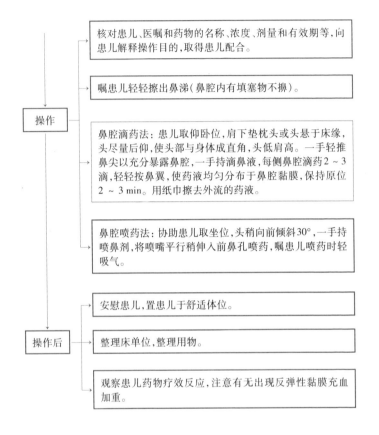

核对患儿、医嘱和药物的名称、浓度、剂量和有效期等,向患儿解释操作目的,取得患儿配合。

嘱患儿轻轻擦出鼻涕(鼻腔内有填塞物不擤)。

操作

鼻腔滴药法:患儿取仰卧位,肩下垫枕头或头悬于床缘,头尽量后仰,使头部与身体成直角,头低肩高。一手轻推鼻尖以充分暴露鼻腔,一手持滴鼻液,每侧鼻腔滴药 2 ~ 3 滴,轻轻按鼻翼,使药液均匀分布于鼻腔黏膜,保持原位 2 ~ 3 min。用纸巾擦去外流的药液。

鼻腔喷药法:协助患儿取坐位,头稍向前倾斜30°,一手持喷鼻剂,将喷嘴平行稍伸入前鼻孔喷药,嘱患儿喷药时轻吸气。

安慰患儿,置患儿于舒适体位。

操作后

整理床单位,整理用物。

观察患儿药物疗效反应,注意有无出现反弹性黏膜充血加重。

第六节　鼻腔、鼻窦负压置
换法操作技术

一、操作执行者

由注册护士执行。进修护士能力得到带教者认可后,方可执行。非注册护士、实习护士需在注册护士督导下执行。

二、操作目的

1. 利用吸引器吸出鼻腔及窦腔内分泌物。

2. 形成窦腔负压,使药液进入窦腔,以达到治疗目的。

三、操作步骤

【操作前】

1. 评估

(1)确认患儿身份:核对姓名、出生日期,核对医嘱。

(2)评估患儿年龄、病情、合作程度、鼻腔黏膜情况,检查患儿鼻腔有无异物及填塞物。

(3)询问是否有高血压、颈椎病、鼻出血、脑脊液鼻漏等本操作禁忌的疾病。

(3)评估操作环境,环境应安静、整洁、舒适、明亮。

2. 准备

(1)用物准备:治疗盘、橄榄头、0.5%盐酸麻黄碱滴鼻液(儿童)、0.9%氯化钠溶液、负压吸引装置、棉签、面巾纸。

(2)七步洗手,戴口罩。

(3)操作告知:向患儿及家属解释操作目的及配合方法、操作中可能的不适,患儿及家属知情同意。

【操作中】

1. 携用物至床旁,核对医嘱,查对患儿床号、姓名、出生日期,并向家属解释操作目的,取得家属及患儿的同意,告知具体配合方法。

2. 协助患儿取仰卧位,肩下垫枕,头尽量后仰;也可取头低垂位,使下颌部与两外耳道口连线与水平线(即床面)垂直。

3. 操作者一手轻推鼻尖,另一手沿双侧前鼻孔贴壁滴入儿童用 0.5% 盐酸麻黄碱滴鼻液 3~5 滴(图 3-6-1),滴完后轻捏鼻翼数次,收缩中鼻道及嗅裂等处黏膜,以利于窦口打开,嘱患儿保持头位不动 2~3 分钟后擤净鼻涕。

4. 连接负压吸引器,检查吸引器的密闭性,调节负压至 20~24 kPa。患侧鼻腔滴入 0.9% 氯化钠溶液 1~2 mL(图 3-6-1),嘱患儿张口呼吸,将橄榄头覆盖患侧前鼻孔,用手指压住对侧鼻翼,以封闭对侧鼻孔,嘱患儿连续发"开"音,同时负压吸引 1~2 s 后迅速移开。此时,对侧前鼻孔和鼻咽齐闭合,使鼻腔及鼻咽腔为一封闭腔并呈负压状态;移开橄榄头,松开另一侧手指,"开"音短暂中断,此时"三口"齐开,鼻腔及鼻咽腔压力恢复正常,利于鼻窦脓液排除和药液进入鼻腔(图 3-6-2)。

5. 如此交替进行 6~8 次,达到充分置换的目的。将鼻窦内分泌物吸入的同时,药液进入鼻窦,注意观察鼻窦分泌物的颜色、性质和量。

6. 同法治疗对侧。

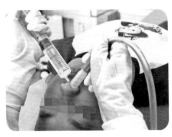
图 3-6-1 鼻腔滴入生理盐水

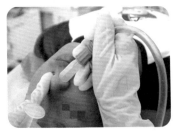
图 3-6-2 鼻腔负压置换

【操作后】

1. 治疗结束后,嘱患儿吐出口内药液及分泌物。用纸巾将患儿口鼻擦拭干净,协助患儿休息 3~5 min 后起床,使得药液存留于鼻腔内,以达到治疗效果。嘱患儿 15 min 内勿擤鼻及弯腰。

2. 置患儿于舒适体位,安慰患儿。

3. 整理床单位,整理用物。

四、 注意事项

1. 治疗前,应仔细检查药液有无沉淀变质,是否在有效期内。

2. 药液温度应与正常体温相近,不可过凉或过热。气温较低时,可将冲洗液瓶放在 40℃ 温水中加热至与正常体温接近。

3. 操作者动作要轻柔,抽吸时间不宜过长,负压不宜过大(一般不超过 24 kPa),操作过程中严密观察患儿的反应,如出现鼻腔出血、耳闷、头痛、耳痛等不适,立即停止吸引。

4. 鼻内镜术后的患儿,一般于填塞敷料取出后的次日进行鼻腔冲洗(一般于术后 48 h 取出鼻腔内填塞物,于术后 72 h 后遵医嘱行鼻腔冲洗),如行鼻中隔矫正的患儿,冲洗时间需要延后。

5. 脑脊液鼻漏、高血压、颈椎病、鼻颅底开放术后、血液病、严重心脑血管疾病、哮喘发作期、重度中耳炎、鼻腔有急性炎症或出血的患儿应禁止该项操作。

【操作流程图】

```
确认患儿身份：核对姓名、出生日期、核对医嘱。
```

评估患儿年龄、病情、配合程度及鼻腔黏膜情况，检查鼻腔有无异物及填塞物、询问是否有高血压、颈椎病、鼻出血、脑脊液鼻漏等本操作禁忌的疾病

评估操作环境，环境应安静、安全、整洁、明亮。

评估

用物准备：治疗盘、橄榄头、儿童用 0.5% 盐酸麻黄滴鼻液、0.9% 氯化钠溶液 10 mL、负压吸引装置、棉签、面巾纸。

洗手，戴口罩。

操作告知：向患儿及家属解释操作目的及配合方法，操作中可能的不适，患儿及家属知情同意。

准备

携用物至床旁，再次核对医嘱，查对患儿床号、姓名、出生日期及医嘱并向家属解释取得家属及患儿的同意，告知具体配合方法。

协助患儿取仰卧位，肩下垫枕，头尽量后仰也可取头低垂位使下颌部与两外耳道口连线与水平线（即床面）垂直。

一手轻推鼻尖，另一手持滴管沿前鼻孔慢慢滴入儿童用 0.5% 盐酸麻黄碱滴鼻液 3 ~ 5 滴，收缩中鼻道及嗅裂等处黏膜，以利于窦口打开。2 ~ 3 min 后指导患儿擤净鼻涕，保持鼻腔清洁。

保持卧位同前。每侧鼻腔均滴入 0.9% 氯化钠溶液 1 ~ 2 mL，嘱其张口呼吸。连接负压吸引器，检查吸引器的密闭性，调节负压至 20 ~ 24 kPa。将橄榄头覆盖患侧前鼻孔，用手指压住对侧鼻翼以封闭对侧鼻孔，嘱患儿连续发"开"音，同时负压吸引 1 ~ 2 s 后迅速移开。此时，对侧前鼻孔和鼻咽齐闭合，使鼻腔及鼻咽腔为一封闭腔并呈负压状态；移开橄榄头，松开另一侧手指，"开"音短暂中断，此时"三口"齐开，鼻腔及鼻咽腔压力恢复正常，利于鼻窦脓液排除和药液进入鼻腔。

操作

如此交替进行 6 ~ 8 次，达到充分置换的目的。将鼻窦内分泌物吸入的同时，药液进入鼻窦，注意观察鼻窦分泌物的颜色、性质和量。

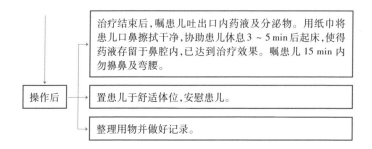

操作后

治疗结束后，嘱患儿吐出口内药液及分泌物。用纸巾将患儿口鼻擦拭干净，协助患儿休息 3 ~ 5 min 后起床，使得药液存留于鼻腔内，已达到治疗效果。嘱患儿 15 min 内勿擤鼻及弯腰。

置患儿于舒适体位，安慰患儿。

整理用物并做好记录。

第七节　剪鼻毛法操作技术

一、操作执行者

由注册护士执行。进修护士能力得到带教者认可后，方可执行。非注册护士、实习护士需在注册护士督导下执行。

二、操作目的

1. 鼻腔手术前常规准备，清洁鼻腔黏膜，清晰术野，预防感染。

2. 术后清晰观察鼻腔伤口愈合情况。

三、操作步骤

【操作前】

1. 评估

（1）确认患儿身份：核对姓名、出生日期，核对医嘱。

（2）评估患儿年龄、病情、配合程度及鼻黏膜有无出血。

（3）评估操作环境,环境应安静、整洁、舒适、明亮。

2. 准备

（1）用物准备：消毒弯盘、弯头小剪刀、棉签、红霉素眼膏、纱布、额镜或头灯。

（2）七步洗手,戴口罩。

（3）操作告知：向患儿及家属解释操作目的及配合方法,患儿及家属知情同意。

【操作中】

1. 备齐用物,推车至床旁。再次核对患儿姓名、出生日期。做好告知工作。

2. 协助患儿取舒适卧位,擤尽鼻涕,清洁鼻腔,头稍后仰,固定。

3. 戴头灯或额镜,戴额镜时需先调节光源,使灯光聚焦点在鼻孔处;检查鼻前庭及鼻腔情况,进一步清洁鼻腔。

4. 将红霉素眼膏用棉签均匀涂在剪刀两叶。

5. 一手持纱布将患儿鼻尖向上向外轻推,充分暴露鼻腔,灯光始终聚焦在操作部位,固定鼻部。另一手持剪刀,体位固定,避免头晃动。

6. 剪刀弯头朝向鼻腔,剪刀贴住鼻毛根部,将鼻前庭四周鼻毛剪下（图 3-7-1）。动作轻柔,勿伤及鼻黏膜引起出血。修剪过程中注意观察患儿面部表情变化,指导患儿配合操作。

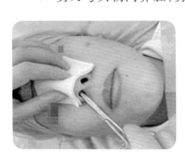

图 3-7-1　剪鼻毛法

【操作后】

1. 用蘸着红霉素眼膏的棉签擦净鼻前庭皮肤,检查鼻毛有无残留。

2. 安慰患儿,协助患儿于舒适位。

3. 整理用物,洗手,记录。

4. 健康指导:告知患儿保持鼻腔清洁,养成良好的习惯,勿挖鼻、用力擤鼻。

四、 注意事项

1. 操作应在明视下进行,避免损伤鼻前庭皮肤、黏膜。

2. 剪鼻毛时,动作要轻,勿伤及鼻黏膜导致出血,忌用力借助剪刀前端来扒开皱襞剃除鼻毛,以防损伤鼻腔黏膜。

3. 操作过程中指导患儿尽量张口呼吸,嘱患儿避免头部晃动,避免打喷嚏、咳嗽等,如有不适及时告知护士。

4. 年龄较小或不能配合者、可能会伤及鼻内肿物者,不宜剪鼻毛。

【操作流程】

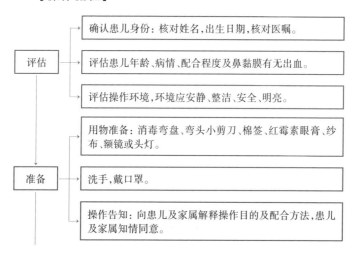

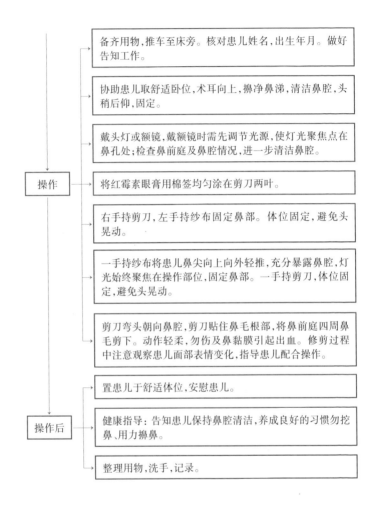

操作

备齐用物,推车至床旁。核对患儿姓名,出生年月。做好告知工作。

协助患儿取舒适卧位,术耳向上,擤净鼻涕,清洁鼻腔,头稍后仰,固定。

戴头灯或额镜,戴额镜时需先调节光源,使灯光聚焦点在鼻孔处;检查鼻前庭及鼻腔情况,进一步清洁鼻腔。

将红霉素眼膏用棉签均匀涂在剪刀两叶。

右手持剪刀,左手持纱布固定鼻部。体位固定,避免头晃动。

一手持纱布将患儿鼻尖向上向外轻推,充分暴露鼻腔,灯光始终聚焦在操作部位,固定鼻部。一手持剪刀,体位固定,避免头晃动。

剪刀弯头朝向鼻腔,剪刀贴住鼻毛根部,将鼻前庭四周鼻毛剪下。动作轻柔,勿伤及鼻黏膜引起出血。修剪过程中注意观察患儿面部表情变化,指导患儿配合操作。

操作后

置患儿于舒适体位,安慰患儿。

健康指导:告知患儿保持鼻腔清洁,养成良好的习惯勿挖鼻、用力擤鼻。

整理用物,洗手,记录。

第八节 雾化吸入法操作技术

一、操作执行者

由注册护士执行。进修护士能力得到带教者认可后,方可执行。非注册护士、实习护士需在注册护士督导下执行。

二、操作目的

1. 利用氧气或压缩空气的压力,将药物溶液雾化成细小的颗粒或微粒。这些雾化颗粒或微粒悬浮于气体中,随着患儿的吸气过程进入呼吸道和肺部并沉积,达到患者消炎、镇咳、祛痰的治疗目的。

2. 解除支气管痉挛,改善通气功能。

3. 预防、治疗患儿呼吸道感染。

三、操作步骤

【操作前】

1. 评估

(1) 确认患儿身份:核对姓名、出生日期,核对医嘱。

(2) 评估患儿年龄、病情、配合程度,呼吸道感染及自行排痰的情况。了解患儿身体状况及询问药物过敏史。告知家属婴幼儿治疗前半小时忌奶,以防呛咳。

(3) 评估需滴入或喷入的药物的名称、性质、浓度、剂量及医嘱要求,询问患儿有无药物过敏史。

(4) 评估操作环境,环境应安静、整洁、舒适、明亮。

2. 操作准备

(1) 用物准备:治疗车、治疗盘、一次性治疗巾、药液(根据医嘱备)、雾化吸入器、纸巾、空泵雾化吸入器或氧气雾化吸入装置。

(2) 七步洗手,戴口罩。

(3) 操作告知:向患儿及家属解释操作目的,并告知其药物名称及作用、配合方法,患儿及家属知情同意。

【操作中】

1. 携用物至床旁,核对医嘱,查对患儿床号、姓名、出生日期及药物的名称、浓度、剂量、用药时间等。

2. 患儿取坐位或半坐卧位。按医嘱将药物配好后加入雾化吸入器药杯中,确保管道密闭、通畅。

3. 连接电源,将雾化器与空泵雾化器相连接,打开雾化器开关,如果是氧气雾化先打开调节阀,调节氧流量,雾化参数为 6~8L/min,气雾喷出时将口含嘴放入患儿口中或面罩罩住口鼻(图 3-8-1),吸入时间为 15~20 min。吸入过程中注意观察患儿面色、呼吸、有无呛咳情况;雾化器应竖直,防止药液外漏,使气体与药物混合成极细小的气雾从喷口及面罩处喷出;教会患儿缓缓用口吸气、用鼻呼气,使药液气雾随呼吸进入喉部及气管内。气管切开患儿,可直接将面罩放在气管切开造口处。告知患儿及家属空泵雾化吸入机应放置平稳、勿随意搬动或扭动开关、勿用衣被遮盖。

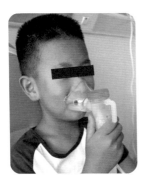

图 3-8-1　雾化吸入法

4. 药物用尽,关闭开关,取下口含嘴或面罩,分离雾化器。

【操作后】

1. 擦拭患儿面部,告知注意事项。使用激素类药物雾化后,立即协助患儿清水漱口,以减少口咽部激素沉积,避免不良反应。

2. 吸入后休息片刻可进食,必要时给患儿拍背或教会家属拍背。

3. 整理用物,洗手并记录。

四、 注意事项

1. 使用前先检查雾化装置各部件连接是否紧密,勿漏气,运行是否良好。

2. 雾化器专人使用,用后按规定消毒并清洗、晾干后备用。停止治疗时,按医疗废物处理。

3. 氧气雾化吸入时,注意严禁接触烟火及易燃物品。

4. 空泵雾化吸入机应放置平稳,不要随意搬动或扭动开关,严禁用衣被遮盖以免引起危险或功能损坏。

5. 治疗过程中注意观察病情变化,患儿烦躁、哭闹时稍做休息,待平静后再继续治疗。

【操作流程】

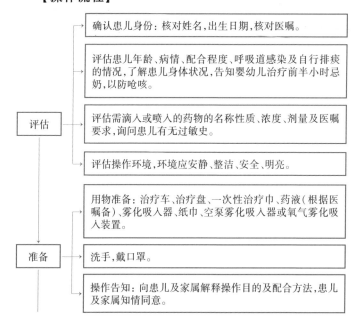

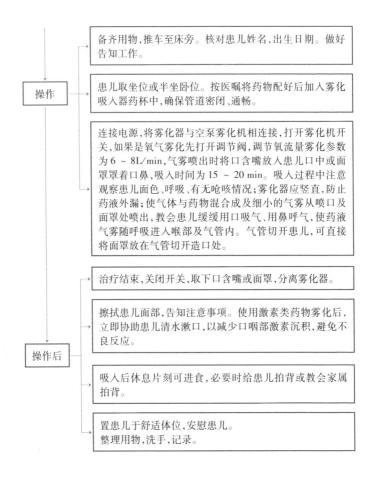

操作

备齐用物,推车至床旁。核对患儿姓名,出生日期。做好告知工作。

患儿取坐位或半坐卧位。按医嘱将药物配好后加入雾化吸入器药杯中,确保管道密闭、通畅。

连接电源,将雾化器与空泵雾化机相连接,打开雾化机开关,如果是氧气雾化先打开调节阀,调节氧流量雾化参数为 6 ~ 8L/min,气雾喷出时将口含嘴放入患儿口中或面罩罩着口鼻,吸入时间为 15 ~ 20 min。吸入过程中注意观察患儿面色、呼吸、有无呛咳情况;雾化器应竖直,防止药液外漏;使气体与药物混合成及细小的气雾从喷口或面罩处喷出,教会患儿缓缓用口吸气、用鼻呼气,使药液气雾随呼吸进入喉部及气管内。气管切开患儿,可直接将面罩放在气管切开造口处。

操作后

治疗结束,关闭开关,取下口含嘴或面罩,分离雾化器。

擦拭患儿面部,告知注意事项。使用激素类药物雾化后,立即协助患儿清水漱口,以减少口咽部激素沉积,避免不良反应。

吸入后休息片刻可进食,必要时给患儿拍背或教会家属拍背。

置患儿于舒适体位,安慰患儿。
整理用物,洗手,记录。

第九节 咽部涂药法操作技术

一、操作执行者

由注册护士执行,进修护士能力得到带教者认可后方可执行。非注册护士、实习护士需在注册护士督导下执行。

二、操作目的

1. 用于治疗各种类型咽炎、咽部溃疡、咽部充血、水肿和黏膜损伤等。

2. 咽部表面麻醉。

三、操作步骤

【操作前】

1. 评估

（1）确认患儿身份：核对姓名、出生日期，核对医嘱。

（2）评估患儿年龄、病情、配合程度及咽喉情况。

（3）评估药物的性质、剂量及医嘱要求，询问患儿有无药物过敏史。

（4）评估操作环境，环境应安静、整洁、安全、明亮。

2. 准备

（1）用物准备：额镜或头灯、压舌板、咽喉卷棉子或长棉签及各种治疗用药，如复方碘甘油、硼酸甘油、甲紫、10%～20%硝酸银溶液等物品。

（2）七步洗手，戴口罩。

（3）操作告知：向患儿及家属解释咽部涂药的目的、操作方法及注意事项，使患儿具有充分的思想准备，取得患儿配合。

（4）治疗前询问病史，并做好治疗记录。

【操作中】

1. 患儿取坐位，对准光源，张口，安静地张口呼吸，使舌部和腭部完全放松。

2. 患儿张口发"啊"音,操作者左手持压舌板轻轻压低舌背或舌前 2/3 部位,充分暴露口咽部,右手持卷棉子或长

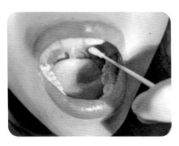

棉签蘸上药液,直接迅速轻巧而准确地涂于咽部黏膜病变处(图 3 - 9 - 1),每日 2~3 次。

【操作后】

1. 安慰患儿,置患儿于舒适体位。

图 3 - 9 - 1 咽部涂药法

2. 告知患儿及家属咽部涂药前 15 min 及用药后 2 h 内勿进食、喝水或漱口,以免引起不适或冲淡药液,影响涂药效果。

3. 整理用物。

四、注意事项

1. 操作时动作轻柔、迅速、准确,以免损伤咽喉。

2. 在操作过程中,如有反复呕吐、恶心等现象发生,应立刻停止。

3. 压舌板一定压在舌前 2/3 部位。

4. 棉签上的棉花必须缠紧,以免涂药时脱落,导致咽喉部异物。

5. 棉签上所蘸的药液(尤其是腐蚀性药物)不可太多,以免滴入喉腔造成黏膜损伤,甚至反射性喉痉挛;涂药范围不宜太广,以免伤及正常组织。

6. 需长期或反复用药(为非腐蚀性药物)的患儿,应教会患儿和家属在家自行用药。

7. 咽部涂药前 15 min 及用药后 2 h 内不要喝水或漱

口,以免引起不适或冲淡药液,影响涂药效果。

【操作流程】

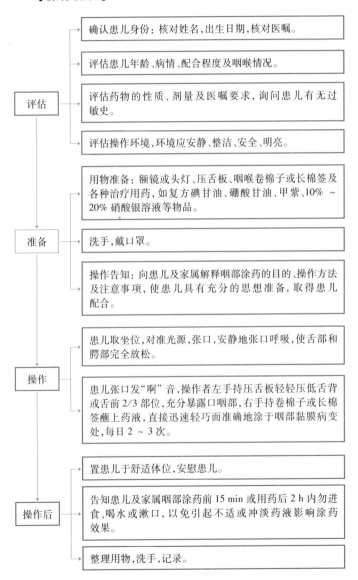

第十节　经鼻/口腔吸痰法操作技术

一、操作执行者

由注册护士执行。进修护士能力得到带教者认可后，方可执行。非注册护士、实习护士需在注册护士督导下执行。

二、操作目的

利用负压原理清除患儿呼吸道分泌物，保持呼吸道通畅，改善通气功能。

三、操作步骤

【操作前】

1. 评估

（1）确认患儿身份：核对姓名、出生日期，核对医嘱。

（2）评估患儿生命体征、病情、意识状态、配合程度、氧疗情况、咳嗽能力、痰液量和黏稠度，如痰液黏稠的患儿吸痰前先给予雾化，按需吸痰。询问 1 h 内有无进食，如有进食避免吸痰，防止误吸（抢救除外）。

（3）评估操作环境，环境应安静、整洁、安全、明亮。

2. 准备

（1）用物准备：中心负压装置或负压吸引器、电插线板治疗盘内置吸痰管、生理盐水、PE 手套、听诊器、手消液。

（2）七步洗手，戴口罩。

（3）操作告知：向患儿及家属解释操作目的及配合方法，患儿及家属知情同意。

【操作中】

1. 携用物至床旁，再次解释核对医嘱，查对患儿床号、姓名、出生日期等。

2. 听诊呼吸音，确定肺部有无痰液及痰液分布部位，拍背，患儿头偏向一侧。

3. 打开吸引器（中心负压吸引器或电动吸引器）开关，检查吸引器性能是否良好。

4. 根据患儿年龄选择适宜的吸痰管型号，调节负压。新生儿：6~8 mm（8~13.3 kPa）；婴幼儿：8~10 mm（13.3~20 kPa）；儿童：10~12 mm（16.6~26.6 kPa）。撕开吸痰管前端包装，保留包装。

5. 打开生理盐水，一手戴手套，避免戴手套的手接触其他物品，保持手套清洁。将吸痰管盘于已戴手套的手上，去掉吸痰管包装，与吸引器连接管相连。

6. 用生理盐水试吸，湿润吸痰管前端，检查其是否通畅。

7. 嘱家属将患儿头转向操作者，将吸痰管轻轻插入口腔或鼻腔的适宜深度 10~15 cm，确保插入过程无负压（图 3-10-1），一手拇指按住吸痰管侧孔，另一手缓慢旋转，向上提拉，同时观察痰液颜色、性状、量。每次吸痰不超过 15 s，单次吸引后吸痰管应用生理盐水冲洗。若经鼻腔吸痰，同法经另一侧吸引（图 3-10-2）。

8. 吸引口腔内分泌物。

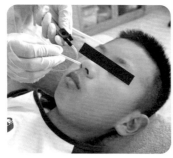 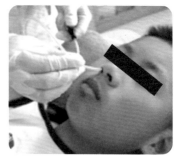

图 3 - 10 - 1　插入吸痰管　　　图 3 - 10 - 2　鼻腔吸痰

【操作后】

1. 吸引完毕,冲管,脱去手套并包裹吸痰管放入医用废物袋。

2. 生理盐水冲洗连接管直到清洁,关闭吸引器。

3. 擦拭患儿口鼻部,观察患儿口腔/鼻腔黏膜有无损伤。

4. 手消,听诊呼吸音。

5. 安置患儿于舒适体位并安慰患儿,整理床单位。

6. 整理用物,洗手,记录。

四、 注意事项

1. 按照无菌操作原则,插管动作轻柔、敏捷

2. 吸痰时间不宜超过 15 s,如痰液较多,需要再次吸引,应间隔 3~5 min 患儿耐受后再进行。一根吸痰管只能使用 1 次。

3. 如患儿痰稠,可配合叩背、雾化吸入;患儿发生缺氧的症状如发绀、心率下降等,应立即停止吸痰,给予高流量氧气吸入;如果症状不缓解,遵医嘱给予药物治疗。

【操作流程】

评估	确认患儿身份：核对姓名、出生日期，核对医嘱。
	评估患儿生命体征、病情、意识状态、合作程度、氧疗情况、咳嗽能力、痰液量和黏稠度，如痰液黏稠者，在吸痰前给予雾化吸入，按需吸痰。询问1 h内有无进食。如有进食避免吸痰，防止误吸(抢救除外)。
	评估操作环境，环境应安静、安全、整洁、明亮。

准备	用物准备：中心负压装置或负压吸引器、电插线板治疗盘内置吸痰管、生理盐水、PE手套、听诊器、手消毒液。
	洗手，戴口罩。
	操作告知：向患儿及家属解释操作目的及配合方法，患儿及家属知情同意。

操作	携用物至床旁，再次解释核对医嘱，查对患儿床号、姓名、出生日期。
	听诊呼吸音确定肺部有无痰液及痰液分布部位，拍背，患儿头偏向一侧。
	打开吸引器(中心负压吸引器或电动吸引器)新生开关，检查吸引器性能是否良好。
	根据患儿年龄选择适宜的吸痰管型号，调节负压。
	打开生理盐水，一手戴手套，避免戴手套的手接触其他物品，保持手套清洁。将吸痰管盘于已戴手套的手上，去掉吸痰管包装，与吸引器连接管相连。
	用生理盐水试吸，湿润吸痰管前端，检查其是否通畅。
	嘱家属将患儿头转向操作者，将吸痰管轻轻插入口腔或鼻腔的适宜深度10～15 cm，确保插入过程无负压，一手拇指按住吸痰管侧孔，另一手缓慢旋转向上提拉，同时观察痰液颜色、性状、量。每次吸痰不超过15 s，单次吸引后吸痰管应用生理盐水冲洗。若经鼻腔吸痰，同法经另一侧吸引。

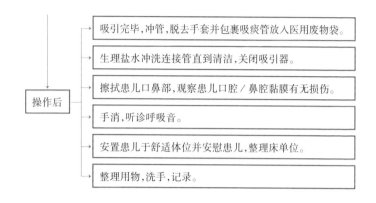

操作后
- 吸引完毕,冲管,脱去手套并包裹吸痰管放入医用废物袋。
- 生理盐水冲洗连接管直到清洁,关闭吸引器。
- 擦拭患儿口鼻部,观察患儿口腔／鼻腔黏膜有无损伤。
- 手消,听诊呼吸音。
- 安置患儿于舒适体位并安慰患儿,整理床单位。
- 整理用物,洗手,记录。

第十一节　经气管切开吸痰法操作技术

一、操作执行者

由注册护士执行。进修护士能力得到带教者认可后,方可执行。非注册护士、实习护士需在注册护士督导下执行。

二、操作目的

1. 利用负压原理将患儿呼吸道内分泌物或误吸异物吸出,清理呼吸道,改善通气功能。

2. 防止套管堵塞,保持清洁,防止感染。

三、操作步骤

【操作前】

1. 评估

（1）确认患儿身份:核对姓名、出生日期,核对医嘱。

（2）评估患儿病情、套管固定状态及配合情况，听诊呼吸音，询问 1 h 内是否进过食，如有避免吸痰，防止误吸（抢救除外）。触摸颈胸部是否有皮下气肿（如有皮下气肿，触摸时有捻发感）。告知患儿及家属操作目的。

（3）评估操作环境，环境应安静、整洁、安全、明亮。

2. 准备

（1）用物准备：吸引器、吸痰管、生理盐水 1 瓶、注射器（2 mL/5 mL）、听诊器、一次性无菌弯盘、PE 手套/无菌手套、免洗手消毒液、棉签、污物缸、医用垃圾桶、生活垃圾桶。

（2）七步洗手，戴口罩。

（3）操作告知：向患儿及家属解释操作目的及配合方法，患儿及家属知情同意。

【操作中】

1. 携用物至床旁，再次核对医嘱，查对患儿床号、姓名、出生日期等。

2. 协助患儿取坐位或仰卧位，打开吸引器（中心负压吸引器或电动吸引器）开关，检查性能是否良好，根据患儿年龄选择吸痰管型号及调节负压。新生儿：6~8 mm（8~13.3 kPa）；婴幼儿：8~10 mm（13.3~20 kPa）；儿童：10~12 mm（16.6~26.6 kPa），使用生理盐水冲洗吸痰管，湿润管壁，同时确认吸痰压力是否适宜。

3. 戴手套，根据患儿情况、痰液黏稠度及气管套管内径大小选择合适的吸痰管，撕开吸痰管前端包装，将吸痰管盘于戴手套的手上并与吸引器连接管相连，用生理盐水试吸，检查其是否通畅，有无漏气。

4. 吸痰前给予患儿高流量吸氧。

5. 吸痰时，一手握住距离吸痰管末端与负压吸引装置连接管的接口处,另一手将吸痰管头端沿着套管壁弧度轻轻插入气管套管内(图 3 - 11 - 1),然后一手拇指按住吸痰管压力调节孔形成负压,另一手左右旋转吸痰管,由深至浅吸出痰液,每次吸痰时间不超过 15 s(图 3 - 11 - 2);在吸引的过程中注意观察患儿的生命体征、意识、面色状况等,同时观察痰液颜色、性状、量,如痰液黏稠,可先为患儿拍背,并加强套管内滴药(生理盐水与灭菌注射用水 1∶1),常规每 4 h 滴 1 次。如痰液较多,需要再次吸引,应间隔 3～5 min,患儿耐受后再进行;一根吸痰管只能使用 1 次。

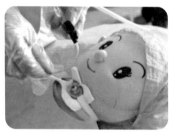 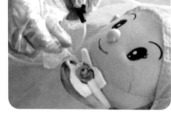

图 3 - 11 - 1　插入吸痰管　　图 3 - 11 - 2　气管套管内吸痰

6. 吸痰后,再次给予患儿高流量吸氧,并观察吸痰后患儿呼吸状况。

7. 吸痰完毕,拇指松开压力调节孔,迅速抽出吸痰管,用生理盐水冲洗连接管,脱去手套并包裹吸痰管放入医用垃圾袋。

【操作后】

1. 再次确认患儿气管套管固定牢固、松紧适宜,防止脱管。

2. 协助患儿取舒适卧位,整理用物,记录。

3. 健康指导:卧床患儿,给予床头抬高 30°～45°,定时变换体位和拍背,以利于痰液排出;可活动患儿,指导多下床活动,促进患儿自行咳痰,减少痰液的刺激。

四、 注意事项

1. 经气管套管吸痰应严格执行无菌操作,插管动作轻柔、敏捷,从深部向上、左右旋转,上提吸痰管进行吸痰。

2. 注意吸痰管插入是否顺利,遇到阻力时应该分析原因,不可粗暴盲插。

3. 吸痰管最大外径不能超过气管套管内径的 1/2;插入吸痰管时不可给予负压,以免损伤气道。一人一用,一根吸痰管只能使用 1 次,防止交叉感染。

【操作流程】

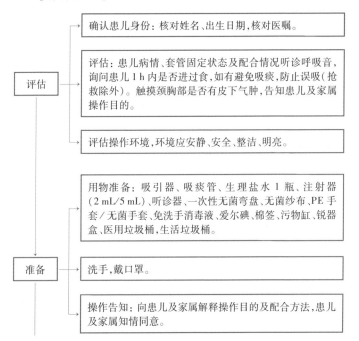

携用物至床旁,再次解释核对医嘱,查对患儿床号、姓名、出生日期。

协助患儿取坐位或仰卧位,打开吸引器(中心负压吸引器或电动吸引器开关),检查性能是否良好,根据患儿年龄选择吸痰管型号及调节负压。

戴手套,用戴手套的手先将气管内套管取出放入弯盘内,置于治疗车下层。选择合适的吸痰管,撕开吸痰管前端包装,将吸痰管盘于戴手套的手上并与吸引器连接管相连,试吸生理盐水,检查其是否通畅,有无漏气。

操作

吸痰前给予患儿高流量吸氧。

吸痰时,一手握住距离吸痰管末端与负压吸引装置连接管的接口处,另一手将吸痰管管头端沿着套管壁弧度轻轻插入气管套管内,然后一手拇指按住吸痰管压力调节孔形成负压,另一手左右旋转吸痰管,由深至浅吸出痰液,每次吸痰不超过 15 s。

吸痰完毕,拇指松开压力调节孔,迅速抽出吸痰管用生理盐水冲洗连接管,脱去手套并包裹吸痰管放入医用垃圾袋。

吸痰后,再次给予患儿高流量吸氧,并观察患儿呼吸情况。

再次确认患儿气管套管固定牢固、松紧适宜,防止脱管。

操作后

协助患儿取舒适卧位,整理用物,记录。

健康指导:卧床患儿,给予床头抬高 30° ~ 45°,定时变换体位和拍背,以利于痰液排除;可活动患儿,指导多下床活动,促进患儿自行咳痰,减少吸痰的刺激。

第十二节　气管内套管清洗消毒操作技术

一、操作执行者

由注册护士执行。进修护士能力得到带教者认可后，方可执行。非注册护士、实习护士需在注册护士督导下执行。

二、操作目的

1. 清除套管内附着的痰液或痂皮，防止痰液黏稠堵塞套管，引起呼吸不畅。

2. 消毒内套管，防止痰液积聚，引起感染。

三、操作步骤

【操作前】

1. 评估

（1）确认患儿身份：核对姓名、出生日期，核对医嘱。

（2）评估患儿年龄、病情、配合程度及局部情况。

（3）评估患儿套管固定情况及套管内痰液的颜色、性质及量。

（4）评估操作环境，环境应安静、整洁、舒适、光线适宜。

2. 准备

（1）用物准备：弯盘、一次性手套、75%酒精、小铝锅、清洁刷、消毒纱布、电磁炉等。

（2）着装整洁,洗手,戴口罩、手套,穿防护服。

（3）操作告知：向患儿及家属解释操作目的及配合方法,患儿及家属知情同意。

【操作中】

1. 备齐用物,推车至床旁。再次核对患儿姓名、出生日期。做好告知工作,取得患儿及家属的配合。

2. 协助患儿取卧位或者坐位,戴手套,为患儿吸净气管套管内分泌物。

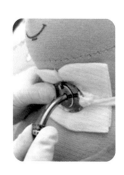

图 3 - 12 - 1 固定外套管底板取出、放入内套管

3. 取出内套管：充分暴露患儿颈部,一手固定外套管底板,另一手顺其弧度取出内套管放入弯盘内（图 3 - 12 - 1）。

4. 内套管预处理：先将内套管放入清水锅中煮沸 2 ~ 3 min,软化痰液（污染严重可选择酶洗液浸泡）。

5. 清洗内套管：将毛刷根据套管的弯曲度折成弯形,套管在流动清水下边刷边冲洗,将管内外分泌物清洁干净,直至套管内流出水的形状与管柱形状一致（图 3 - 12 - 2）。

6. 消毒内套管：将内套管用 75% 酒精浸泡 30 min 或煮沸 5 ~ 10 min 后取出,用生理盐水冲洗晾干。

7. 佩戴内套管：更换手套,正确佩戴内套管。［戴管时,一手固定外套管底板,一手缓慢送入内套管,动作轻柔,固定牢固,佩戴完成（图 3 - 12 - 3）同时注意观察患儿反应］。

8. 检查套管系带的松紧度,以伸进一指为宜。

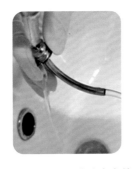
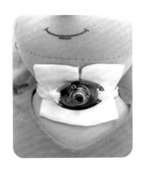

图 3-12-2　冲洗内套管　　　　图 3-12-3　佩戴完成

【操作后】

1. 再次确认患儿气管套管固定、松紧适宜,防止脱管。

2. 协助患儿取舒适卧位,处理用物,记录。

3. 健康指导:卧床患儿,给予床头抬高 30°~45°,定时变换体位和拍背,以利于痰液排出;可活动患儿,指导多下床活动,促进患儿自行咳痰,减少吸痰的刺激。

四、注意事项

1. 避免在患儿进食或鼻饲后立即取套管。

2. 保证患儿体位以充分暴露颈部为宜,护士每次取出或放入内套管时,动作轻柔,固定好外套管底座再取放。做好家属及患儿的健康教育,嘱家属看好患儿勿将套管拔出。

3. 严密观察内套管痰液,痰液多时立即给予吸痰及清洗消毒内套管。

4. 如果套管因痰液黏稠不易取出,可用生理盐水滴入内外套管衔接处,片刻后再取出。

5. 内套管尽量避免离体时间过长(应小于 30 min),以免痰痂堵塞内套管。

6. 操作前后均要妥善固定及评估套管的松紧度、牢固性,以伸进一指为宜,告知患儿及家属不得随意解开和更换系带。

7. 注意管口的保护,避免水、异物等落入呼吸道。

8. 脱管的紧急处理措施:如果发生脱管,要根据患儿自主呼吸情况采取相应的措施:① 有自主呼吸的患儿:一旦发生气管套管脱出,首先要安慰患儿,帮助患儿加强自主呼吸,用面罩吸氧,然后再重新置管。② 无自主呼吸但气管切开处窦道形成的患儿:一旦气管套管脱出,首先置管,如果置入困难,不得延误时间,应立即行简易呼吸气囊辅助通气、挤压胸廓,然后再想办法重新置管。③ 无自主呼吸且气管切开处无窦道形成的患儿:一旦气管套管脱出,首先试行重新置管,但要抓紧时间,一旦不成功,立即改经口气管插管,同时加大氧流量,以保证充分的氧供,待患儿生命体征稳定后,再重新置管。

【操作流程】

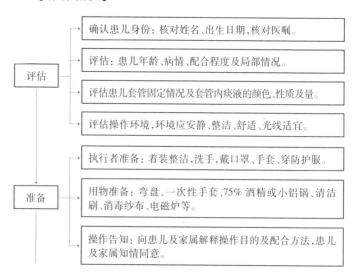

操作

> 备齐用物,推车至床旁。核对患儿姓名、出生日期。做好告知工作,取得患儿及家属的配合。

> 协助患儿取卧位或者坐位,戴手套,为患儿吸净气管套管内分泌物。

> 取出内套管:充分暴露患儿颈部,一手固定外套管底板,另一手顺其弧度取出内套管放入弯盘内。

> 内套管预处理:先将内套管放入清水锅中煮沸2～3 min,软化痰液(污染严重可选择酶洗液浸泡)。

> 清洗内套管:将毛刷根据套管的弯曲度折成弯形,将套管在流动清水下边刷边冲洗,将管内外分泌物清洁干净,直至套管内流出水的形状与管柱形状一致。

> 消毒内套管:将内套管用75%酒精浸泡30 min或煮沸5～10 min后取出,用生理盐水冲洗晾干。

> 佩戴内套管:更换手套正确佩戴内套管(戴管时,一手固定外套管底板,另一手缓慢送入内套管,动作轻柔,固定牢固,同时注意观察患儿反应)。

> 检查套管系带的松紧度,以伸进一指为宜。

操作后

> 再次确认患儿气管套管固定牢固、松紧适宜,防止脱管。

> 协助患儿取舒适卧位,整理用物,记录。

> 健康指导:卧床患儿,给予床头抬高30°～45°,定时变换体位和拍背,以利于痰液排除;可活动患儿,指导多下床活动,促进患儿自行咳痰,减少吸痰的刺激。

第十三节 鼻饲法操作技术

一、操作执行者

由注册护士执行。进修护士能力得到带教者认可后，方可执行。非注册护士、实习护士需在注册护士督导下执行。

二、操作目的

对不能由口进食且胃肠功能正常的患儿，通过口鼻导管至胃部供给流质饮食，保证蛋白质、热量、水分及药物的摄入。

三、操作步骤

【操作前】

1. 评估

（1）确认患儿身份：核对姓名、出生日期，核对医嘱。

（2）评估患儿年龄、意识、病情、营养状况、配合程度及口鼻腔情况。

（3）已有留置胃管的患儿需评估胃管位置、刻度及标识。

（4）评估操作环境，环境应安静、整洁、安全、明亮。

2. 准备

（1）用物准备：治疗盘：一次性胃管2根、一次性手套

2 双、20 mL 或 50 mL 注射器、棉签、胶布或敷贴、听诊器、生理盐水纱布、水杯内备温水；治疗车：鼻饲液（温度 38～40℃）、鼻饲药需磨碎并溶入水中（遵医嘱）、水温计、皮尺、导管标识贴、手消液、一次性治疗巾、医用垃圾桶、生活垃圾桶（昏迷患儿备电筒、压舌板）。

（2）七步洗手，戴口罩。

（3）操作告知：向患儿及家属解释操作目的及配合方法，患儿及家属知情同意。

【操作中】

1. 携用物至床旁，再次核对医嘱，查对患儿床号、姓名、出生日期。

2. 将患儿床头抬高 30°～60°，舒适侧卧；检查清洁鼻腔。

3. 已有留置胃管的患儿需评估胃管位置、刻度及标识。

4. 留置胃管的方法为：

（1）颌下胸前铺巾。

（2）备胶布或敷贴，拆开注射器、胃管、无菌纱布包装。根据患儿的体重选择一次性胃管型号。6F：2kg；8F：3～9kg；10F：10～20kg；12F：20～30kg；14F：30～50kg；16F：≥50kg。

（3）戴手套，持胃管开口端缠绕，一手夹住胃管前端约 5 cm 处，测量插入长度并标记，插入胃管长度为患儿前额发际到剑突。

（4）生理盐水纱布滑润胃管前端。

（5）一手持纱布托住胃管，另一手持镊子夹住胃管前端，沿选定侧鼻孔轻轻插入。清醒者头稍后仰到咽喉部时，嘱患儿做吞咽动作；插管动作轻稳，特别是在食管狭窄处

(环状软骨、平气管分叉处、食管通过膈肌处)以免损伤食道黏膜。昏迷者插管前去枕,头部后仰,插入约 15 cm(咽喉部)时托起头部,使下颌靠近胸骨柄以增大咽喉通道的弧度,便于胃管顺利通过会厌部后缓缓插入胃管至预定长度。插入过程中,如有恶心稍停片刻再插;如插入不畅,或有阻力时,及时调整患儿位置;应检查胃管是否盘在口中,若在口中应拔出重插。如发现呛咳、呼吸困难、发绀等情况可能误入气管,应立即拔出,休息片刻再插。

5. 插入胃管后判断胃管是否在胃内的方法:① 回抽胃内容物。② 注入少许空气,胃部听气过水声。③ 胃管末端置水杯中,无气泡出现。

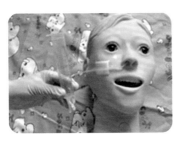

图 3-13-1　鼻饲管固定

6. 妥善固定胃管,标记插入长度,防止胃管移动或滑出(图 3-13-1)。

7. 每次鼻饲前,用水温计测试鼻饲液温度为 38 ~ 40℃,每次鼻饲量不超过 200 mL,间隔时间>2 h。

8. 戴手套,连接注射器于胃管末端进行鼻饲,每次鼻饲前均需判断胃管在胃内方可注入:① 回抽胃内容物,确定胃内是否有潴留,并记录,抽出鼻饲液后应反折胃管末端,避免灌入空气,引起腹胀。如有潴留,注食时应减去潴留量,潴留量≥前次鼻饲量的 1/2 或鼻饲量 1/4 时,应通知医生是否暂停鼻饲或酌减鼻饲量。② 以少量温开水冲洗,再抽吸鼻饲流质或药液(饮食、药物必须分开注入)试温,排气后缓慢注入,注入的过程中观察患儿呼吸、面色,是否有呛咳、呕吐、腹胀等不适。③ 鼻饲完后注入少量温开水冲净胃管内剩余鼻饲液,防止鼻饲液积存于管腔中变质,造成胃肠炎或堵塞管腔(图3-13-2)。

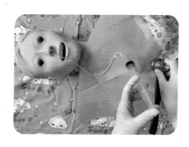

图3-13-2　鼻饲

9. 鼻饲完毕,反折胃管末端并用纱布包裹(图3-13-3),用橡皮筋扎紧,用胶布固定于衣领处,以防止食物反流或胃管脱落。

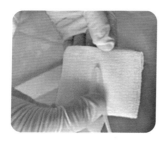

图3-13-3　胃管头端用无菌纱布反折包裹

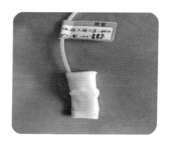

图3-13-4　包裹后用皮筋缠绕

【操作后】

1. 妥善固定胃管,防止脱管。

2. 嘱患儿维持原卧位20~30 min,有助于防止呕吐,整理床单位。

3. 整理用物,鼻饲用物应每天更换消毒,洗手、记录。

四、 注意事项

1. 插管时动作应轻柔,避免损伤食管黏膜,尤其是通过食管3个狭窄部位(环软骨水平处,平气管分叉处,食管通过膈肌处)时。

2. 插入胃管至 10~15 cm(咽喉部)时,若为清醒患儿,嘱其做吞咽动作;若为昏迷患儿,则用左手将其头部托起,使下颌靠近胸骨柄,以利插管。

3. 插入胃管过程中如果患儿出现呛咳、呼吸困难、发绀等,表明胃管误入气管,应立即拔出胃管。

4. 每次鼻饲前应判断胃管在胃内且通畅,并用少量温水冲管后再进行喂食,鼻饲完毕后再次注入少量温开水,防止鼻饲液凝结。

5. 鼻饲液温度应保持在 38~40℃,避免过冷或过热;新鲜果汁与奶液应分别注入,防止产生凝块;药片应研碎溶解后注入。

6. 食管静脉曲张、食管梗阻的患儿禁忌使用鼻饲法。

7. 长期鼻饲者应每日进行 2 次口腔护理,并定期更换胃管,普通胃管每周更换 1 次,硅胶胃管每月更换 1 次。

【操作流程】

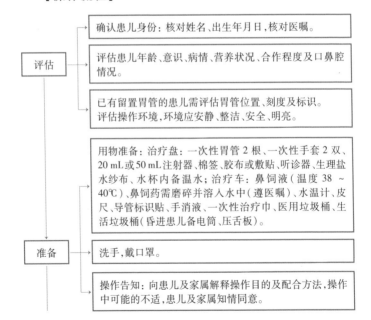

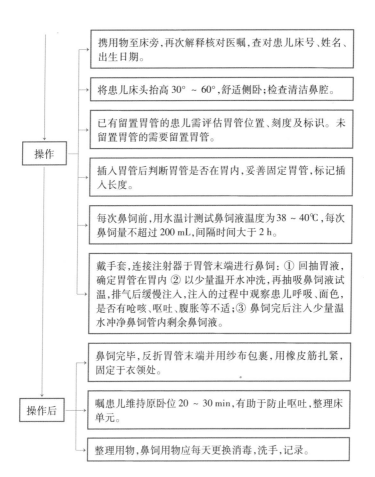

操作

携用物至床旁,再次解释核对医嘱,查对患儿床号、姓名、出生日期。

将患儿床头抬高 30°～60°,舒适侧卧;检查清洁鼻腔。

已有留置胃管的患儿需评估胃管位置、刻度及标识。未留置胃管的需要留置胃管。

插入胃管后判断胃管是否在胃内,妥善固定胃管,标记插入长度。

每次鼻饲前,用水温计测试鼻饲液温度为 38～40℃,每次鼻饲量不超过 200 mL,间隔时间大于 2 h。

戴手套,连接注射器于胃管末端进行鼻饲:① 回抽胃液,确定胃管在胃内 ② 以少量温开水冲洗,再抽吸鼻饲液试温,排气后缓慢注入,注入的过程中观察患儿呼吸、面色,是否有呛咳、呕吐、腹胀等不适;③ 鼻饲完后注入少量温水冲净鼻饲管内剩余鼻饲液。

操作后

鼻饲完毕,反折胃管末端并用纱布包裹,用橡皮筋扎紧,固定于衣领处。

嘱患儿维持原卧位 20～30 min,有助于防止呕吐,整理床单元。

整理用物,鼻饲用物应每天更换消毒,洗手,记录。

第十四节　耳负压引流管固定及维护操作技术

一、操作执行者

由注册护士执行。进修护士能力得到带教者认可后,

方可执行。非注册护士、实习护士需在注册护士督导下执行。

二、操作目的

1. 保持引流装置的有效负压,及时引出渗血、渗液,防止术后感染。

2. 保持再造耳皮下呈负压状态,使皮肤与软骨紧贴,保持塑性。

三、操作步骤

【操作前】

1. 评估

(1) 确认患儿身份,核对医嘱。

(2) 评估患儿年龄、病情、配合程度及耳部情况。

(3) 评估患儿耳部负压引流装置的情况,包括固定是否牢固、引流是否通畅等。

(4) 评估引流液的量、颜色、性质(必要时备生理盐水冲洗)。

(5) 评估操作环境,环境应安静、安全、整洁、明亮。

2. 操作准备

(1) 用物准备:治疗车、一次性无菌换药盘(内备有止血钳 2 把、安尔碘、棉签、生理盐水、手套、污物盘、胶布、手消液、医用垃圾桶),自制 20 mL 注射器 1 个(在 15 mL 刻度的针栓处用手术尖刀戳一针头大的小孔,再将针头从此孔穿过套上针帽固定针栓)。

(2) 洗手,戴口罩,戴手套。

（3）操作告知：向患儿及家属解释操作目的及配合方法。

【操作中】

1. 备齐用物,推车至床旁。再次核对患儿身份,做好告知工作。

2. 协助患儿取侧卧位,术耳向上。

3. 止血钳夹闭引流管(图3-14-1),取下注射器(从针乳头或针头处断开),取下针栓处的固定针头。操作过程中严格执行无菌操作原则,避免污染。

4. 观察记录引流液的量、颜色、性质,如有异常及时通知医生。

5. 更换自制20 mL注射器1个(在15 mL刻度的针栓处用手术尖刀戳一针头大的小孔,再将针头从此孔穿过套上针帽固定针栓)。

6. 用安尔碘棉签消毒注射器乳头及引流管连接处,将注射器与引流管紧密连接。

7. 松开止血钳,将针栓拉至15 mL刻度,将针头穿过小孔固定针栓,避免针栓向前滑行(图3-14-2)。

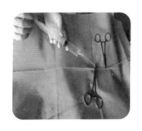
图3-14-1 夹闭引流管

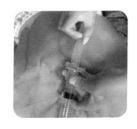
图3-14-2 固定针栓

8. 观察负压引流管是否通畅,有无漏气,负压是否正常。术后若无负压或负压小可以采取电动负压吸引器或中心负压吸引器持续负压吸引,使术区渗血得到充分引流,皮瓣通过负压作用紧软骨假体并黏合(负压值在 100～300 mmHg),持续引流,保持低负压吸引直至负压恢复正常。

9. 将引流装置用胶布妥善固定于患儿头部(图 3－14－3),妥善安置患儿,询问患儿有无不适。告知患儿及家属耳部负压引流的重要性,指导患儿勿牵拉引流装置,勿剧烈活动,注意妥善固定引流装置,防止脱出。一般术后 7 日拆纱布和拔出负压引流管。

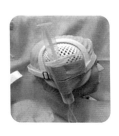

图 3－14－3　妥善固定引流管

【操作后】

1. 安慰患儿,协助患儿于健侧卧位,防止伤口受压。

2. 整理用物,洗手,记录。

四、 注意事项

1. 妥善固定引流管,保持适宜的长度,避免引流管受到牵拉、挤压、折叠及滑脱。

2. 定期检查引流管各连接处,确保连接紧密,保持有效引流,避免漏气,如有血液附着于管壁可给予离心方向轻轻挤捏,保持引流通畅,防止阻塞。

3. 夹闭引流管时,力度适宜,避免管道断裂。

4. 粘贴管道标识,观察引流液的性状、颜色及量,如果 5～7 天后患儿的 24 h 引流量<5 mL,应告知医生并配合其采取针对性处理或拔出引流管。

【操作流程】

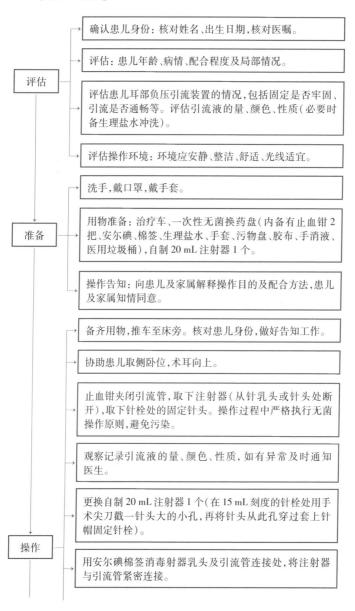

评估

- 确认患儿身份：核对姓名、出生日期，核对医嘱。

- 评估：患儿年龄、病情、配合程度及局部情况。

- 评估患儿耳部负压引流装置的情况，包括固定是否牢固、引流是否通畅等。评估引流液的量、颜色、性质（必要时备生理盐水冲洗）。

- 评估操作环境：环境应安静、整洁、舒适、光线适宜。

准备

- 洗手，戴口罩，戴手套。

- 用物准备：治疗车、一次性无菌换药盘（内备有止血钳 2 把、安尔碘、棉签、生理盐水、手套、污物盘、胶布、手消液、医用垃圾桶），自制 20 mL 注射器 1 个。

- 操作告知：向患儿及家属解释操作目的及配合方法，患儿及家属知情同意。

操作

- 备齐用物，推车至床旁。核对患儿身份，做好告知工作。

- 协助患儿取侧卧位，术耳向上。

- 止血钳夹闭引流管，取下注射器（从针乳头或针头处断开），取下针栓处的固定针头。操作过程中严格执行无菌操作原则，避免污染。

- 观察记录引流液的量、颜色、性质，如有异常及时通知医生。

- 更换自制 20 mL 注射器 1 个（在 15 mL 刻度的针栓处用手术尖刀戳一针头大的小孔，再将针头从此孔穿过套上针帽固定针栓）。

- 用安尔碘棉签消毒射乳头及引流管连接处，将注射器与引流管紧密连接。

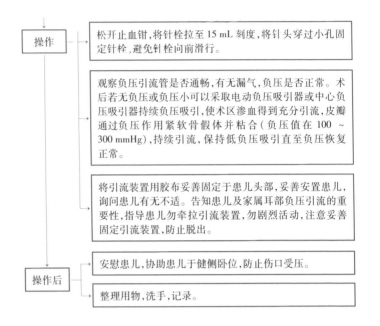

操作	松开止血钳,将针栓拉至 15 mL 刻度,将钎头穿过小孔固定针栓,避免钎栓向前滑行。
	观察负压引流管是否通畅,有无漏气,负压是否正常。术后若无负压或负压小可以采取电动负压吸引器或中心负压吸引器持续负压吸引,使术区渗血得到充分引流,皮瓣通过负压作用紧软骨假体并粘合(负压值在 100 ~ 300 mmHg),持续引流,保持低负压吸引直至负压恢复正常。
	将引流装置用胶布妥善固定于患儿头部,妥善安置患儿,询问患儿有无不适。告知患儿及家属耳部负压引流的重要性,指导患儿勿牵拉引流装置,勿剧烈活动,注意妥善固定引流装置,防止脱出。
操作后	安慰患儿,协助患儿于健侧卧位,防止伤口受压。
	整理用物,洗手,记录。

第十五节　多导睡眠检查法操作技术

一、操作执行者

由注册护士执行。进修护士能力得到带教者认可后,方可执行。非注册护士、实习护士需在注册护士督导下执行。

二、操作目的

1. 用于各种睡眠障碍的诊断,判断其类型和程度。
2. 监测患儿睡眠质量和睡眠结构。

3. 判断是否有睡眠相关疾病,如发作性睡病、睡眠期癫痫、不宁腿综合征等。

三、操作步骤

【操作前】

1. 评估

(1) 确认患儿身份：核对姓名、出生日期,核对医嘱。

(2) 评估患儿年龄、皮肤情况、合作程度、有无上呼吸道感染情况。

(4) 评估操作环境,环境应安静、整洁、安全、明亮。

2. 操作准备

(1) 用物准备：身高测量仪、体重秤、睡眠监测仪(各种电极线)、胶布、剪刀、电极膏、磨砂膏、棉签、纸巾。

(2) 询问患儿的睡眠情况、当日有无午睡情况、是否进食过浓茶、咖啡等兴奋性饮料。

(3) 操作告知：向患儿及家属解释操作目的及配合方法,患儿及家属知情同意。

(4) 七步洗手,戴口罩。

【操作中】

1. 携用物至床旁,再次核对医嘱,查对患儿姓名、出生日期。

2. 协助患儿家属填写睡眠评估表。嘱患儿排空大小便,换好宽松衣服。为患儿称体重、量身高。

3. 患儿取卧位,按照标准用皮尺测量并确定电极粘贴位置,剃除该位置的毛发,清洁局部皮肤,正确安装电极,包括眼动电图、心电图、脑电图、肌电图、口鼻气流、血氧饱和

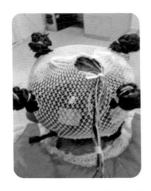

图 3 - 15 - 1　睡眠监测安装

度等,并妥善固定(图 3 - 15 - 1)。

4. 将所有电极线与睡眠监测仪连接,录入患儿信息,监测所有信号连接完毕,并启动开始键,开始监测(图 3 - 15 - 1)。监测 14 h 以上。

5. 检查显示屏睡眠波形及所有指标运行正常后采集数据,睡眠监测仪所有指示灯为绿色闪动提示机器正常运行,开始监测。

【操作后】

1. 协助患儿舒适卧位,整理床单位,清理用物,洗手。

2. 告知家属注意事项。

3. 监测结束,唤醒患儿,拆除所有电极线后,按结束键关闭机器。

4. 家属填写入睡情况评估表,分数据,电脑自动分析后人工校正。

5. 打印报告,关闭电脑。

6. 清洁消毒电极线。整理用物,并做好终末处理。

四、 注意事项

1. 监测当日,禁止喝咖啡、可乐、浓茶等影响睡眠的饮食。

2. 监测当日白天尽量不睡午觉,以保证夜间睡眠质量。

3. 监测前洗澡、洗头、更衣、不要使用护肤品、不涂指甲油。

4. 患儿可根据自己的入睡情况,自带故事书籍等。

5. 监测前避免剧烈运动,并保持精神情绪稳定,以免影响睡眠。

6. 监测前避免上呼吸道感染。

【操作流程】

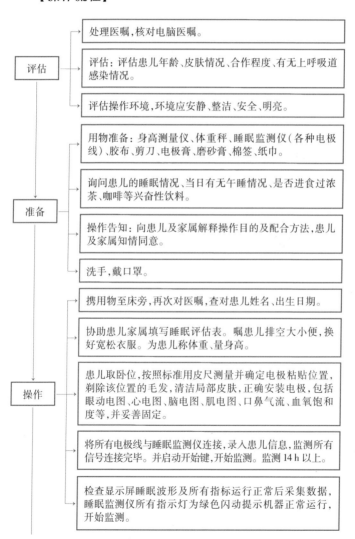

评估	处理医嘱,核对电脑医嘱。
	评估:评估患儿年龄、皮肤情况、合作程度、有无上呼吸道感染情况。
	评估操作环境,环境应安静、整洁、安全、明亮。

准备	用物准备:身高测量仪、体重秤、睡眠监测仪(各种电极线)、胶布、剪刀、电极膏、磨砂膏、棉签、纸巾。
	询问患儿的睡眠情况、当日有无午睡情况、是否进食过浓茶、咖啡等兴奋性饮料。
	操作告知:向患儿及家属解释操作目的及配合方法,患儿及家属知情同意。
	洗手,戴口罩。

操作	携用物至床旁,再次对医嘱,查对患儿姓名、出生日期。
	协助患儿家属填写睡眠评估表。嘱患儿排空大小便,换好宽松衣服。为患儿称体重、量身高。
	患儿取卧位,按照标准用皮尺测量并确定电极粘贴位置,剃除该位置的毛发,清洁局部皮肤,正确安装电极,包括眼动电图、心电图、脑电图、肌电图、口鼻气流、血氧饱和度等,并妥善固定。
	将所有电极线与睡眠监测仪连接,录入患儿信息,监测所有信号连接完毕。并启动开始键,开始监测。监测 14 h 以上。
	检查显示屏睡眠波形及所有指标运行正常后采集数据,睡眠监测仪所有指示灯为绿色闪动提示机器正常运行,开始监测。

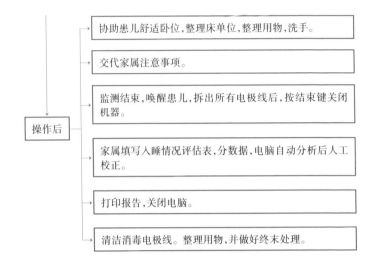

操作后
- 协助患儿舒适卧位,整理床单位,整理用物,洗手。
- 交代家属注意事项。
- 监测结束,唤醒患儿,拆出所有电极线后,按结束键关闭机器。
- 家属填写入睡情况评估表,分数据,电脑自动分析后人工校正。
- 打印报告,关闭电脑。
- 清洁消毒电极线。整理用物,并做好终末处理。

第十六节　过敏原皮肤点刺试验操作技术

一、操作执行者

由注册护士执行。进修护士能力得到带教者认可后,方可执行。非注册护士、实习护士需在注册护士督导下执行。

二、操作目的

1. 通过过敏原皮肤点刺试验,确定过敏原,为临床预防、治疗和护理提供有效依据。

2. IgE 介导的变应性疾病的诊断,结合患儿病史,可以做出致敏原的确诊。

3. 辅助诊断过敏后引起的 I 型变态反应性疾病。

三、操作步骤

【操作前】

1. 评估

（1）确认患儿身份：核对姓名、出生日期，核对医嘱。

（2）评估患儿年龄、病情、点刺部位皮肤有无红肿、皮疹及瘢痕、配合程度，询问过敏史。有无禁忌证，如 3 日内服用过抗组胺药物者 1 日内使用皮质激素或点刺部位使用皮质激素油膏、皮肤化痕症患儿、既往有过敏性休克的患儿、既往因严重过敏反应住院治疗过及近期用过抗过敏药患儿禁忌。

（3）评估操作环境，环境应安静、整洁、安全、明亮。

2. 操作准备

（1）用物准备：过敏原试剂液、点刺针、酒精、棉签、锐器盒、普通胶带、油性笔、测量尺、报告单、抢救车（抢救药品及物品）、抢救床、抗过敏药、雾化器、氧气。

（2）七步洗手，戴口罩。

（3）操作告知：向患儿及家属解释操作目的及配合方法，患儿及家属知情同意。

【操作中】

1. 携用物至床旁，再次解释核对医嘱，查对患儿床号、姓名、出生日期。

2. 向患儿介绍操作的基本过程，交代注意事项；告知患儿可能发生的不良反应，征得患儿同意，获得患儿的良好配合。对于年龄较小的患儿,应先给予心理安抚,嘱家属协助固定患儿的手。

3. 检查点刺液及其他设备,确保点刺液在有效期以内。

4. 选择点刺部位,一般选择前臂内侧。点刺部位皮肤必须干燥、清洁,没有涂抹化妆品,避开湿疹和红肿区域。嘱患儿将前臂放松,掌心向上放于治疗台上,用75%酒精溶液消毒试验区域的皮肤(酒精过敏的患儿可用0.9%氯化钠溶液清洁皮肤)。

5. 自肘部远端将过敏点刺液阴性、阳性对照液自上而下各滴一滴于清洁的皮肤上,滴过点刺液时滴管和瓶帽不得接触皮肤,点刺液间隔至少2 cm,以免反应红晕情况出现互相融合,便于测量风团大小。滴药的部位需避开肘关节和腕关节。

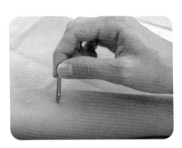

图 3 - 16 - 1　过敏原皮肤点刺

6. 点刺时,用点刺针从点刺液中心刺入皮肤浅层约1 mm深(图3 - 16 - 1),以不出血为宜,停留1 s,然后将针头退出弃去,每种点刺液应使用一根新的点刺针。如果点刺深度保持一致,也更易于自身与异体进行相互对照。

7. 在点刺时注意患儿的呼吸、面色、观察有无诱发性哮喘的发生,如有危险情况立即通知医生抢救。

8. 操作结束后,等待15~20分钟观察结果,告知患儿等待期间,不得随意离开治疗室,把手固定放于平位,勿乱动以免点刺液混合污染,影响判断结果。如风团处有痒感,切勿抓挠,如有不适立即通知医生。

9. 15分钟后观察结果,以记号笔画出风团边界,用透明胶带将风团形状(图3-16-2)粘贴后移至报告单上,在报告单上读取反应结果,用有弹性的塑胶尺量取数值,用毫米单位记录测量结果,风团平均直径=(风团最长直径+与之垂直的最长直径)/2。

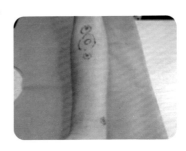

图3-16-2　观察结果判断

10. 过敏原皮肤点刺试验结果判断(表3-16-1):

表3-16-1　过敏原皮肤点刺试验结果判断

	欧洲(风团/组胺)	美国(风团/组胺)
阴性	无反应	无反应
+	<1/2	1 mm
++	1/2≤比值<1	1～3 mm
+++	1≤比值<1	3～5 mm
++++	≥2	>5 mm

11. 过敏反应急救护理

(1)局部反应:皮丘直径大于4 cm:①局部治疗:在过敏原点刺部位上方扎止血带,局部涂抹类固醇乳剂;②全身治疗:口服抗组胺药。

(2)轻度全身反应:皮丘直径大于4 cm并发鼻炎、皮肤潮红、瘙痒,出现广泛的荨麻疹:①局部治疗:在过敏原点刺部位上方扎止血带,局部涂抹类固醇乳剂;② 全身治疗:建立静脉通道,静脉滴注抗组胺药物,吸入肾上腺素气雾剂,监测血压和脉搏。

（3）严重全身反应:皮肤潮红、瘙痒,出现广泛的荨麻疹,胸闷、喘鸣、憋气、发绀、心悸、面色苍白:① 局部治疗:在过敏原点刺部位上方扎止血带,以减缓药物的吸收,局部涂抹类固醇乳剂;② 全身治疗:平卧,保持呼道通畅,给予高流量吸氧,立即给予肾上腺素 0.3~0.5 mL 皮下注射或肌内注射,必要时 5~10 min 重复一次,建立静脉通道,静脉滴注抗组胺药物,监测血压和脉搏。

【操作后】

1. 安慰患儿,安置患儿于舒适体位。

2. 整理用物,消毒、洗手、记录。

四、 注意事项

1. 严格执行无菌技术操作原则,防止交叉感染。

2. 不能在皮肤破损或有感染处进行试验。

3. 不要将不同的变应原混在一起使用。

4. 皮肤点刺试验前 3 日应停用抗组胺类药物,前 7 日停用糖皮质激素类药。

5. 有过敏性休克史的患儿严禁做此试验。

6. 应在治疗台准备 1∶1 000 盐酸肾上腺素注射液,以备抢救发生过敏性休克的患儿。

7. 完成点刺后,应分别盖好变应原溶液瓶,放在 2~8℃冰箱内保存。

【操作流程】

评估

→ 确认患儿身份：核对姓名、出生日期，核对医嘱。

→ 评估患儿年龄、病情、点刺部位皮肤有无红肿、皮疹及瘢痕、配合程度。询问过敏史及有无禁忌证，如：72 h 内服用过抗组胺药物者、皮肤划痕症患儿、既往有过敏性休克者，既往因严重过敏反应住院治疗过及近期用过抗过敏药患儿禁做。

→ 评估操作环境，环境应安静、安全、整洁、明亮。

准备

→ 用物准备：过敏原试剂液、点刺针、酒精、棉签、锐器盒、普通胶带、油性笔、测量尺、报告单、抢救车（抢救药品及物品）、抢救床、抗过敏药、雾化器、氧气。

→ 洗手，戴口罩。

→ 操作告知：向患儿及家属解释操作目的及配合方法，患儿及家属知情同意。

操作

→ 携用物至床旁，再次解释核对医嘱，查对患儿床号、姓名、出生日期。

→ 向患儿介绍操作的基本过程，交代注意事项；告知患儿可能发生的不良反应，征得患儿同意，获得患儿的良好配合。对于年龄较小的患儿，应先给予心理安抚，嘱家属协助固定患儿手部。

→ 检查点刺液及其他设备，确保点刺液在有效期以内。

→ 选择点刺部位，一般选择在前臂内侧。点刺部位皮肤必须干燥、清洁，没有涂抹化妆品，避开湿疹和红肿区域。嘱患儿将前臂放松，掌心向上放于治疗台上，用 75% 酒精溶液消毒试验区域的皮肤（酒精过敏的患儿可用 0.9% 氯化钠溶液清洁皮肤）。

→ 自肘部远端将过敏原点刺液、阴性、阳性对照液自上而下各滴一滴于清洁的皮肤上，滴过点刺液时滴管和瓶帽不得接触皮肤，点刺液间隔至少 2 cm，便于测量风团大小。滴药的部位需避开肘关节和腕关节。

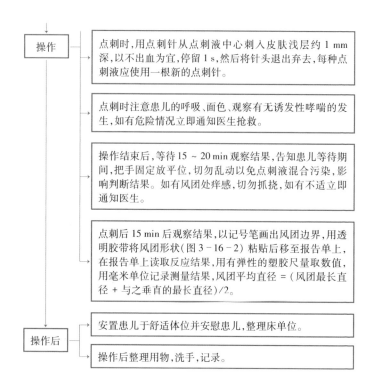

操作

点刺时,用点刺针从点刺液中心刺入皮肤浅层约 1 mm 深,以不出血为宜,停留 1 s,然后将针头退出弃去,每种点刺液应使用一根新的点刺针。

点刺时注意患儿的呼吸、面色、观察有无诱发性哮喘的发生,如有危险情况立即通知医生抢救。

操作结束后,等待 15 ~ 20 min 观察结果,告知患儿等待期间,把手固定放平位,切勿乱动以免点刺液混合污染,影响判断结果。如有风团处痒感,切勿抓挠,如有不适立即通知医生。

点刺后 15 min 后观察结果,以记号笔画出风团边界,用透明胶带将风团形状(图 3 - 16 - 2)粘贴后移至报告单上,在报告单上读取反应结果,用有弹性的塑胶尺量取数值,用毫米单位记录测量结果,风团平均直径 = (风团最长直径 + 与之垂直的最长直径)/2。

操作后

安置患儿于舒适体位并安慰患儿,整理床单位。

操作后整理用物,洗手,记录。

第十七节　特异性免疫治疗操作技术

一、操作执行者

由注册护士执行。进修护士能力得到带教者认可后,方可执行。非注册护士、实习护士需在注册护士督导下执行。

二、操作目的

规律性的皮下注射标准化过敏原疫苗,使患儿对此种过敏原的耐受性增高,当再次接触过敏原时,不再诱发疾病或减轻疾病发作程度。

三、操作步骤

【操作前】

1. 评估

(1)确认患儿身份:核对姓名、出生日期,核对医嘱。

(2)评估患儿年龄、病情、合作程度。

(3)询问患儿是否符合以下治疗适应证:① 有明确的、但无法避免接触的过敏原,如螨、花粉引起的过敏。② 有过敏的典型症状:流清涕、鼻塞、鼻痒和打喷嚏。③ 皮肤点刺试验结果显示++以上。④ 血清特异性 IgE 2 级以上。⑤ 不愿接受药物治疗或药物治疗症状不能很好控制者。⑥ 理解治疗的风险性和局限性。⑦ 年龄在 5 周岁以上的患儿。

(4)有以下禁忌证的患儿禁做此治疗:① 患儿处于严重的免疫病理状态或患有恶性肿瘤。② 需长期服用 β 受体阻滞剂治疗的患儿。③ 严重心理失调的患儿。④ 5 岁以下儿童。⑤ 依从性差的患儿。⑥ 无法理解治疗的风险性和局限性的患儿。

(5)评估操作环境,环境应安静、整洁、安全、明亮,是否有过敏性急救设备及物品。

2. 准备

(1)用物准备:过敏原疫苗、1 mL 无菌注射器、棉签、安尔碘。

(2)七步洗手,戴口罩。

(3)操作告知:向患儿及家属解释操作目的及配合方

法,患儿及家属知情同意。

【操作中】

1. 了解患儿身体状况,对患儿进行全面评估。

2. 向患儿讲解免疫治疗的目的、意义、疗效、疗程以及不良反应和风险,取得患儿配合,签署知情同意书。

3. 注射过敏原疫苗前,检查抢救设备及药品是否备齐。

4. 核对患儿姓名、药物编号、药物度及剂量,确定脱敏次数,填写脱敏治疗卡,测量 PEFR(呼气峰值)。

5. 操作前,常规询问患儿当天是否服用抗组胺药,忘记服药的患儿应立即补服,服药至少 30 min 后才能注射过敏原疫苗。

6. 抽吸药物前,轻轻颠倒药瓶 10~20 次,以充分混合过敏原疫苗。

7. 选择注射部位。注射部位最好选上臂远端 1/3 的外侧或前臂中 1/3 的背侧,注意注射点应避开皮肤破损、红肿、皮疹处。进行皮下深部注射。注射时两指按住皮肤,针尖斜面朝上,进针角度与皮肤成 45°左右,进针约 1 cm,回抽无回血后方可注射,每注射 0.2 mL 回抽 1 次,注射必须缓慢,注射 1 mL 大约 1 min(图 3-17-1)。

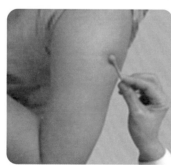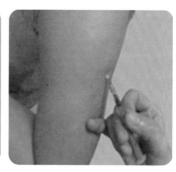

图 3-17-1　特异性免疫治疗

8. 如果回抽见血,应立即停止注射,记录已经注射的剂量,观察 30 min,如无异常,再选取其他部位注射剩余剂量。

9. 整个治疗过程主要分为三个治疗阶段进行。初始阶段使用低浓度药液,从最小量开始,之后逐渐增量。首次维持阶段采用三级浓度药液,2~4 周注射 1 次,共 8 次。再次维持阶段采用三级药液治疗,2~4 周注射 1 次,共 8 次。注射前,护士均需向患儿了解上次注射的情况,若患儿耐受情况较好,可继续进行增加注射剂量。同时,仔细观察患儿是否存在不良反应,一旦发现局部反应或全身反应,立即停药,由医师根据患儿的病情发展予以相应药物治疗。

10. 建议左右臂轮流注射,注意避免药物注射到皮内、肌内。

11. 免疫注射后观察

(1)注射后,应严密观察患儿情况至少 30 min。

(2)告知患儿观察期间出现任何不适和异常症状都要立即报告医护人员。

(3)告诉患儿在注射后的 24 h 内,应避免剧烈的体力活动,禁热水淋浴和饮酒。

(4)避免接触大量过敏原。

12. 不良反应及处理:局部反应注射后常出现局部红、肿胀、痒、痛,一般不需要处理,较重的局部反应可口服抗组胺药和给予局部冷敷。

(1)全身反应:分为迟发型全身反应和速发型全身反应,欧洲变态反应和临床免疫学学会提出全身反应。

欧洲变态反应和临床免疫学学会提出全身反应分级方

案如下：

0级：无症状或非特异性症状轻。

一级症状：轻度全身不良反应，局部荨麻疹、鼻炎或轻度哮喘PEF（呼气峰流速）自基线下降<20%。

二级症状：中度全身不良反应；发生缓慢（>15 min）的泛发的荨麻疹和（或）中度哮喘，PEF自基线下降<40%。

Ⅲ级症状：重度（非致命性）全身不良反应，快速发生（15 min以内）的泛发荨麻疹、血管性水肿或严重哮喘，PEF自基线下降40%。

Ⅳ级症状：过敏性休克，迅速发生的瘙痒、潮红、红斑、泛性荨麻疹、速发型哮喘、低血压等。

（2）全身不良反应的处理

轻度全身不良反应：局部荨麻疹、鼻炎或轻度哮喘，可用抗组胺药物或支气管扩张剂治疗。

中度全身不良反应：中度哮喘、泛发性荨麻疹或血管性水肿，需要建立静脉通道，给予皮质激素和抗组胺药物治疗，监测血压和脉搏。

过敏性休克：呼吸困难的患儿立即深部肌内注射盐酸肾上腺素，给予仰卧位，建立静脉通道，遵医嘱给予皮质激素和抗组胺药物，高流量吸氧，监测血压、脉搏和氧饱和。

13. 急救设备

（1）盐酸肾上腺素、口服和注射的抗组胺药物、静脉用糖皮质激素和升压药物等。

（2）止血带、注射器、静脉输液用设备。

（3）听诊器、血压计。

（4）吸氧装置、气管插管、简易呼吸机及气管切开包。

【操作后】

1. 对患儿及家属进行健康教育。

2. 注射后,应严密观察患儿情况,至少 30 min 无异常方可离开医院。

3. 整理用物,消毒洗手、记录。

四、 注意事项

1. 告知患儿免疫治疗的目的、意义、疗程、效果等,减少患儿的不良情绪。

2. 免疫治疗时间长,应与患儿建立良好的护患关系,多与患儿沟通,取得患儿的信任,提高其依从性。

3. 做好安慰解释工作,使患儿树立战胜疾病的信心,以积极、主动的心态来接受治疗。

4. 告知患儿尽量避免接触过敏原,注意室内通风,保持空气新鲜,不用地毯,家中不养宠物,经常晒洗衣物、被褥,打扫卫生时戴口罩。

5. 患儿家中的空调过滤器的滤网需经常清洗、更换。

6. 患儿保持心情愉快,注意劳逸结合,加强身体锻炼,增强机体抵抗力。

7. 患儿注意保暖,预防上呼吸道感染,减少诱发因素。

【操作流程】

评估

→ 确认患儿身份：核对姓名、出生日期,核对医嘱。

→ 评估：评估患儿年龄、病情、合作程度

→ 询问患儿是否符合以下治疗适应证：① 有明确的、但无法避免接触的过敏原,如螨、花粉引起的过敏。② 有过敏的典型症状：流清涕、鼻塞、鼻痒和喷嚏。③ 皮肤点刺试验结果显示 ++ 以上。④ 血清特异性 gE 级以上 ⑤ 不愿接受药物治疗或药物治疗症状不能很好控制者。⑥ 理解治疗的风险性和局限性 ⑦ 年龄在 5 岁以上。

→ 有以下禁忌证的患儿禁做此治疗：① 患儿处于严重的免疫病理状态或患有恶性肿瘤。② 需长期服用 β 受体阻滞剂治疗的患儿。③ 严重心理失调的患儿。④ 5 岁以下儿童。⑤ 依从性差的患儿。⑥ 无法理解治疗的风险性和局限性的患儿。

→ 评估操作环境,环境应安静、整洁、安全、明亮,是否有过敏性急救设备及物品。

准备

→ 用物准备：过敏原疫苗、1 mL 无菌空针。

→ 洗手,戴口罩。

→ 操作告知：向患儿及家属解释操作目的及配合方法,患儿及家属知情同意。

操作

→ 了解患儿身体状况,对患儿进行全面评估。

→ 向患儿讲解免疫治疗的目的、意义、疗效、疗程以及不良反应和风险,取得患儿配合,签署知情同意书。

→ 注射过敏原疫苗前,检查抢救设备及药品是否备齐,在治疗车上备好盐酸肾上腺素。

→ 核对患儿姓名、药物编号、药物度及剂量,确定脱敏次数,填写脱敏治疗卡,测量 PEER(呼气)。

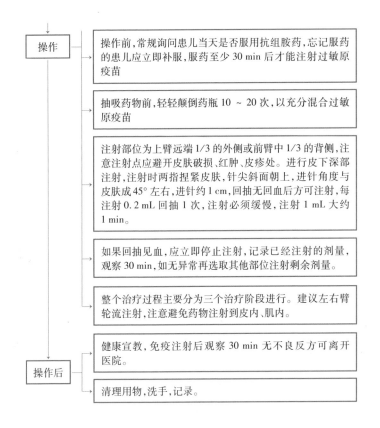

操作

操作前，常规询问患儿当天是否服用抗组胺药，忘记服药的患儿应立即补服，服药至少 30 min 后才能注射过敏原疫苗

抽吸药物前，轻轻颠倒药瓶 10 ～ 20 次，以充分混合过敏原疫苗

注射部位为上臂远端 1/3 的外侧或前臂中 1/3 的背侧，注意注射点应避开皮肤破损、红肿、皮疹处。进行皮下深部注射，注射时两指捏紧皮肤，针尖斜面朝上，进针角度与皮肤成 45° 左右，进针约 1 cm，回抽无回血后方可注射，每注射 0.2 mL 回抽 1 次，注射必须缓慢，注射 1 mL 大约 1 min。

如果回抽见血，应立即停止注射，记录已经注射的剂量，观察 30 min，如无异常再选取其他部位注射剩余剂量。

整个治疗过程主要分为三个治疗阶段进行。建议左右臂轮流注射，注意避免药物注射到皮内、肌内。

操作后

健康宣教，免疫注射后观察 30 min 无不良反方可离开医院。

清理用物，洗手，记录。

第十八节　耳前瘘管化脓切开引流及换药法操作技术

一、操作执行者

　　由注册护士执行。进修护士能力得到带教者认可后，方可执行。非注册护士、实习护士需在注册护士督导下执行。

二、操作目的

1. 耳前瘘管切开排脓,进行引流清除脓液、渗液、控制炎症。

2. 待炎症基本消退后手术切除瘘管。

三、操作步骤

【操作前】

1. 评估

(1)确认患儿身份:核对姓名、出生日期,核对医嘱。

(2)评估患儿年龄、合作程度。

(3)评估患儿的脓肿大小、深度、出血、形状、脓液多少,有无坏死组织、疼痛等情况。

(4)评估操作环境,环境应安静、安全、整洁、明亮。

2. 操作准备

(1)用物准备:手术刀柄、刀片、洞巾、纱布、胶布、橡胶引流条、3%过氧化氢溶液、生理盐水、10 mL 无针头注射器、棉签、碘伏。

(2)治疗前询问病史,并做好治疗记录。

(3)操作告知:向患儿及家属解释操作目的及配合方法,使患儿具有充分思想准备,取得患儿的配合。如年龄较小不能配合的患儿,嘱家属协助固定患儿。

【操作中】

1. 备齐用物、核对患儿姓名、出生日期。做好告知工作。

2. 协助患儿取侧卧位,患耳正对操作者。

3. 将脓肿周围毛发剃掉并清洗干净,常规消毒。

4. 选择脓肿波动感最明显处下方或体位引流最低部位经皮纹方向切开(图 3 - 18 - 1)后放置橡皮引流条引流后加压包扎(图 3 - 18 - 2)。

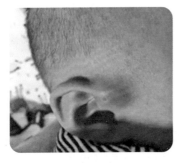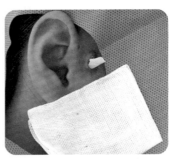

图 3 - 18 - 1　耳前瘘管脓肿切除术　　图 3 - 18 - 2　放置引流条

5. 换药时观察脓腔大小,瘘管周围皮肤有无溢脓形成,观察脓液颜色、量,先用 3% 过氧化氢对脓腔进行彻底冲洗后在用生理盐水冲洗。如切口周围表面皮肤质硬可用鱼石脂软膏涂擦(注意避开切口处)以软化脓包,促使脓液分泌;如无脓液后切口周围红肿时,可涂擦莫匹罗星或红霉素软膏;如切口或周围无红肿时,可涂擦康复新液以促进切口愈合,外层用无菌纱布遮盖,胶布固定。

6. 换药次数根据引流液量及伤口恢复情况而定。有引流条者每日换药 1 次,术区无渗出物后停止脓腔冲洗,待局部红肿消退、脓腔缩小后,可停止使用引流条,仅做碘伏局部消毒并更换敷料,待其自然愈合。无引流条者可隔天换药 1 次,换药后局部用无菌敷料覆盖。如再出现脓腔积液,同法再冲洗换药,直至痊愈。

【操作后】

1. 安慰患儿,置患儿于健侧卧位,防止伤口受压。

2. 按消毒隔离整理用物。

3. 健康教育：① 保持伤口清洁、干燥,避免污水进入伤口。② 指导患儿进行合理的饮食,禁止食用辛辣刺激性的食物,以保障患儿切口的有效愈合。

4. 一般常规护理：术前全是应用抗生素抗感染治疗。切口愈合好 5~7 日后可择期手术。

四、 注意事项

1. 严格执行无菌技术操作原则,凡接触伤口的物品,均须无菌。防止污染及交叉感染,各种无菌敷料从容器内取出后,不得放回,污染的敷料须放入医疗垃圾袋内。

2. 正确评估伤口情况,发现伤口异常,及时报告医师处理。

3. 耳部周围小血管和神经末梢丰富,切开时易出血并引起剧烈疼痛,耳前瘘管切开引流为感染性的(图 3 - 18 - 1),因此要严格遵守无菌操作规程,以免感染加重。

4. 每 3 日换药 1 次,有引流条每日换药 1 次。术区无渗出物后停止脓腔冲洗,待局部红肿消退、脓腔缩小后,可停止使用引流条,仅做碘伏局部消毒并更换敷料,待其自然愈合。如再出现脓腔积液,同法再冲洗换药,直至痊愈。换药后局部无菌敷料覆盖,每日换药 1 次。

5. 放入引流条时动作要轻巧,每次换药时要注意观察切口引流是否通畅(图 3 - 18 - 2)。

6. 纱布需盖住伤口周围,保持干燥清洁,不能随意移动敷料,因移动会将皮肤的污染物带入伤口内。

7. 对于炎症期间的患儿应指导进行合理的饮食,禁止食用辛辣刺激性的食物,以保障患儿切口的有效愈合。

【操作流程】

评估	→	确认患儿身份：核对姓名、出生日期,核对医嘱。
	→	评估患儿年龄、合作程度及耳部脓包位置、大小、软硬情况。注意评估患儿的脓肿大小、深度、出血、形状、脓液多少,有无坏死组织、疼痛、肿胀情况。
	→	评估操作环境,环境应安静、安全、整洁、明亮,周围避免有人碰到操作者误伤耳道。

准备	→	用物准备：手术刀柄、刀片、洞巾、纱布、胶布、橡胶引流条、3% 过氧化氢、生理盐水、10 mL 无针头注射器、棉签、碘伏。
	→	治疗前询问病史,并做好治疗记录。
	→	操作告知：向患儿及家属解释操作目的及配合方法,使患儿具有充分思想准备,取得患儿的配合。如年龄较小不能配合的患儿嘱家属协助固定患儿。

操作	→	备齐用物、核对患儿姓名,出生日期。做好告知工作。
	→	协助患儿取坐位,头向健侧偏斜,患耳正对操作者。
	→	将脓肿周围毛发剃除并清洗干净,常规消毒。
	→	选择脓肿波动感最明显处下方或体位引流最低部位经皮纹方向切开。
	→	放置橡皮引流条引流后加压包扎。
	→	换药时观察脓腔大小,瘘管周围皮肤有无溢脓形成,观察脓液颜色、量,先用 3% 过氧化氢再用生理盐水彻底清洗脓腔后,如切口周围脓肿较硬可用鱼石脂软膏涂擦(注意避开切口处)以软化脓包,促使脓液分泌,如无脓液后切口周围红肿时可涂擦莫匹罗星或红霉素软膏,如切口或周围无红肿时可涂擦康复新液以促进切口愈合,换药次数根据引流物量及伤口恢复情况而定。

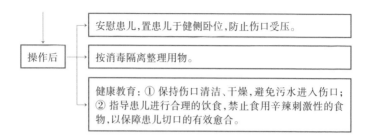

第二章
儿童耳部常见疾病护理常规

第一节　先天性耳前瘘管

先天性耳前瘘管(congenital preauricular fistula)是耳皮肤上的盲端小管,是一种最常见的先天耳畸形,是胚胎时期第1、2鳃弓的6个小丘样结节融合不良或第1鳃沟封闭不全所致,是一种常染色体显性遗传病。

一、　临床表现

瘘管多为单侧,也可为双侧。主要表现为盲端小管开口于外耳皮肤上,多见于耳轮脚前,少数可开口于耳轮的后上边缘、耳屏及耳垂。

1. 症状:一般无症状,按压时可有少许稀薄黏液或乳白色脂样物自瘘口溢出,味臭,局部可有瘙痒不适感。如继发感染,则局部及周围组织可发生红肿、疼痛,甚至形成脓肿。反复发作可至瘘管周围皮肤溃烂并形成瘢痕。

2. 体征:可见瘘管口多位于耳轮角前,少数在耳屏间切迹及耳郭。常为盲管,深浅不一,可呈分支状,甚至深达耳郭软骨内。

二、 护理评估

1. 健康史：询问发现耳前瘘管的年龄,是否有瘘管反复感染史,近期是否有急性感染等情况。患儿是否有其他先天性疾病。评估耳部周围皮肤有无红肿、疼痛等。

2. 身体状况：评估患儿的生命体征,有无急性感染征象。

3. 心理-社会状况：评估患儿及家属的心理状况,了解患儿的发病及治疗经过,评估患儿及家属对疾病的认知程度或对疾病预后的期望值。

三、 护理诊断

1. 有感染的危险：与抵抗力下降或细菌入侵引起化脓感染有关。

2. 疼痛：与瘘管感染有关。

3. 知识缺乏：缺乏先天性耳前瘘管的日常护理及术后的自我护理知识。

四、 护理目标

1. 患儿住院期间耳前瘘管无感染,或发生感染能及时发现。

2. 患儿疼痛减轻或消失,能耐受疼痛。

3. 患儿及家属了解疾病、手术及预后的相关知识。

五、 护理措施

1. 心理护理：加强与患儿及家属的沟通，了解患儿的心理状态，鼓励患儿积极配合术前检查。讲解有关疾病及手术的过程，争取患儿及家属的配合。让患儿及家属以良好的心态对待疾病及手术。

2. 专科护理

（1）术前护理：术前完善常规检查及术区备皮，剃除耳郭周围 7~10 cm 的头发，长发患儿剩余头发扎成马尾辫，偏向健侧，充分暴露手术部位。

（2）术后护理：按照全麻术后常规护理，严密观察病情变化。给予健侧卧位，防止伤口受压。嘱多进食高蛋白质、高热量食物，摄入营养丰富、易消化的软食，忌辛辣、过硬的食物，以免引起伤口疼痛。保持敷料清洁、干燥，洗头后及时擦干耳周，勿抓挠周围皮肤。告知家属伤口敷料包扎的重要性，勿自行拆除敷料。

3. 健康指导：保持伤口清洁干燥，伤口未完全愈合前禁止游泳、淋浴等；未行手术切除的患儿勿挤压瘘口，避免污水进入瘘管；忌自行局部涂抹不洁药膏；增强机体抵抗力，营养均衡，预防感冒。

六、 护理评价

1. 患儿及家属掌握防止耳前瘘管感染的方法。

2. 患儿能耐受疼痛。

3. 患儿及家属掌握先天性耳前瘘管的自我护理知识。

七、 护理流程

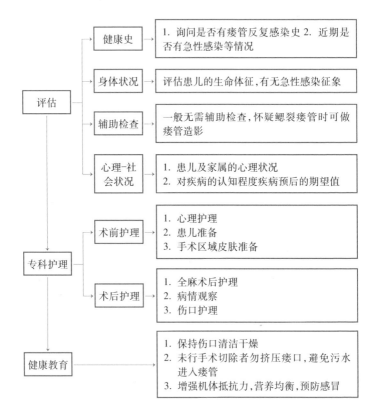

第二节　先天性耳畸形

先天性耳畸形 (先天性外中耳畸形, microtia and atresia, MA) 又称小耳畸形, 是头面部常见的先天性畸形之一。因胚胎时期第 1、2 鳃弓的发育不良所致, 与胚胎时期受遗传因素及环境因素的影响有一定的关系,临床上主要表现为耳郭畸形、外耳道狭窄或者闭锁、中耳畸形等,严重时甚至合并半面短小、唇腭裂等其他的颜面部畸形。

一、 临床表现

先天性耳畸形患儿的临床特征涉及的部位主要是耳郭、外耳道和中耳,内耳往往不受累。按照畸形程度,临床上最常用的分型为三型:

Ⅰ度:耳郭的大小、形态发生变化,但耳郭重要的表面标志结构存在,外耳道狭窄,严重时外耳道出现闭锁。

Ⅱ度:最为典型,只存在呈垂直方位的耳郭,呈腊肠状,外耳道闭锁。

Ⅲ度:只存留皮肤、软骨构成的团块,严重者出现无耳。

二、 护理评估

1. 健康史:询问家族中有无类似病例,评估患儿耳郭畸形的程度,有无合并外耳道闭锁。有无听力减退、眩晕、耳鸣等,了解患儿的生活习惯、健康状况、药物过敏史、手术史、家族遗传史等。

2. 身体状况:评估患儿的身体状况,有无急性感染征象,有无其他基础疾病。

3. 心理-社会状况:评估患儿的年龄、性别、文化层次,对疾病的态度,自我概念形态及有无自卑心理等。评估患儿及家属对疾病的认知程度或对疾病预后的期望值。

三、 护理诊断

1. 自我形象紊乱：与先天性缺陷有关。
2. 言语障碍：与听力差有关。
3. 焦虑：与担心手术及疾病的预后有关。
4. 舒适度的改变：与手术伤口有关。
5. 潜在并发症：皮瓣坏死、皮下血肿、术耳及腹部的感染。

四、 护理目标

1. 患儿及家属了解疾病及手术相关知识，能正确对待自身的缺陷，积极配合治疗及护理。
2. 患儿伤口无活动性出血发生或发生出血后能及时处理。
3. 患儿及家属能理解手术的目的，从而接受手术效果。
4. 患儿不舒适感减轻或消失。
5. 无相关并发症发生。

五、 护理措施

1. 心理护理：向患儿及家属讲解疾病相关知识，手术的目的及注意事项。以缓解患儿及家属的紧张及恐惧心理，取得配合。主动关心患儿，为患儿创造舒适的休息环境，以减轻患儿的焦虑恐惧。向患儿及家属介绍手术成功的案例，介绍已行此类手术的患儿与其交流，消除紧张心理。

2. 专科护理

（1）术前护理：协助做好术前常规相关检查，注意有无手术禁忌证，应特别注意患儿的凝血功能。近期有无上呼吸道感染病史及有无药物过敏史。术前 1 日告知手术的注意事项并做好相关准备，剃干净全部头发，检查术区有无皮疹、疖肿。

（2）术后护理：按照全麻术后常规护理，术后采用去枕平卧位，头偏向健侧。保持呼吸道通畅，以免呕吐物误吸发生窒息，给予心电监护、血氧饱和度监测及氧气吸入，必要时床旁备吸引器，密切观察患儿生命体征。采取健侧卧位，避免术耳受压，起卧缓慢，防止意外跌倒。

（3）病情观察：注意观察局部切口渗血、渗液及敷料包扎固定情况；如有少许渗血属正常现象，嘱患儿及家属不必担心；如渗出的血液将耳部敷料浸湿，应及时报告医生更换，重新加压包扎。观察腹部伤口敷料有无渗血。嘱患儿咳嗽、排便时用手护住胸腹部伤口处，以减少疼痛。

（4）引流管护理：注意观察负压引流管是否保持持续负压状态，引流管是否固定通畅。定时抽吸，每日详细观察并记录引流液的量、颜色、性状，防止其受压、扭曲、阻塞，影响切口分泌物排出，从而导致皮瓣坏死。根据引流液情况，一般术后 5~7 日后引流液少于 1 mL，可拔除引流管。

（5）体位护理：Ⅰ期手术取肋软骨的患儿，术后腹带加压包扎以限制腹部活动度及减轻腹部切口疼痛。术后24 h 内鼓励患儿轻按压腹部伤口在床上活动，48 h 后可协助其下床适当活动，走路弯腰轻轻按压腹部再慢慢行走，禁止剧烈运动，预防继发性血肿等并发症的发生。Ⅱ期手术术后患儿，鼓励早期下床活动。

6. 健康指导：术后保护患耳，防止压伤、晒伤、冻伤，避免到人群多的地方以防外力碰撞;睡觉时采取健侧卧位避免受压,保护患耳;忌游泳,洗头时要避免污水入耳,保持术耳及腹部皮肤的清洁干燥;加强营养,保证足够的蛋白质摄入并注意膳食均衡。

六、 护理评价

1. 患儿及家属掌握先天性耳畸形疾病的护理知识及预后。

2. 患儿伤口未出血。

3. 患儿及家属能正确理解手术的目的,接受手术效果。

4. 患儿不舒适感减轻或消失,能耐受疼痛。

5. 患儿未发生相关并发症。

七、 护理流程

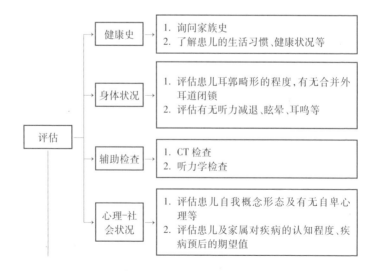

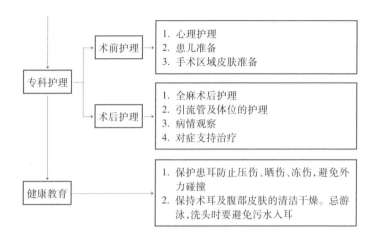

第三节 耳 郭 外 伤

耳郭外伤(auricle trauma)是指发生于耳郭的机械性损伤、冻伤及烧伤等,其中以挫伤及撕裂伤多见。可单独发生,亦可伴发于头面部的外伤。处理不当可发生软骨膜炎、软骨坏死,遗留耳郭畸形。

一、 临床表现

耳郭突出于身体表面,易受各种外伤,如挫伤、撕裂伤、切割伤、咬伤、刺伤和火器伤。咬伤是耳郭外伤常见的原因。

1. **挫伤**:多因钝物撞击所致,轻者仅耳郭皮肤擦伤或局部红肿,多可自愈。

2. **撕裂伤**:轻者受伤耳郭仅为一裂口,重者有组织缺损,甚至耳郭部分或完全离断。

3. 血肿：重者软骨膜下或皮下积血，局部形成血肿。因耳郭皮下组织少，血循环差，血肿不易自行吸收，若血肿机化可致耳郭增厚变形，大的血肿可继发感染，引起软骨坏死，导致耳郭畸形。

二、 护理评估

1. 健康史：询问患儿外伤史，了解受伤的时间、场所、致伤物和外力大小，是否采取处理措施等，了解耳部既往状况。

2. 身体状况：根据受伤原因和外力大小，不同时期的症状也有所不同。早期多为血肿、出血和耳郭断裂，受损处易感染，后期多为耳郭缺损、畸形。挫伤轻者，表现为皮肤擦伤或红肿，多可自愈；撕裂伤，轻者受伤耳郭仅为一裂口，重者有组织缺损，甚至耳郭部分或完全离断。

3. 心理-社会状况：评估患儿年龄、性别，对耳外伤的危害性及对疾病的认知程度。患儿及家属可因担心预后不良、致外观形象改变而产生焦虑、悲观情绪。通过与患儿沟通交流，了解其心理状况。

三、 护理诊断

1. 有感染的危险：与耳郭完整性受损有关。
2. 焦虑：与担心伤口愈合情况有关。
3. 急性疼痛：与耳郭外伤后耳部疼痛有关。
4. 自我形象紊乱：与耳郭完整性受损、耳郭畸形有关。
5. 潜在并发症：耳郭畸形、软骨坏死、感染等。

四、护理目标

1. 患儿及家属了解疾病的护理知识、治疗及预后。
2. 耳部伤口未发生感染,患儿疼痛及不适感降低或消失。
3. 了解疾病的相关知识,患儿及家属焦虑程度减轻。
4. 无相关并发症发生。

五、护理措施

1. 心理护理:患儿进入陌生环境会产生紧张情绪,加上伤口疼痛会烦躁不安,应采用鼓励、表扬等方式引导患儿,态度要和蔼可亲,有的患儿及家属担心缝合后会影响面部美观,护士应讲解缝合的必要性和重要性。做好患儿的心理护理,鼓励其主动配合,做好家属的思想工作取得他们的理解与支持,以减轻焦虑情绪。

2. 专科护理

(1)一般护理:保持病区安静,保护患耳,取健侧卧位,观察有无渗血,保持敷料的清洁干燥,合理使用抗生素,以防感染。评估患儿疼痛的程度,对疼痛的耐受力,指导患儿及家属掌握全身放松、分散注意力的方法,给予高热量、高蛋白、高维生素、易消化的软食,免咀嚼硬食以免引起牵拉痛。

(2)对症护理:① 挫伤:耳郭血肿小者,应在严格无菌操作下用粗针头抽出积血,加压包扎 48 h。血肿较大者,应手术切开,吸尽积血,清除血凝块,局部用碘仿纱条填塞或缝合切口后加压包扎,同时全身应用抗生素严防感染。

② 撕裂伤：外伤尽早清创缝合，尽量保留软组织，对位缝合。局部包扎，但切忌压迫过紧。如皮肤大块缺损，软骨尚完整，可用耳后带蒂皮瓣或游离皮瓣修复。

3. 健康指导：保持伤口清洁干燥，勿进水；避免搔抓、碰伤伤口，防止伤口感染；讲解疾病相关知识，指导注意保护外耳，避免碰撞；若患儿患耳皮肤发生发黑、红、肿、热、痛等应立即到院就诊；定期复查，不适随诊。

六、护理评价

1. 患儿及家属掌握耳郭外伤疾病的防护及护理知识。

2. 患儿及家属掌握防止伤口感染的方法。

3. 患儿及家属焦虑程度减轻。

4. 患儿未发生耳郭畸形、软骨坏死、感染等相关的并发症。

七、护理流程

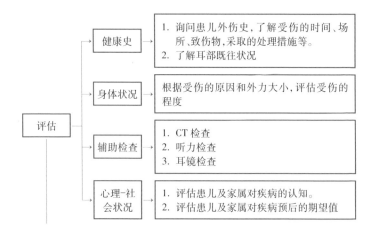

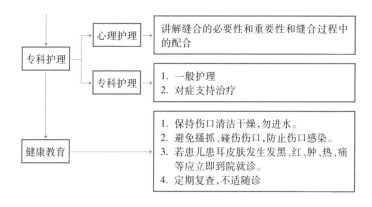

第四节　耳郭化脓性软骨膜炎

耳郭化脓性软骨膜炎(suppurative perichondritis of auricle)是耳郭软骨膜的急性化脓性炎症,形成于软骨和软骨膜间,常引起较严重的疼痛,并能造成耳郭软骨坏死及畸形。

一、临床表现

往往最早出现耳郭肿痛感,继而红肿热痛加重,范围增大,检查可见耳郭红肿、明显触痛,脓肿形成后有波动感,有时脓肿可自行破溃。

二、护理评估

1. 健康史:询问有无外伤、手术、冻伤、烧伤及耳郭血肿继发感染等。评估耳部邻近组织有无感染扩散。了解有无耳部既往史。

2. 身体状况：观察患儿耳郭局部情况，有无红肿、增厚、触痛、脓肿形成等。评估患儿有无其他基础疾病。

3. 心理-社会状况：评估患儿的年龄、生活习惯等，了解患儿及家属对本病的认知程度。

三、护理诊断

1. 知识缺乏：与家属缺乏耳郭化脓性软骨膜炎疾病的相关预防、治疗和护理知识有关。

2. 体温过高：与炎症引起全身反应有关。

3. 急性疼痛：与耳郭化脓性软骨膜炎引发的耳痛有关。

4. 营养失调：与食欲减退有关。

5. 潜在并发症：软骨坏死、耳郭畸形等。

四、护理目标

1. 患儿及家属了解疾病及自我保健的相关知识。

2. 患儿耳郭疼痛缓解或消失。

3. 患儿及家属恐惧心理消除，以积极配合。

4. 患儿体温恢复正常。

5. 无相关并发症发生。

五、护理措施

1. 心理护理：向患儿及家属讲解疾病的原因、治疗、护理的相关知识，配合要点及预后，鼓励患儿积极配合治疗及护理。

2. 专科护理

（1）疼痛护理：向患儿及家属讲解疼痛的原因,安慰患儿,加强心理护理。评估患儿疼痛的程度,提供舒适安静的环境,减少不良刺激,保证充足的睡眠,耳痛明显的患儿,转移注意力,降低机体对疼痛的阈值。评估疼痛程度,向家属及患儿讲解引起的原因,安慰患儿,做好心理护理。遵医嘱给予镇痛药物,并讲解其作用及不良反应,观察用药效果。

（2）伤口护理：① 早期尚未形成脓肿时,全身应用足量有效抗生素控制感染。早期可做局部理疗,促进局部炎症消退。② 如已形成脓肿,应行脓肿切开引流,彻底清除坏死软骨及肉芽等,创腔用抗生素液反复冲洗,适当加压包扎。观察耳部敷料有无渗血,每日耳部进行换药,观察伤口有无渗血,耳郭颜色及皮温。若遗留严重的耳郭畸形可做整形修复术。

3. 健康指导：嘱患儿遵医嘱继续服用抗生素;保持伤口清洁干燥,勿进水;避免搔抓、碰伤伤口,防止伤口感染;避免非专业穿耳;养成良好的习惯和个人卫生。

六、 护理评价

1. 患儿及家属掌握耳郭化脓性软骨膜炎疾病的治疗及护理知识。

2. 患儿疼痛能耐受,体温正常。

3. 患儿未发生耳郭软骨坏死或畸形等相关并发症。

4. 患儿及家属焦虑情绪减轻,从而积极配合治疗及护理。

七、护理流程

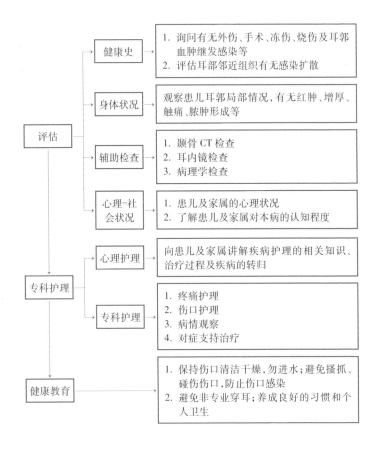

第五节　外　耳　湿　疹

外耳湿疹(eczema of external ear)是一种发生在外耳道内、耳郭及耳部周围皮肤的变态反应性多形性皮炎,主要特征为瘙痒、多形性皮疹，易反复发作，以年幼儿多见。可分为急性、慢性两类。

一、 临床表现

外耳湿疹以局部症状为主，多不伴有明显的全身症状，常见表现以瘙痒、脱屑为主，可有不同分泌物渗出、结痂，不同类型外耳有不同的症状。

1. **典型症状**

（1）急性外耳湿疹：极痒，伴有烧灼感，多见于婴幼儿。皮肤呈红斑或粟粒状小丘疹，进一步发展可有小水泡，溃破后可流出黄水样分泌物，表皮糜烂，有时为黄色痂皮覆盖。

（2）亚急性外耳湿疹：痒感较急性外耳湿减轻，黄色分泌物也随之减少，但可有皮肤结痂及脱屑的表现。

（3）慢性外耳湿疹：除瘙痒外，外耳皮肤增厚，表皮脱屑、皲裂、结痂、局部颜色加深、表面粗糙不平，可致外耳道狭窄。

2. **伴随症状**：皮肤抓破后可出现继发感染，表现为疼感，体温升高等症状，部分严重者病变反复发作，可导致鼓膜表面受累者、可有轻度传导性耳聋及耳鸣。

二、 护理评估

1. **健康史**：询问有无不良挖耳习惯，既往有无化脓性中耳炎等。

2. **身体状况**：评估患耳局部皮肤情况，有无渗出、水泡、破溃、皮肤增厚、脱屑、粗糙等，评估分泌物的颜色和性状。有无听力下降,耳鸣的情况。

3. 心理-社会状况:患儿可因极度瘙痒等,表现为烦躁不安而哭闹不止。应与患儿及家属交流,评估其患耳及家属对疾病的认知程度和心理状态,以取得配合。

三、 护理诊断

1. 知识缺乏:与家属缺乏外耳湿疹的相关预防、治疗和护理知识有关。

2. 瘙痒:与多种因素引起的多形性皮炎有关。

3. 焦虑:与缺乏相关疾病知识,担心预后有关。

4. 舒适度的改变:与瘙痒有关。

3. 潜在并发症:听力下降、耳鸣等。

四、 护理目标

1. 患儿及家属了解疾病及自我保健相关知识。

2. 患儿能耐受疼痛。

3. 无相关并发症发生。

4. 皮肤瘙痒缓解或恢复正常。

五、 护理措施

1. 心理护理:应同情、关心患儿,多沟通,通过建立良好的护患关系,从心理上减轻其焦虑、恐惧情绪。通过对疾病知识的宣教,让其了解湿疹的病因和预防方法,解释精神因素对治疗效果的直接影响,树立信心,积极配合治疗护理。

2. 专科护理

（1）一般护理：① 母乳喂养可以减轻湿疹的程度，因此对患湿疹的小儿要尽可能延长母乳喂养的时间。如果用牛奶喂养，应把牛奶煮沸几分钟以降低其致敏性。多食用新鲜水果和蔬菜，它们有降低致敏性的作用；② 毛织品、胶布和新衣服不直接与患儿的皮肤接触；避免太阳直射患儿的湿疹部位，湿疹的小儿不宜洗澡过多；③ 注意室内卫生，患儿的房间要保持空气流通、湿润，减少室内灰尘的刺激。

（2）用药护理：① 祛除病因，避免致敏因素。如因化脓性中耳炎脓液引起的患儿应保持外耳道清洁干燥，积极抗感染治疗。② 局部忌用肥皂或热水清洗，忌涂抹刺激性药物，严禁抓痒、挖耳等。③ 渗液较多的患儿可用 3%硼酸溶液或 15%氧化锌溶液湿敷。渗液较少或无渗液的患儿可涂用泼尼松类冷霜或软膏、氧化锌油等。若有干痂，可用 3%过氧化氢溶液洗净拭干后，涂用上述药液或药膏。④ 慢性湿疹有皮肤增厚或皲裂的患儿，可用 10%~15%硝酸银溶液涂擦；发作间歇期，可用 70%酒精溶液清洁外耳道，保持其干燥，全身治疗可服用抗过敏药物。

4. 健康指导：避免食用或接触变应原物质，及时治疗中耳炎及头部的湿疹，改掉挖耳等不良习惯；避免受热出汗，保持皮肤清洁，干燥。小儿衣服要宽松，柔软，要棉织品。

六、 护理评价

1. 患儿及家属掌握外耳湿疹疾病的知识及自我保健知识。

2. 患儿能耐受疼痛。

3. 患儿瘙痒症状缓解。

4. 患儿未发生听力下降、耳鸣等相关并发症。

七、 护理流程

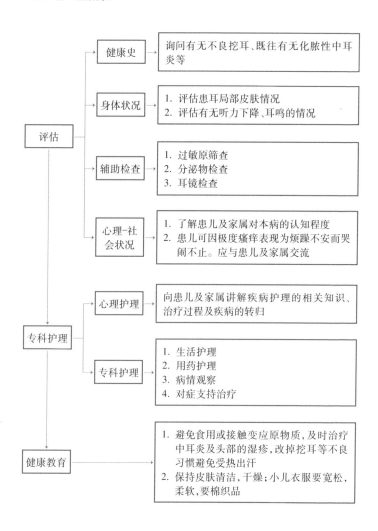

第六节　外耳道炎及疖肿

外耳道炎(external otitis)为外耳道皮肤的弥散性、非特异性炎症,又称弥散性外耳道炎。外耳道疖肿(furunculosis of external auditory meatus)是外耳道皮肤急性局限性化脓性病变,又称局限性外耳道炎。发生于外耳道软骨部,两者是耳科常见病之一。多为挖耳损伤外耳道皮肤或洗澡时及游泳后外耳道积水,使局部表皮软化,易被细菌侵入感染。

一、 临床表现

1. 外耳道炎可分为急、慢性两类。急性者轻度表现为轻度耳内灼热感、胀痛,重者患耳剧痛,咀嚼时加重并可伴耳鸣和听力下降,可流出脓性分泌物。慢性者耳发痒,常伴有少量渗出物。外耳道皮肤增厚、皲裂、脱屑,分泌物积存,甚至可造成外耳道狭窄。

2. 外耳道疖肿疼痛剧烈,咀嚼和说话时疼痛加重,疖肿破溃可有脓液,可混有血液,严重者耳前、耳后淋巴结肿胀,疼痛,耳后沟消失,耳郭耸立。

二、 护理评估

1. 健康史:评估患儿耳部不适及疼痛的程度,分泌物流出及持续的时间。了解患儿是否有明显诱因。

2. 身体评估

(1)外耳道炎可引起耳痒、疼痛、灼热及不适感,严重可影响睡眠。

（2）外耳道疖早期可引起剧烈耳痛，张口咀嚼时加重，严重时可放射至同侧头痛。疖堵塞外耳道时，可有耳鸣及耳闷。外耳道软骨部可见隆起疖肿，脓肿破溃后外耳道内有脓血或脓液。严重者伴有体温升高。

3. 心理-社会状况：患儿因耳痛、发热及流出分泌物等症状影响食欲及睡眠，可导致烦躁不安，易产生焦虑情绪。护士应评估患儿的情绪状况、对疾病的认知程度以及对疼痛的耐受力等，对其进行安慰及健康指导。

三、 护理诊断

1. 知识缺乏：与家属缺乏外耳道炎及疖肿的相关预防、治疗和护理知识相关。

2. 急性疼痛：与外耳道炎及疖肿引起的疼痛有关。

3. 感知改变：与外耳道炎引起的听力下降有关。

4. 体温过高：与炎症引起的全身反应有关。

四、 护理目标

1. 患儿及家属了解疾病、自我保健的相关知识。

2. 患儿体温恢复正常。

3. 患儿耳痛缓解，患儿疼痛减轻，感到舒适。

五、 护理措施

1. 心理护理：患儿因耳痛、发热等症状影响食欲及睡眠，可导致烦躁不安。合并其他全身性疾病的患儿常有焦虑、恐惧心理。护士应做好心理疏导,以积极配合治疗。

2. 专科护理

(1) 一般护理:清洁外耳道,保持外耳道清洁干燥;禁止挖耳,避免局部刺激,以免加重感染及疼痛。

(2) 用药护理:① 遵医嘱使用抗生素控制感染。外耳道有感染者遵医嘱使用滴耳液,观察患儿用药后有无眩晕症状。② 局部尚未化脓者用 1% ~3%酚甘油或 10%鱼石脂甘油滴耳,或用上述药液纱条敷于患处,每天更换纱条 2 次。③ 疖肿未成熟时禁忌切开,防止炎症扩散。疖肿成熟后及时挑破脓头或切开引流。用 3%过氧化氢溶液清洁外耳道脓液及分泌物。④ 慢性患儿可用抗生素与糖皮质激素类(如泼尼龙、地塞米松等)合剂、糊剂或霜剂局部涂敷,不宜涂太厚。

3. 健康指导:注意纠正挖耳的坏习惯;游泳、洗头时污水入耳后应及时拭净;保持外耳道干燥、避免损伤;指导患儿及家属正确滴耳的方法;告知患儿及家属疾病未完全康复前禁止游泳;有污水进入耳道应及时擦净,保持清洁干燥;应加强对患儿及家属关于疾病相关知识的宣教。

六、 护理评价

1. 患儿及家属掌握外耳道炎及疖肿疾病的相关知识及护理知识。

2. 患儿体温降至正常。

3. 患儿耳痛缓解,感到舒适,疼痛能耐受。

七、护理流程

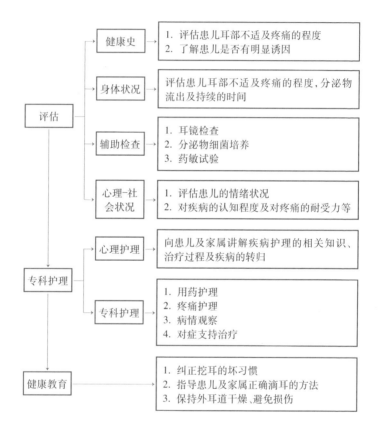

第七节 耵聍栓塞

耵聍栓塞(impacted cerumen)是指外耳道内耵聍分泌过多或排出受阻,使耵聍在外耳道内聚集成团,形成较硬的团块,阻塞外耳道,严重可影响听力。

一、临床表现

耵聍栓塞的程度及部位不同,症状有异。

1. 瘙痒:耵聍小、未完全阻塞者,多无明显症状,部分有局部瘙痒感。

2. 听力下降:耵聍大、完全阻塞外耳道可出现听力减退、耳鸣、耳痛,甚至眩晕。临床上主要表现为传导性听力下降,遇水后耵聍膨胀。

3. 耳痛及闷胀感:完全阻塞外耳道后,可有听力骤降。应与特发性突聋鉴别。耵聍栓塞后可诱发外耳道皮肤糜烂、肿胀、肉芽形成等,表现为耳部疼痛或闷胀感。

4. 其他:若耵聍压迫鼓膜时可引起耳鸣、眩晕及听力减退,若耵聍压迫外耳道后壁皮肤,可因刺激迷走神经耳支引起反射性咳嗽。

二、护理评估

1. 健康史:询问患儿有无外耳道炎症、瘢痕、肿瘤、异物等病史。

2. 身体评估:了解患儿有无瘙痒、耳闷、听力下降、耳痛等症状,耵聍压迫鼓膜有无引起耳鸣、眩晕等情况。

3. 心理-社会评估:评估患儿的年龄、生活环境等,了解患儿有无挖耳的习惯。因外耳道堵塞可引起听力减退、耳鸣、眩晕等,患儿及家属易出现焦虑情绪。应通过沟通了解患儿心理状况,给予安慰及相应指导。

三、 护理诊断

1. 知识缺乏：与家属缺乏和处理耵聍栓塞的相关知识有关。
2. 感知障碍：与听力下降有关。
3. 舒适度的改变：与耳部闷塞感有关。
4. 有损伤鼓膜的危险：与取出耵聍操作不当有关。
5. 有感染的危险：与皮肤受损引起感染有关。

四、 护理目标

1. 患儿及家属了解疾病的预防及自我保健知识。
2. 患儿降低不适感，闷塞感。
3. 患儿未发生感染或发生感染能及时发现。

五、 护理措施

1. 心理护理：由于耵聍栓塞引起耳痛、耳闭塞感、听力下降等，又缺乏对本病的认识，加之患儿对治疗方法不熟悉，在接受治疗时会产生不同程度的恐惧、焦虑和紧张心理。所以医生在治疗前必须对患儿进行心理疏导，向患儿及家属讲解耵聍栓塞的原因、治疗及护理要点，鼓励患儿积极配合。

2. 专科护理：备好器械，协助患儿取侧坐位，将患儿侧坐抱在胸前，固定患儿头部，双腿夹紧患儿双下肢，患耳朝向医生，配合医生顺利取出。

（1）当耵聍较硬不易取出时，向患儿及家属解释清楚，以取得合作。冲洗前需将耵聍软化,用 5%~10% 的碳酸氢钠溶液滴耳,每日 4~5 次,每次滴药后患耳向上静置 5~10 min,3~4 天后待其全部或部分膨化,再冲洗。患者取侧坐位、头向健侧偏斜,紧贴患侧耳垂下方的皮肤置放一弯盘,以盛装冲洗时流出的水液,操作者以一手将患侧耳廓轻轻牵拉,另一手取吸满接近体温的温热生理盐水、接有塑料管的 20 mL 的注射器或橡皮球置于外耳道口,向外耳道的后上壁方向冲洗。冲洗液进入深部并借回流力量将耵聍或异物冲出。如此反复冲洗,直至耵聍或异物冲出为止。已有外耳道炎者,应给予抗生素控制炎症。

(2) 对可活动、未完全阻塞外耳道的耵聍可用耵聍钩取出耵聍团块。较软的耵聍可将其与外耳道壁分离后分次取出。较硬的用耵聍钩从外耳道后上壁将耵聍与外耳道壁分离出缝隙后,将耵聍钩扎入耵聍团块中间,慢慢钩出,尽量完整取出。

(3) 耵聍较深不易取出或配合欠佳的患儿,可在充分软化耵聍后在耳内镜辅助下清理,以便充分清理外耳道耵聍,避免损伤外耳道及鼓膜。

(4) 检查耳道耵聍的多少、硬度、活动度。如耵聍较软,可通过耳镜用膝状镊取出;若用温水冲洗法时,应询问和检查患儿有否中耳炎、鼓膜穿孔、外耳道炎及湿疹等,如出现上述情况应禁忌冲洗。

3. 健康指导:洗澡及游泳时,应防止耳内进水,保持清洁干燥,以减少耳道感染;应避免使用棉球清理外耳道,避免将耵聍推入外耳道内侧加重栓塞;皮脂腺分泌旺盛的患儿,应尽量减少摄入油脂过多的食物;如出现外耳道出血、流脓等症状应立即就诊。

六、 护理评价

1. 患儿及家属掌握耵聍栓塞的疾病知识及自我保健护理知识。

2. 患儿不适感降低、闷塞感消失。

3. 患儿未发生感染。

七、 护理流程

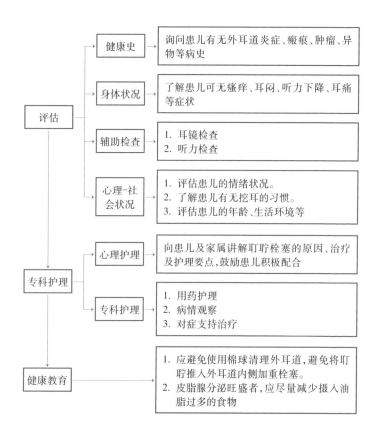

第八节　外耳道异物

外耳道异物(foreign bodies in external auditory meatus)常因玩耍时将小物体塞入耳内挖耳或外伤时遗留小物体或昆虫侵入耳内等所致。异物种类可分为动物性(如飞虫、蟑螂等)、植物性(如谷粒、豆类、小果核等)及非生物性(如石子、小玩具等)3类。

一、临床表现

1. 根据异物的种类、大小、部位的不同,表现有所不同。细小异物如不阻塞耳道、不产生刺激,可长期存留在外耳道内,无任何明显表现。

2. 异物较大时可阻塞耳道,引起听力下降、耳部疼痛、耳鸣甚至反射性咳嗽。

3. 部分异物遇水或受潮湿发生膨胀引起外耳道阻塞、听力受损、剧烈耳部胀痛、耳鸣等,严重者可致外耳道感染。

4. 活的昆虫类异物可在耳内爬动,可有耳痛、耳鸣、听力减退等症状,甚至损伤鼓膜。

5. 部分位置较深、接近鼓膜的异物除可影响听力外,还可压迫鼓膜产生眩晕、耳鸣,甚至引起鼓膜及中耳的损伤。

二、护理评估

1. 健康史:询问患儿在发病前有无明确的异物进入史以及异物的种类、发病的时间等。是否有挖耳习惯或耳外伤史,评估患儿耳道有无肿胀等情况。

2. 身体评估:评估患儿有无耳闷、耳痛和反射性咳嗽等症状,评估患儿是否有不停抓挠患耳、哭闹不止的现象。评估患儿耳道情况,有无畸形。

3. 心理-社会评估:评估患儿的年龄、生活环境,了解有无挖耳的习惯。评估患儿及家属的心理状况,了解其担心、焦虑的原因。评估其对疾病的认知程度。

三、 护理诊断

1. 恐惧:与异物意外进入外耳道有关。

2. 有鼓膜损伤的危险:与操作不当有关。

3. 知识缺乏:与家属缺乏外耳道异物的相关预防和护理知识有关。

4. 舒适度的改变:与异物堵塞外耳道狭窄而引起听力下降有关;与异物压迫刺激外耳道有关。

5. 潜在并发症:鼓膜穿孔、外耳道感染。

四、 护理目标

1. 患儿及家属了解有关疾病的预防及自我保健知识。

2. 无相关并发症的发生。

3. 患儿及家属恐惧、焦虑情绪减轻。

五、 护理措施

1. 心理护理:因外耳道异物使患儿及家属产生紧张、恐惧情绪,加之异物深陷所致的剧烈疼痛,应主动介绍配合要点及注意事项等,消除患儿紧张情绪,积极配合治疗。积极对症处理,针对其负面情绪做好心理疏导。

2. 专科护理:观察患儿症状,应用抗生素,预防和控制外耳道感染。根据不同的异物备好器械,协助患儿取侧坐位,将患儿侧坐抱在胸前,固定患儿头部,双腿夹紧患儿双下肢,患耳朝向医生,配合医生取出外耳道异物。

(1)细小的异物,一般可用镊子取出。圆而滑的异物如小球、小豆等,不宜用镊子夹取,首选异物钩等器械,顺耳道与异物间的空隙,越过异物将其钩出,防止将异物推向耳部深处,损伤鼓膜。取出时,应尽量避免损伤外耳道皮肤及鼓膜。

(2)如果小异物无嵌顿,可将异物冲洗出去。如果有鼓膜穿孔、遇水膨胀性异物和易与水发生化学反应的异物应禁用此法。

(3)植物类异物如谷物、豆类等遇水后会膨胀,可先将95%的酒精滴入,使其脱水缩小后再取出,易碎的异物可分次取出。

(4)活体昆虫类异物,须先行杀死或麻醉后用镊子取出,或用耵聍钩钩出或冲洗法冲出。

(5)钳取异物时,头部必须绝对固定,以免损伤耳道和鼓膜。小儿不能合作者,可在全身麻醉下进行取出。

(6)外耳道已继发急性炎症,宜先抗感染治疗,待炎症消退后再取异物。

(7)如果在耳道内嵌入的异物较大、较重、较深,此时不能从外耳道取出,可在耳内或耳后做切口取出。

3. 健康指导:教育孩子不要把小东西往耳朵里乱塞;外耳道误塞异物后,立即到医院里由医生取出,家属切勿盲目自行取,以免损伤外耳道皮肤及鼓膜;异物取出后的耳道要注意保持清洁干燥;皮脂腺分泌旺盛的患儿,应尽量减少摄入含油脂量高的食物。

六、 护理评价

1. 患儿及家属掌握外耳道异物疾病的预防及自我保健知识。

2. 患儿未发生鼓膜穿孔、外耳道炎等并发症。

3. 患儿及家属恐惧情绪减轻,以积极配合治疗。

七、 护理流程

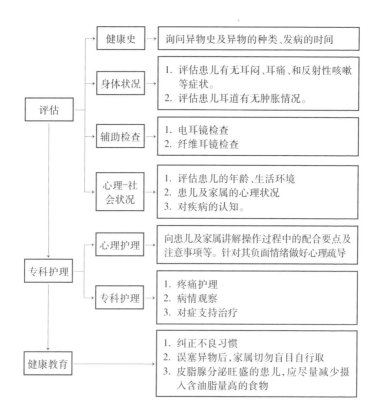

第九节　分泌性中耳炎

分泌性中耳炎（secretory otitis media）是以中耳积液及听力下降为特征的中耳非化脓性炎性疾病，又称为渗出性中耳炎、非化脓性中耳炎、黏液性中耳炎、卡他性中耳炎、鼓室积液、浆液性中耳炎、浆液–黏液性中耳炎、无菌性中耳炎，是引起小儿听力下降的重要原因。

一、临床表现

1. 听力减退：听力下降，可随体位变化而变化，伴有自听增强、闭塞感；摇头可听见水声。患儿常因对声音反应迟钝，注意力不集中而就医。如一耳患病，另一耳听力正常，可长期不被察觉。

2. 耳痛：急性者可有隐隐耳痛，可为持续性，亦可为阵痛。慢性者耳痛不明显。

3. 耳鸣：多为低调间歇性，如"噼啪"声、嗡嗡声及流水声等。当头部运动或打哈欠、捏鼻鼓气时，耳内可出现气过水声。

4. 耳闷：耳内闭塞或闷胀感，反复按压耳屏后可暂时减轻。

二、护理评估

1. 健康史：询问患儿之前是否有上呼吸道感染，既往有无腺样体肥大、急慢性鼻炎、鼻窦炎等。

2. 身体状况：了解患儿有无听力减退、耳痛、耳鸣、耳闷等情况。

3. 心理-社会状况：因耳鸣、听力减退、耳闷胀感等导致患儿产生焦虑心理，慢性者因病程长、易反复而表现为烦躁不安和失望。护士应多关心患儿，并讲解疾病相关知识，以满足其对疾病的认知程度和心理状态。

三、 护理诊断

1. 感知改变：与中耳积液有关。
2. 舒适度改变：与鼓室积液引起的耳鸣、耳痛、耳闷塞感有关。
3. 焦虑：与担心听力下降有关。
4. 潜在并发症：通气管脱落、继发感染。

四、 护理目标

1. 患儿及家属了解疾病的预防及术后的自我保健知识。
2. 患儿听力恢复，不适感降低或消失。
3. 无相关并发症发生。

五、 护理措施

1. 心理护理：了解患儿的心理状况，多与患儿沟通，取得患儿的信任，对患儿及家属出现的恐惧、紧张等不良情绪要及时沟通，消除不良心理情绪。解释本病的病因及治疗措施，提高家属对疾病的认知，以积极配合治疗。

2. 专科护理

（1）术前护理：完善术前常规检查，告知术前相关注意事项，做好术前宣教，剃除术耳周围 7~10 cm 头发，长发患儿剩余头发扎成马尾辫，偏向健侧，充分暴露手术部位。

（2）术后护理：按全麻术后常规护理，起卧缓慢，头部限制活动，不要过度活动，防止意外跌倒。密切观察有无眩晕、恶心、呕吐、面瘫等并发症。观察外耳道有无血性液体流出，告知若有少量渗液属于正常情况，若有活动性出血应告知医生查看。外耳道的棉球要保持清洁干燥，防止术耳进水，以免引起中耳感染。摄入营养丰富、易消化的食物，忌辛辣、硬等刺激性的食物。

（3）饮食护理：叮嘱患儿多进食新鲜蔬菜、水果、牛奶、鸡蛋等营养丰富且消化良好的食物，保持大便通畅。

（4）非手术用药护理：遵医嘱用药，正确使用滴鼻液，选用合适的抗生素控制感染；遵医嘱予呋麻滴鼻液滴鼻，以保持鼻腔及咽鼓管通畅；糖皮质激素类药物可减轻炎性渗出，注意观察药物的疗效及不良反应；教会患儿及家属正确的滴鼻及擤鼻方法；告知保持咽鼓管通畅的重要性。

3. 健康指导：宣传正确的喂奶姿势，避免溢奶；指导患儿及家属滴耳液的使用方法，正确滴鼻、擤鼻；鼓膜置管未脱落的患儿禁忌游泳；生活有规律，忌辛辣刺激性食物；加强锻炼，增强机体抵抗力，保持鼻腔及咽鼓管通畅，预防上呼吸道感染。

六、 护理评价

1. 患儿及家属掌握分泌性中耳炎疾病的预防及护理知识。

2. 患儿听力恢复正常,耳鸣、耳痛、耳闷塞感等症状消失。

3. 患儿未发生相关并发症。

七、护理流程

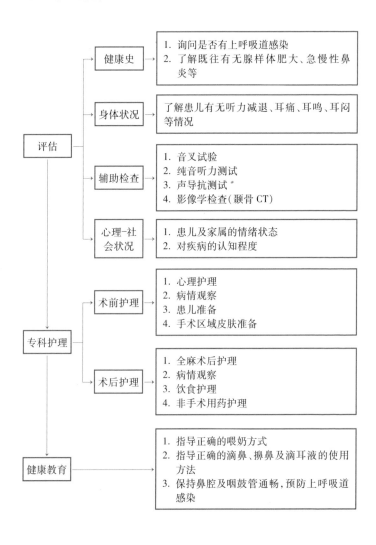

第十节　急性化脓性中耳炎

急性化脓性中耳炎(acute suppurative otitis media)是中耳黏膜的急性化脓性炎症,本病多见于儿童。临床上以耳痛、耳内流脓、鼓膜充血、穿孔为特点。病变主要位于鼓室、中耳的其他各部。急性乳突炎是乳突气房黏膜及骨膜,特别是骨质的急性化脓性炎症,是急性化脓性中耳炎主要表现在乳突部位的急性炎症。主要发生于气化型乳突,亦称为急性化脓性中耳乳突炎。

一、临床表现

1. 全身症状:鼓膜穿孔前,全身症状明显,可有畏寒、发热、倦怠、食欲减退等,小儿全身症状通常较成人严重,可有高热、惊厥,常伴呕吐、腹泻等消化道症状,鼓膜穿孔后,耳内脓液外泄,全身症状明显减轻。

2. 耳痛:为本病的早期症状。患儿感耳深部钝痛或搏动性跳痛,一旦鼓膜出现自发性穿孔或行鼓膜切开术后,脓液向外排出,疼痛顿减。

3. 耳鸣及听力减退:患耳可有搏动性耳鸣、听力逐渐下降。鼓膜穿孔后听力反而提高。

4. 耳漏:鼓膜穿孔后耳内有液体流出,初为浆液血性,以后变为黏液脓性乃至脓性。如分泌物量甚多,提示分泌物不仅来自鼓室,亦源于鼓窦、乳突。

5. 急性化脓性中耳炎恢复期,即3~4周时,耳痛不减轻,或一度减轻后又逐日加重;无好转甚或加重;耳流脓不减少甚至增多,引流受阻时流脓突然减少及伴同侧颞区头痛及再次发热等全身症状,重者体温可达 40℃ 以上,应考虑有急性乳突炎之可能。

6. 急性乳突炎时,患儿耳郭后沟乳突区出现红肿压痛。

二、 护理评估

1. 健康史:询问患儿有无急慢性鼻炎及咽部炎症反复发作史、游泳呛水、婴儿呛奶等,了解耳痛、耳流脓、听力下降等。

2. 身体状况

(1) 全身症状:鼓膜穿孔前,全身症状明显,可有畏寒、发热、食欲减退、伴呕吐、腹泻等消化道症状。

(2) 耳痛:为本病的早期症状。患儿感耳深部钝痛或搏动性跳痛。

(3) 听力减退及耳鸣。

3. 心理-社会状况:患儿可因耳痛剧烈、听力减退及发热等表现为烦躁不安而哭闹不止。应与患儿及家属交流,评估其对本病的认知程度和心理状态,提高对疾病的认识程度。

三、 护理诊断

1. 急性疼痛:与急性化脓性中耳炎引发的耳痛有关。

2. 体温过高:与炎症引起全身反应有关。

3. 舒适度的改变:与炎症刺激、疼痛有关。

4. 潜在并发症:急性乳突炎、耳源性脑脓肿等。

四、护理目标

1. 患儿及家属了解疾病的相关知识,积极配合治疗和护理。

2. 患儿耳痛缓解,不适感降到最低。

3. 体温恢复正常。

4. 无相关并发症发生。

五、护理措施

1. 心理护理:向患儿家属普及急性化脓性中耳炎发病原因、临床治疗效果、告知相关注意事项,耐心予以疏导,可使患儿逐渐接受病情,并积极配合治疗,促进病情康复。

2. 专科护理

(1)提供舒适安静的环境,减少不良刺激,保证充足的睡眠。高热、呕吐、疼痛为急性化脓性中耳炎患儿的常见症状。针对高热患儿,应鼓励其多饮水,并予以物理降温或遵医嘱给予退热药。针对呕吐腹泻严重患儿,注意补充液体、电解质及维生素,维持机体水、电解质和酸碱平衡。

(2)用药护理:全身应用抗生素,正确使用滴耳液。鼓膜未穿孔时遵医嘱给予2%苯酚甘油滴耳液,保持咽鼓管畅通,缓解疼痛。鼓膜穿孔后给予0.3%氧氟沙星滴耳液,穿孔长期不愈的患儿,可做鼓膜成形术。

(3)局部治疗护理:① 无鼓膜穿孔时:2%苯酚甘油滴耳,可消炎止痛。但鼓膜穿孔后禁用。② 有鼓膜穿孔时:先用3%过氧化氢溶液彻底冲洗外耳道脓液,然后擦干;滴入氧氟沙星等抗生素滴耳液。

（4）病情观察：观察耳部有无流脓，脓液的颜色、性质及量、气味等并及时记录；了解患儿有无头昏、耳鸣、听力下降等不适，应及时通知医生。

3. 健康指导：宣传正确的喂奶姿势，避免溢奶；指导患儿及家属正确使用滴耳液及擤鼻的方法；注意耳部卫生，不挖耳；勿污水入耳，有分泌物流出时及时拭干外耳道，保持耳道内清洁；适当的运动锻炼，均衡营养，提高机体自身抵抗力，预防上呼吸道感染。

六、护理评价

1. 患儿及家属掌握急性化脓性中耳炎疾病的知识及自我保健护理知识。

2. 患儿未诉耳痛、耳不适等。

3. 患儿体温降至正常。

4. 患儿未发生相关并发症。

七、护理流程

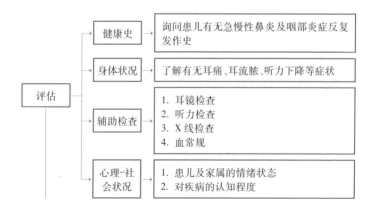

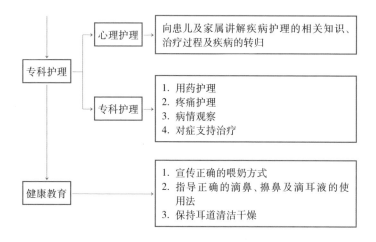

第十一节　慢性化脓性中耳炎

慢性化脓性中耳炎（chronic suppurative otitis media）是指中耳黏膜、骨膜或深达骨质的化脓性炎症，重者炎症深达乳突骨质。临床上以耳内长期间歇或持续流脓、鼓膜穿孔及听力下降为特点，在一定条件下，可以引起颅内、外并发症。

一、临床表现

1. 反复流脓：耳内流脓可为间歇性或持续性，脓量多少不等。进入急性期发作时伴有耳痛。脓液或为黏液性、黏液脓性或为纯脓，可有臭气，急性发作期分泌物内可带血。

2. 听力下降：患儿可有不同程度的传导性或混合性听

力下降。听力下降的程度与鼓膜穿孔的大小、位置、听骨链是否受损及迷路正常与否等相关。

3. 耳鸣：部分患儿有耳鸣，多与内耳受损有关。部分与鼓膜穿孔有关，在将穿孔贴补后耳鸣可消失。

二、 护理评估

1. 健康史：询问患儿是否曾患急性化脓性中耳炎，是否有鼻咽部疾病及免疫力低下情况。

2. 身体评估：了解患儿有无耳流脓、耳聋、鼓膜穿孔等症状。

3. 心理-社会状况：因知识缺乏不知其严重后果而不予重视。因慢性化脓性中耳炎间断性耳流脓、听力下降且伴有臭味，而产生自卑心理及焦虑恐惧心理。护士应多关心患儿，向患儿及家属讲解疾病相关知识，满足其对疾病的认知，以取得患儿及家属的配合。

三、 护理诊断

1. 感知觉紊乱：与化脓性中耳炎引起的听力下降有关。

2. 舒适度受损：与耳痛、耳流脓、耳闭塞感、耳鸣有关。

3. 焦虑：与长期耳流脓及担心手术效果有关。

4. 潜在并发症：颅、内外感染，面瘫等。

四、护理目标

1. 患儿及家属了解疾病及手术的相关知识。

2. 患儿了解耳部纱条填塞的重要性,疼痛降到最低,患儿能耐受疼痛。

3. 伤口无活动性出血。

4. 无相关并发症发生。

五、护理措施

1. 心理护理:主动介绍手术过程、配合要点及注意事项等,消除患儿紧张情绪,积极配合治疗护理。积极对症处理,针对其负面情绪做好心理疏导。

2. 专科护理

(1) 用药护理:引流通畅的患儿以药物治疗为主,炎症急性发作时,全身应用抗生素。用药前先用 3% 过氧化氢溶液洗耳,洗净后用棉签擦干再滴药。忌用氨基糖苷类抗生素等耳毒性药物,以免引起听力下降。注意保持良好的生活习惯,提高自身免疫力,避免上呼吸道感染。提供舒适安静的环境,减少不良刺激,保证充足的睡眠。

(2) 术前护理:完善术前常规检查。术前 1 日做好术前宣教,告知禁饮禁食时间及术区备皮,剔除术侧耳郭周围 7~10 cm 头发,长发患儿剩余头发扎成马尾辫,偏向健侧,充分暴露手术部位。

(3) 术后护理:按全麻术后常规护理。取平卧或健侧卧位,起卧缓慢,防止意外跌倒,嘱咐其不可进行剧烈头部运动,不可用力打喷嚏和咳嗽。遵医嘱使用抗生素和止血剂,密切观察患儿病情变化。

（4）密切观察有无眩晕、恶心、呕吐、面瘫、剧烈头痛等情况。若上述症状出现,应及时告知医生,警惕耳源性并发症的发生。观察创面有无渗血及出血量,渗血明显的患儿应及时换药。

（5）饮食护理:嘱进食高蛋白、高热量、高维生素、易消化的食物,多吃水果蔬菜,忌辛辣、硬等刺激性的食物,避免引起牵拉痛。

3. 健康指导:指导患儿及家属正确洗耳、滴耳的方法;教会患儿外耳道清洁、捏鼻鼓气法等;注意保持外耳道的清洁,短期内不宜游泳,洗头时可用干棉球塞住外耳道口,防止进水感染;适当的运动锻炼,提高机体自身抵抗力,预防上呼吸道感;嘱进食高蛋白质、富含维生素C的食物,避免辛辣、过硬的食物,要健侧咀嚼食物,避免引起牵拉痛;行鼓膜修补术后短期内不要乘坐飞机,防止气压突然变化,不利于手术效果;定期复查,不适随诊。

六、 护理评价

1. 患儿及家属掌握急性化脓性中耳炎疾病的知识、治疗及护理知识。

2. 患儿疼痛能耐受。

3. 患儿伤口无出血。

4. 患儿未发生颅、内外感染,面瘫等相关并发症。

七、护理流程

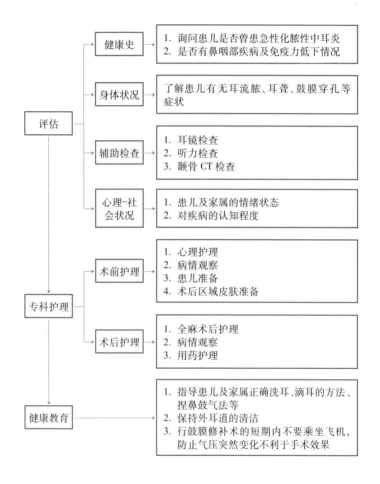

第十二节 中耳胆脂瘤

中耳胆脂瘤(cholesteatoma of middle ear),是一种位于

中耳内的囊性结构,而非真性肿瘤。胆脂瘤可继发于慢性化脓性中耳炎,慢性化脓性中耳炎也常常继发于胆脂瘤的细菌感染,故本病又可称为"胆脂瘤伴慢性(化脓性)中耳炎"(chronic otitis media with cholesteatoma)。由于胆脂瘤可破坏周围骨质,出现严重的颅内、外并发症,因此应予以重视。从胆脂瘤的来源可将其分为先天性和后天性两种。后天性中耳胆脂瘤又可进一步分为原发性和继发性。

一、 临床表现

有自觉症状时与慢性化脓性中耳炎相似,均有耳流脓和听力下降,但常伴头不舒服、头痛、耳痛等症状。随着疾病的进展,可出现眩晕、面神经麻痹及其他颅内、外并发症症状。

1. 耳流脓:长期耳流脓,脱落上皮内常因厌氧菌感染使脓汁有特殊奇臭。后天原发性胆脂瘤早期无耳内流脓。

2. 听力下降:传导性听力下降的程度与听骨链受累程度及鼓膜形态是否正常有关。有时破坏的听骨链被胆脂瘤组织代替连接,听力可基本接近正常。炎症累及内耳可引起骨导阈值上升和耳鸣。

3. 眩晕:迷路骨壁破坏形成迷路瘘孔,可因耳道压力改变发生眩晕,细菌毒素致迷路炎症也可产生眩晕。

4. 耳鸣:可有高音调或低音调耳鸣。早期多不出现耳鸣。

5. 面神经麻痹:胆脂瘤压迫面神经或感染累及面神经可出现面神经麻痹的症状,发病初期行面神经减压手术,预后良好。

二、 护理评估

1. 健康史：评估患儿有无慢性化脓性中耳炎、鼓膜大穿孔等患病史，咽鼓管通气功能是否良好，中耳是否长期处于负压状态，有无鼓膜内陷等情况。

2. 身体评估：了解有无耳部流脓、听力下降、耳鸣、眩晕等情况。

3. 心理-社会评估：因胆脂瘤引起的恶臭性脓液、听力下降和耳鸣，影响休息睡眠。患儿常出现焦虑、自卑恐惧等负面情绪。护士应评估患儿的情绪状况，对疾病的认知程度。通过对疾病知识、手术过程、疾病预后等相关信息宣教，提高患儿对疾病的认知，以积极配合治疗。

三、 护理诊断

1. 焦虑：与胆脂瘤影响听力，出现耳鸣症状等有关。

2. 感知紊乱：与胆脂瘤堵塞，听力下降有关。

3. 体温升高：与耳部炎症引起的感染有关。

4. 疼痛：与耳流脓和中耳慢性炎症有关。

四、 护理目标

1. 患儿及家属了解有关疾病的知识、治疗及护理知识。

2. 患儿不适感减轻、疼痛消失。

3. 患儿体温恢复正常。

五、 护理措施

1. 心理护理：提供安静舒适的环境，避免不良刺激，以保证充足的睡眠。主动与患儿及家属亲切交谈，向其介绍疾病相关的知识、术前的注意事项及手术方式，以消除家属及患儿的顾虑，以取得配合。

2. 专科护理

（1）术前护理：耐心解释手术的目的及意义。完善术前常规检查。术前1日做好术前宣教，告知剔除术侧耳郭周围7~10 cm范围内的毛发，长发患儿剩余头发扎成马尾辫，偏向健侧，充分暴露手术部位。

（2）术后护理：按全麻术后常规护理，告知平卧位或健侧卧位，嘱患儿起卧应缓慢，避免引起意外跌倒。注意观察敷料有无松脱及渗血，如渗血过多可更换敷料，重新加压包扎。注意观察有无面瘫、眩晕、呕吐等并发症，术后预防感冒，防止术耳进水，以免引起中耳感染。

3. 健康指导：保持耳部清洁、干燥，避免污水进入耳道；加强锻炼、提高自身免疫力，预防呼吸道感染；选择富含维生素、高蛋白质饮食，忌辛辣、过硬的食物；避免过度使用手机和耳机；禁用各种耳毒性药物；定期复查，不适随诊。

六、 护理评价

1. 患儿及家属掌握中耳胆脂瘤疾病的治疗及护理知识。

2. 患儿疼痛减轻，能耐受疼痛。

3. 患儿体温降至正常。

七、护理流程

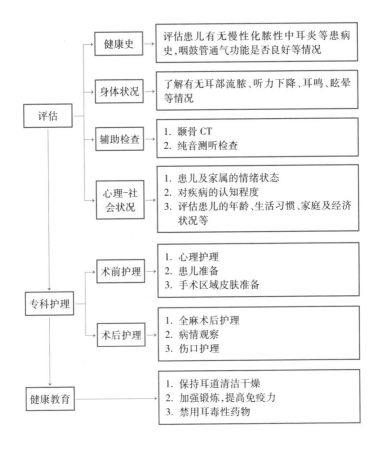

第十三节　突发性耳聋

突发性耳聋(sudden hearing loss sudden deafness)简称
突聋,是指突然发生的原因不明的单耳或双耳听力下降,其听力可在数分钟、数小时或 1 天(一般在 12 h 左右)内出现的不同程度的感音神经性听力下降在相连的频率下降 >30 dB,常有耳鸣、耳闷堵塞、眩晕、恶心、呕吐等伴随症状出现。

一、 临床表现

1. 听力减退:突然发生的听力下降可为始发症状,听力可在数分钟、数小时或 1 天内下降到最低点,少数患儿在 3 天降到最低点。

2. 耳鸣:可为始发症状,患儿突然一侧或双侧耳鸣,音调较高,相继出现听力下降,经治疗后,可长期不消失。

3. 眩晕:听力下降前后或可出现眩晕感,多为旋转型眩晕,少数表现为不稳感,眩晕最常见与血管原因所致突聋感。

4. 其他:部分患儿可有耳痛、耳胀、耳压迫感。

二、 护理评估

1. 健康史:病毒感染所致突聋患儿可清楚地提供流感、感冒、上呼吸道感染、咽痛、副鼻窦炎等病史,或与病毒感染者接触的病史;了解有无颅脑外伤史,有无耳毒性药物史,尤其注意与现患疾病相关的病史和药物应用情况及过敏史、手术史、家族史、遗传病史等。

2. 身体评估:了解患儿听力下降程度及有无伴有恶心、呕吐、眩晕、耳鸣症状。

3. 社会-心理评估:因突然发生耳鸣、听力下降等导致患儿产生焦虑心理,易表现为烦躁不安和失望。护士应多关心患儿,并向患儿及家属讲解疾病相关知识,以减轻焦虑情绪,提高其对疾病的认知程度和保持良好的心理状态。

三、 护理诊断

1. 知识缺乏:与家属缺乏突发性耳聋的相关预防、治疗和护理知识有关。

2. 焦虑:与担心突聋无明显恢复有关。

3. 感知改变:与听力下降有关。

4. 睡眠紊乱:与耳鸣不适有关。

5. 有发生意外的危险:与突然听力下降,外界适应能力差有关。

四、 护理目标

1. 患儿及家属了解疾病的治疗、护理及预防的相关知识。

2. 患儿听力恢复。

3. 患儿及家属焦虑情绪减轻。

五、 护理措施

1. 心理护理:突发性耳聋患儿,发病急,患儿及家属无任何思想准备。突然失去听力,无法正常生活,因而焦虑不安、恐惧及自卑,担心耳聋治不好,给今后工作生活带来不便,成为社会和家庭的负担。护士应加强同家属之间的沟通,协助患儿调节情绪,使患儿情绪稳定。加强有关疾病知识宣教,正确引导患儿认识此病的病因、治疗、转归,帮助患儿分析病因,鼓励患儿消除不良心理状态,积极配合治疗。

2. 专科护理

(1)一般护理:突发性耳聋患儿,一半以上在发病初期伴有严重的眩晕及耳鸣症状,应为患儿创造一个安静的治疗环境,绝对静卧,避免噪声刺激。指导患儿尽量减少卧位更换,以免加重眩晕、呕吐症状。尽量少接听手机,禁止用力活动,以增加咽鼓管压力,影响治疗效果。指导患儿忌辛辣刺激性食物,多进食高蛋白质、高热量等营养丰富且消化良好的食物,保持大便通畅。

(2)用药护理:突发性耳聋的治疗原则是早期发现、早期诊断、早期治疗。指导患儿入院后不要再外出,应尽快地使用药物治疗。遵医嘱应用激素、抗生素、抗组胺类药物,观察患儿用药反应,并给患儿及家属讲清楚早期用药的重要性、注意事项及用药时间长短,以取得患儿的理解和配合。用药期间密切观察病情,如有异常及时报告医生。

3. 健康指导:避免噪声刺激。不要长时间在高声音区,噪声大的环境下应佩戴防声耳塞或耳罩;不滥用耳毒性药物,如庆大霉素、卡那霉素、链霉素等耳毒性药物;指导患儿加强锻炼,增强体质,避免上呼吸道感染。

六、 护理评价

1. 患儿及家属掌握突发性耳聋疾病的治疗及护理知识。

2. 患儿听力恢复至正常。

3. 患儿及家属焦虑情绪减轻。

七、护理流程

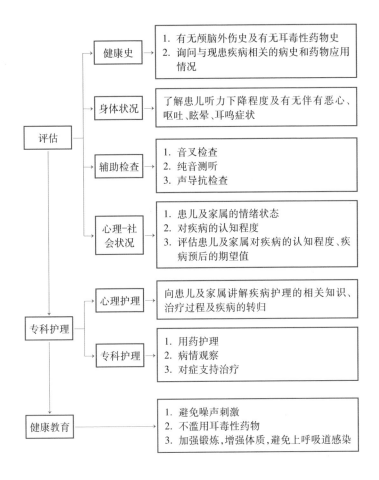

第十四节　先天性耳聋

先天性耳聋 (congenital hearing loss) 是出生时或出生后

不久即发现有听力障碍。因母体妊娠过程、分娩过程中的异常或遗传因素造成的耳聋,多为感音神经性耳聋。先天性耳聋可分为遗传性和非遗传性两大类。根据病理类型又可分为传导性、感音神经性和混合性 3 类。

一、 临床表现

先天性耳聋表现为出生或出生不久就已存在的听力障碍。由于基因或染色体异常所致的为遗传性耳聋;因妊娠早期病毒感染、大量使用耳毒性药物、产伤等因素所致的耳聋为非遗传性耳聋,主要表现为听力下降或耳聋。

二、 护理评估

1. 健康史：询问患儿的听力史、耳鸣与眩晕史、耳毒药物接触史、噪声暴露史、全身急慢性感染史、耳科既往史、耳聋家族史、助听器配戴史和其他原因,如癫痫、精神情况等。

2. 身体评估：耳聋患儿表现为不同程度的听力下降。

3. 心理-社会评估：评估患儿的年龄、生活习惯、家庭及经济状况等。了解患儿及家属对本病的认知水平,患儿可因耳鸣、耳聋而痛苦并产生焦虑心理,应向患儿及家属讲解本病的病因、治疗及转归。消除其紧张和焦虑心理,以积极配合治疗及护理工作。

三、 护理诊断

1. 言语障碍：与听力下降或丧失有关。

2. 焦虑：与耳聋加重及担心术后效果有关。

3. 舒适度的改变：与耳部加压包扎有关。

4. 潜在并发症：头皮血肿、面瘫等。

四、 护理目标

1. 患儿及家属了解疾病的治疗、护理及术后了解言语训练的相关知识。

2. 患儿听力改善或能运用助听器等工具进行交流。

3. 患儿语言沟通能力提高或能利用其他方式与外界进行交流。

4. 患儿不适程度降到最低。

5. 患儿伤口无感染。

6. 无相关并发症发生。

五、 护理措施

1. 心理护理：护士应热情接待患儿及家属，消除陌生感，尽快熟悉病区环境。了解患儿听力情况，有无使用助听器，是否进行过听觉言语训练。让其了解人工耳蜗植入术是一种精细的手术，对机体的创伤极小，术后恢复快。应树立正确的期望值。耳蜗植入费用昂贵，家属往往认为手术费用与预后成正比，他们绝对不能接受手术失败的打击。医护要耐心地与家属和患儿交流，解释手术风险。消除患儿及家属的紧张焦虑心理，积极配合治疗。

2. 专科护理

（1）术前护理：完善术前常规的检查；术区备皮剔除术区毛发成光头，充分暴露手术部位，术前 1 日做好术前健康宣教。

（2）术后护理：按全麻术后常规护理，平卧或健侧卧位，避免受压患耳压迫人工耳蜗植入处。

（3）病情观察：密切观察耳部伤口敷料包扎是否完整，有无松脱及渗血、渗液，检查植入的人工耳蜗有无移位；注意患儿有无耳鸣、眩晕、头皮血肿、面瘫，眼睑是否闭合完好等术后并发症。告知家属应防止患儿抓扯耳部敷料，避免头部过度活动及剧烈运动，防止意外跌倒。

3. 健康指导：妥善保护耳蜗装置，避免碰撞，保持外部装置清洁干燥，淋浴游泳时应取下外部装置；保持伤口清洁干燥、教会正确洗头，防止脏水流入耳内致感染；注意观察伤口有无红肿、耳后皮瓣有无坏死等，如有应及时就诊；嘱患儿术后勿剧烈晃动头部，防止头部外伤、暴力，避免植入体损伤、移位；术后1个月到指定地点进行言语处理器的调试编程，告知家属言语训练的重要性，提高主动训练的意识；若是进行另一侧人工耳蜗植入手术，术中不能使用单极电刀，只能使用双极电刀；出院后进出超市、乘坐飞机等需要过安检的地方应提前告知工作人员人工耳蜗植入后不能做 MRI 等有强磁场的检查，它会对电子产生干扰，以免影响效果。

六、护理评价

1. 患儿及家属掌握先天性耳聋疾病的治疗、护理及预防的相关知识。

2. 患儿听力改善或能运用助听器等工具进行交流。

3. 患儿不适度减轻或消失。

4. 患儿伤口未发生感染。

5. 患儿未发生相关并发症。

七、护理流程

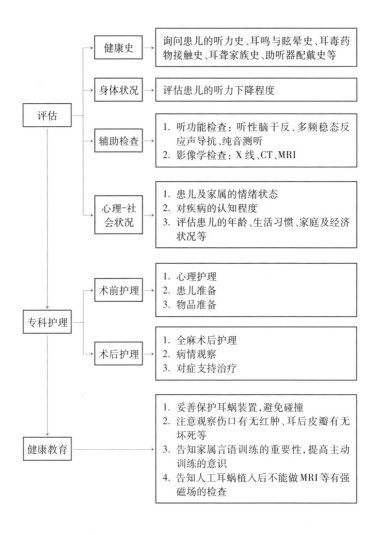

第三章
儿童鼻部常见疾病护理常规

第一节 鼻 疖

鼻疖(furuncle of nose)是指鼻前庭或鼻尖部的毛囊、皮脂腺或汗腺的局限性急性化脓性炎症,金黄色葡萄球菌为主要致病菌。

一、临床表现

因鼻前庭处皮肤缺乏皮下组织,皮肤与软骨膜直接相连,故发生疖肿时,疼痛剧烈。局部红肿热痛,呈局限性隆起,有时伴低热和全身不适。颌下或颏下淋巴结肿大,有压痛。约在1周内,疖肿成熟后,顶部出现黄白色脓点,自行破溃排出脓栓而愈。但如果临床处理不当,炎症将向周围扩散,可引起上唇和面颊部蜂窝织炎,表现为同侧上唇、面颊和上睑红、肿、热、痛等。

二、护理评估

1. 健康史:评估患儿近期是否挖鼻、外伤致鼻前庭或外鼻皮肤附属器损伤史,既往是否有糖尿病史。

2. 身体状况

（1）轻症者局部红、肿、热、痛，局部跳痛，触痛明显，呈局限性隆起，部分患儿可伴低热和全身不适。

（2）重症者炎症向深层扩散，波及软骨膜致鼻翼或鼻尖部软骨膜炎。炎症向上方扩散，引起颊部及上唇蜂窝织炎。鼻疖最严重的颅内并发症为海绵窦栓塞，多因挤压疖肿使感染扩散，经内眦静脉、眼上下静脉进入海绵窦所致，临床表现为寒战、高热、头剧痛、患侧眼睑及结膜水肿、眼球突出、固定或失明，以及眼底静脉扩张和视神经盘水肿等。

3. 心理-社会评估：因疖肿疼痛剧烈，患儿就诊时可表现出痛苦表情。护士应多关心、理解患儿，并讲解疾病相关知识，以满足其对疾病的认识。

三、护理诊断

1. 急性疼痛：与未及时发现和处理疖肿引发的疼痛有关。

2. 体温过高：与细菌感染有关。

3. 潜在并发症：颊部及上唇蜂窝织炎、海绵窦栓塞等。

4. 知识缺乏：与家属缺乏鼻疖的相关预防、治疗和护理知识有关。

四、护理目标

1. 患儿疼痛减轻或消失。

2. 患儿体温降至正常范围内。

3. 患儿不出现并发症或一旦出现能及时发现并处理。

4. 患儿及其家属知晓鼻疖的预防与保健知识。

五、护理措施

1. 心理护理：正确评估患儿的负面情绪，通过建立良好的护患关系，从心理上减轻其焦虑、恐惧情绪。通过对疾病知识的宣教，根据患儿及家属的特点，做好心理疏导。

2. 专科护理

（1）术前护理：① 饮食护理：给予高热量、高蛋白质、高维生素、易消化饮食；保持大便通畅，少吃油炸、坚硬的食物。② 病情观察：疖未成熟时，可用鱼石脂软膏或抗生素软膏涂抹，配合理疗等。同时全身使用抗生素。③ 遵医嘱完成各项检查、化验。术前 1 日，按要求备皮，清洁局部皮肤。

（2）术后护理：① 饮食护理：给予高热量、高蛋白质、高维生素、易消化饮食；保持大便通畅。② 病情观察：疖成熟后，在无菌操作下用小探针蘸少许苯酚（石炭酸）或 15% 硝酸银溶液腐蚀脓头，促其破溃排脓，亦可持尖刀片挑破脓头后用小镊子钳出脓栓，注意勿切及周围浸润部分，切忌挤压。③ 疖破溃后，局部清洁消毒，促进引流；破口涂予抗生素软膏。④ 合并海绵窦感染的患儿，应给予足量抗生素，及时请眼科和神经科医师会诊，以协助治疗。⑤ 生活护理：提供舒适安静的环境，减少不良刺激，保证充足的睡眠；疼痛明显的患儿，转移注意力，降低机体对疼痛的阈值。

3. 健康指导

（1）注意个人手卫生，勤洗手。

（2）保持鼻腔干净，改正挖鼻及拔鼻毛的不良习惯。

（3）积极治疗鼻及鼻腔疾病，避免有害粉尘的刺激。

（4）若已发生鼻疖，应避免撞击患部，切忌挤压。

（5）未成熟者忌行切开，切开时务必不要切及周围浸润部分。

六、护理评价

1. 通过治疗和护理计划的实施，患儿疼痛减轻或消失。

2. 患儿体温在正常范围内。

3. 患儿无并发症的发生。

4. 患儿及家属能够掌握鼻疖相关防护知识。

七、护理流程

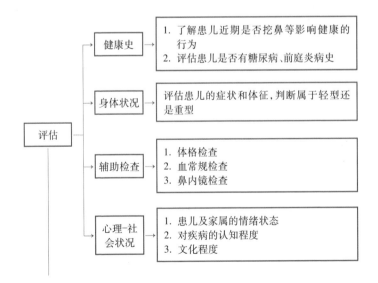

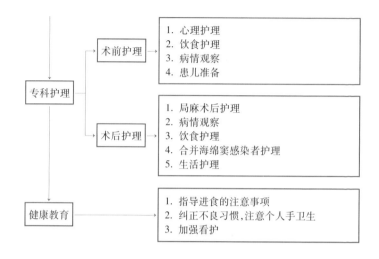

第二节 鼻 出 血

鼻出血(nose bleed/epistaxis)是临床常见症状之一,可单纯由鼻腔、鼻窦疾病引起,也可由某些全身性疾病所致,但以前者多见。鼻出血既可鼻腔单侧或多侧间歇性反复出血,亦可持续性出血,出血量多少不一。出血部位多在鼻中隔前下方利特尔出血区,少数严重出血发生在鼻腔顶部、后部,鼻中隔后动脉及蝶腭动脉出血亦较多见。

一、 临床表现

表现为间歇反复出血或持续性出血,出血量多少不一,少量出血仅涕中带血,或单侧鼻孔流血。出血多时,血可经后鼻孔流至对侧鼻孔喷出或由口中大量吐血,出血严重者可出现面色苍白、贫血甚至休克。儿童出血部位多在鼻中隔前下方的易出血区,因 3 岁以后鼻中隔利特尔区才形成典型的扇形血管网,故婴幼儿发生鼻出血较少。

二、 护理评估

1. 健康史:评估患儿是否有外伤、挖鼻、鼻腔异物史,评估患儿有无引起鼻出血的局部或全身性疾病,有无接触风沙或干燥气候生活史,有无鼻出血病史及出血后诊治情况。

2. 身体状况:观察有无活动性出血及出血量、判断出血部位。出血量大时患儿会出现面色苍白、头昏乏力、出冷汗等休克症状。

3. 心理-社会评估:患儿及家属常因出血量大或反复出血,就诊时表现出紧张、恐惧心理,后因担心疾病愈合表现为焦虑不安。护士应在配合医生抢救、治疗的同时,注意评估患儿及家属的心理状态,以了解其对疾病的认知和期望。

三、 护理诊断

1. 恐惧:与出血量大、反复出血有关。
2. 舒适的改变:与鼻腔纱条填塞有关。
3. 潜在并发症:感染、贫血、失血性休克、低氧血症等。
4. 知识缺乏:与家属缺乏疾病治疗及预防保健知识有关。

四、 护理目标

1. 患儿恐惧程度降低,积极配合治疗和护理。
2. 患儿自述不舒适感减轻或能耐受。

3. 患儿无并发症发生。

4. 患儿及家属掌握疾病护理及预防知识。

五、护理措施

1. 心理护理

（1）患儿鼻腔突然出血或鼻腔反复出血，导致情绪紧张和恐惧，应及时安慰患儿，讲解不良情绪会导致血压升高，诱发或加重鼻腔出血，使患儿镇静，减轻恐惧感。

（2）与患儿家属沟通，了解患儿性情、文化层次、压力应对能力、既往病史，掌握第一手资料，及时采取有效的心理护理。

（3）主动介绍鼻出血的常见止血方法、止血时的配合、止血后的用药，使患儿及家属了解治疗过程，缓解紧张情绪，积极配合治疗及护理。

2. 专科护理

（1）术前护理：① 饮食护理：进食温凉的流质或半流质，少食多餐，增加液体摄入量，多食蔬菜、水果及粗纤维食物，保持大便通畅。② 病情观察：询问患儿鼻腔出血开始时间、大致出血量，监测患儿生命体征，特别是血压的变化；观察患儿有无面色苍白、头昏、乏力、出冷汗等休克症状，注意神志、意识改变；观察鼻腔出血情况，评估出血量、判断出血部位，及时准备止血物品和药品；嘱患儿吐出口中分泌物，观察分泌物的性质及量，如口、鼻同时涌出较多鲜血，提示鼻腔出血量大，血液经鼻咽部流入口腔，或出血部位在后鼻孔处；注意患儿有无腹胀、腹痛的主诉，防止鼻腔大量出血流入胃内引起胃部不适，必要时观察并记录排便情况。③ 术前准备：鼻腔填塞前，建立静脉通道，补充血容量。协助患儿用手紧捏双侧鼻翼,予湿毛巾冷敷后颈部及鼻额部;向患儿讲解纱条填塞时的感受和配合方式,缓解紧张情绪;陪护患儿到治疗室,取半卧位或平卧头高位。

(2)术后护理:① 饮食护理:进食温凉的流质或半流质,少食多餐,增加液体摄入量,多食蔬菜、水果及粗纤维食物,保持大便通畅;为贫血的患儿准备猪肝、菠菜等含铁食物,鼓励多食用;注意保持口腔清洁,餐前、餐后漱口,多饮水。② 病情观察:严密监测生命体征,有高血压病史的患儿要做好血压的监测;观察患儿面色、精神状态,贫血的患儿要卧床休息,防止跌伤;保持口腔清洁,做好口腔护理,及时清除口中分泌物,消除口腔异味,避免口腔炎症发生。③ 鼻部观察及护理:观察鼻腔有无活动性出血,如填塞后鼻腔有少许渗血,量逐渐减少,颜色变淡,表示无继续出血;如鼻腔流出的鲜血增多,或口中吐出较多鲜血,表示鼻腔仍有血,或出血位于鼻后孔,应行后鼻孔填塞。④ 相关知识指导:鼻腔填塞的油纱条一般在 24~48 h 抽出,一般不超过 72 h,严重出血者可用碘仿纱条填塞,碘仿纱条可填塞 5~7 天,告知患儿切忌自行拔出填塞物;保持半卧位休息,减轻鼻额部胀痛,利于分泌物引流;因疼痛或鼻腔填塞影响休息时,可按医嘱使用镇静止痛药物;正确使用漱口液漱口,每日 3~4 次,预防口腔感染;鼻腔填塞后,患儿避免用力排便、咳嗽和打喷嚏,以防填塞的纱布松动或血管破裂而诱发再次出血。⑤ 鼻腔大出血的急救护理:安抚患儿及家属,使之镇静,减轻恐慌感;清醒患儿取坐位或半坐位,休克患儿予平卧位、头偏向一侧或侧卧位,避免压迫气道;及时清除口中分泌物,保持呼吸道通畅,尽快吸出口鼻内分泌物,预防窒息;及时止血,配合医生快速行鼻腔、鼻后孔填塞,填塞效果不佳的患儿可急诊行鼻内镜下止血术、血管栓塞或结扎术;全身使用止血剂、抗生素、维生素,必要时输血;抗休克,建立静脉双通道,快速静脉补液,及时纠正血容量不足;正确及时使用止血药物、凝血因子,静脉输入红细胞悬液、血小板以补充循环血容量;注意保暖,尽量避免搬动患儿。

3. 健康指导

(1) 饮食:养成良好的饮食习惯,进食清淡、营养丰富、易消化的食物;坚硬及辛辣刺激性食物。

(2) 习惯与活动:养成良好的生活习惯,避免重体力劳动,不熬夜,注意劳逸结合,勿过度劳累;纠正挖鼻、用力擤鼻的不良习惯。

(3) 保健:① 保持良好的心态,避免激动易怒的情绪,预防再次发生鼻出血。② 正确使用滴鼻剂。③ 保持鼻腔湿润,滴用鼻润滑剂防止鼻腔干燥,冬季外出时可戴口罩保护,避免冷空气的刺激。④ 积极治疗诱发鼻出血的原发性疾病,高血压的患儿积极控制血压,避免情绪激动。⑤ 掌握少量鼻出血的止血方法:用手紧捏两侧鼻翼 15~30 min,头轻轻后仰,勿低头用力,用湿毛巾冷敷后颈部及鼻额部,及时吐出口中分泌物。⑥ 鼻腔反复出血或出血量增多,应及时到医院就诊。

六、 护理评价

1. 患儿恐惧消除或恐惧程度降低,积极配合治疗和护理。

2. 患儿不适感减轻或能耐受。

3. 患儿无感染、贫血、失血性休克、低氧血症等并发症发生或发生时能及时治疗和护理。

4. 患儿及家属掌握疾病自我护理及预防知识,能积极配合治疗。

七、护理流程

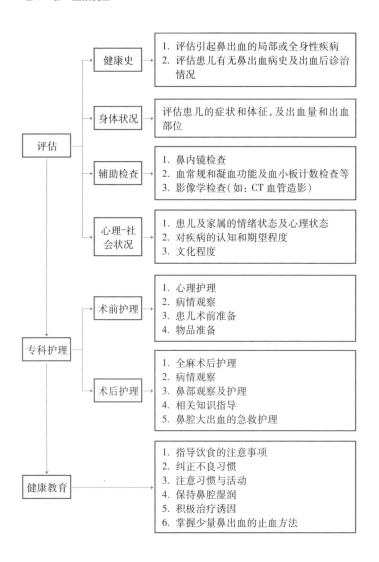

第三节 急 性 鼻 炎

急性鼻炎（acute rhinitis）是由病毒感染引起的鼻腔黏膜急性炎症性疾病，是上呼吸道感染的一部分，四季均可发病，季节变换时易感，但以冬季多见。我们平时所说的"感冒"，多数情况下急性鼻炎存在。

一、 临床表现

1. 局部症状：初期表现为鼻内干燥、灼热感或痒感和喷嚏，继而出现鼻塞、水样鼻涕、嗅觉减退和闭塞性鼻音。继发细菌感染后，鼻涕变为黏液性、黏脓性或脓性。可伴有耳部闷胀不适或堵塞感，部分患儿伴有耳鸣或听力下降。

2. 全身症状：因个体而异，轻重不一，也可进行性加重。多数表现为全身不适、倦怠、头痛和发热（37～38℃）等。小儿全身症状较成人重，多有高热（39℃以上），甚至惊厥，常伴有消化道症状，如呕吐、腹泻等。若无并发症，上述症状逐渐减轻乃至消失，病程7～10日。

3. 并发症：感染向前直接蔓延可引起鼻前庭炎；经鼻窦开口向鼻窦内蔓延，可引起急性化脓性鼻窦炎；经咽鼓管向中耳扩散，可引起急性中耳炎；经鼻咽部向下扩散，可致急性咽炎、喉炎、气管炎，小儿、老年人及抵抗力低下者，还可并发肺炎。

二、护理评估

1. 健康史：评估患儿发病前的健康状况，近期是否与类似患儿接触，是否有引起本病的局部或全身性因素。

2. 身体状况：潜伏期 1~3 日。起病时鼻或鼻咽部干燥、痒感，频繁打喷嚏；随即出现鼻塞、流清水样鼻涕；继之鼻塞加重，鼻涕转为黏液脓性，不易擤出。全身症状轻重不一，可有发热、头痛、四肢酸软等不适症状。儿童的全身症状较成人多。

3. 心理-社会评估：急性鼻炎患儿由于有鼻塞、喷嚏、流涕、嗅觉障碍及全身不适等症状，患儿很容易出现焦虑、烦躁等心理变化。因此，护士应通过与患儿的交流，了解其性格特点、行为习惯、调整其心理状态。

三、护理诊断

1. 舒适度的改变：与头痛、鼻阻塞、全身乏力等有关。

2. 体温过高：与急性炎症引起的全身反应有关。

3. 潜在并发症：鼻窦炎、中耳炎、肺炎等。

4. 知识缺乏：与家属缺乏疾病知识及相关的预防保健知识有关。

四、护理目标

1. 鼻腔通气改善，不适感减轻。

2. 体温恢复正常。

3. 未出现并发症或能及时报告并发症的征兆。

4. 患儿及家属知晓疾病相关的保健知识和预防病毒传播的相关知识。

五、护理措施

1. 心理护理：加强与患儿的沟通，了解患儿的心理状态，给予有针对性的心理支持；介绍疾病的治疗方法、过程及康复情况，减轻患儿的焦虑情绪。

2. 专科护理

（1）饮食护理：用生姜、红糖煎水热服可以排汗；注意多饮水，进食清淡、易消化食物，疏通大便。

（2）全身用药：口服抗病毒药物或抗生素；症状重的患儿按医嘱静脉给药，观察用药后的反应及效果。

（3）鼻腔用药：使用滴鼻剂有利于收缩鼻腔黏膜，扩大鼻腔通气；教给患儿正确的滴鼻药方法，如仰卧滴鼻法、坐位滴鼻法；指导患儿掌握正确的鼻喷雾剂使用方法（擤除鼻腔分泌物后，一手持喷雾剂瓶，喷出的第一喷药液弃去，向对侧鼻腔沿鼻中隔方向喷药，换另一只手同法喷另一侧鼻腔）。

3. 健康指导

（1）急性发病期间外出应戴好口罩，避免传播给他人，规范个人行为，咳嗽、打喷嚏时要用纸巾遮掩口鼻。

（2）养成良好的生活习惯，加强体能锻炼，增强抵抗力。

（3）冬季多去户外活动，增加对寒冷的耐受能力。

（4）注意劳逸结合，避免过度劳累。

（5）居室要空气流通，减少出入公共场所。

（6）养成良好的饮食卫生习惯，饮食合理化，少吃生冷、辛辣刺激性食物，积极治疗咽部疾病及鼻部其他疾病。

六、 护理评价

1. 通过治疗和护理计划的实施，患儿鼻塞、流涕症状减轻或消失。

2. 患儿体温恢复正常。

3. 患儿无并发症发生。

4. 患儿掌握急性鼻炎的预防保健知识，知晓预防病毒传播的相关知识。

七、 护理流程

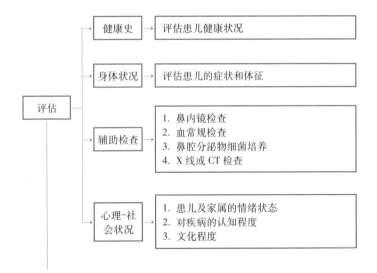

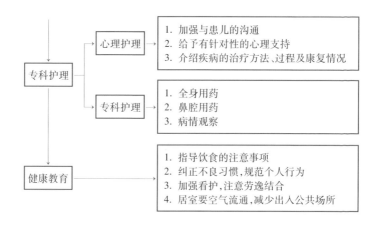

第四节 慢 性 鼻 炎

慢性鼻炎(chronic rhinitis)是鼻腔黏膜和黏膜下层的慢性炎症性疾病。以鼻腔黏膜肿胀、分泌物增多、无明确致病微生物感染,病程持续 3 个月以上或反复发作为特点。

一、 临床表现

1. 症状

(1) 慢性单纯性鼻炎

1) 间歇性或交替性鼻塞:夜间、寒冷、休息时加重,白天、夏季、运动时减轻。侧卧时,变换侧卧方位,两侧鼻塞可交替发生。

2) 多涕:一般为黏液白涕,继发感染时有脓涕。

3) 其他:一般无闭塞性鼻音、耳鸣及耳闭塞感等伴随症状,偶有头痛、头晕等不适。

（2）慢性肥厚性鼻炎

1）鼻塞：单侧或双侧持续性鼻塞，多无交替性。

2）涕少：黏液性或黏脓性，不易出。

3）其他：常有闭塞性鼻音、耳鸣及耳闭塞感，伴有头痛、头晕、咽干、咽痛等，少数患儿可有嗅觉减退。

2. 体征

（1）慢性单纯性鼻炎：黏膜充血，下鼻甲肿胀、表面光滑、柔软、有弹性。探针轻压有凹陷，探针移开后立即恢复。对血管收缩剂敏感，鼻腔内有黏涕。

（2）慢性肥厚性鼻炎：鼻黏膜充血呈暗红色，下鼻甲黏膜肥厚，表面不平，呈结节状、桑葚状。局部黏膜弹性差，探针触诊硬实，无凹陷，或虽有凹陷不易恢复。对减充血剂不敏感。

二、护理评估

1. 健康史：评估患儿有无鼻咽部的慢性炎症性疾病，有无鼻部长期用药不当等；评估有无粉尘长期接触，化学物质及刺激性气体、环境温度、湿度过高或过低等；了解患儿有无贫血、风湿病、营养不良、慢性便秘等慢性疾病。

2. 身体状况：鼻塞、流涕，伴嗅觉减退、头晕，如肥大的下鼻甲压迫咽鼓管口，可致耳鸣及听力下降。鼻黏膜暗红、肥厚，鼻甲肥大，表面不平，鼻腔有分泌物。

3. 心理-社会评估：慢性鼻炎大多由急性鼻炎发展而来，平时对感冒不够重视，而一旦演变为慢性鼻炎，出现鼻塞、流涕及嗅觉障碍等症状，患儿很容易出现焦虑、烦躁等心理变化。因此，护士应通过与患儿的交流，了解其性格特点、行为习惯、受教育程度，了解其对本病的认知程度和心理状态。

三、 护理诊断

1. 清理呼吸道无效：与鼻塞,鼻黏膜肿胀、肥厚及分泌物增多有关。

2. 舒适的改变：与头昏、头痛、耳鸣、鼻黏膜肿胀、肥厚等有关。

3. 感知障碍：与嗅觉减退、耳闭塞感有关。

4. 焦虑：与慢性炎症久治不愈和担心手术治疗效果有关。

5. 知识缺乏：缺乏疾病的治疗和预防、用药自我护理知识有关。

6. 潜在并发症：鼻窦炎、中耳炎。

四、 护理目标

1. 患儿鼻腔通气改善,分泌物减少,不适感减轻。

2. 患儿无舒适度改变,一旦发生能及时发现并处理。

3. 患儿未发生感知障碍或发生后经过积极治疗恢复。

4. 患儿及家属掌握有关疾病知识,焦虑较前缓解。

5. 患儿及家属知晓防治慢性鼻炎和用药的相关知识。

6. 患儿未出现并发症或减少并发症的损害。

五、 护理措施

1. 心理护理：多与患儿沟通,引导患儿树立信心,解除焦虑,积极配合治疗。

2. 专科护理

（1）饮食护理：清淡饮食，易消化；忌辛辣刺激性食物，忌油腻性食物。

（2）病情观察：观察患儿有无鼻塞、流涕，伴嗅觉减退、头晕等症状，及用药后症状是否缓解或消失。

（3）用药护理：遵医嘱给予血管收缩剂滴鼻或服用中成药。使用滴鼻剂时应严格掌握适应证，并注意药物浓度，了解用药后鼻腔通气情况，有无严重的反跳性鼻塞。

3. 健康指导

（1）锻炼身体，提高机体抵抗力，注意防寒保暖。

（2）改善生活和工作环境，避免粉尘和有毒、有害气体刺激。

（3）清除邻近感染病灶，积极治疗全身慢性病。避免长期滴用血管收缩剂，以防止药物性鼻炎的发生。

（4）指导患儿学会正确的擤鼻方法：紧压一侧鼻翼，轻轻擤出对侧鼻腔的鼻涕；或将鼻涕吸到咽部后吐出。切忌紧捏双侧鼻翼用力擤鼻，以免引起鼻窦炎或中耳炎。

六、 护理评价

1. 通过治疗和护理计划的实施，患儿鼻塞、头昏、头疼症状减轻或消失。

2. 患儿无舒适度改变。

3. 患儿未发生感知障碍。

4. 患儿知晓慢性鼻炎的预防保健知识。

5. 患儿无并发症的发生。

七、护理流程

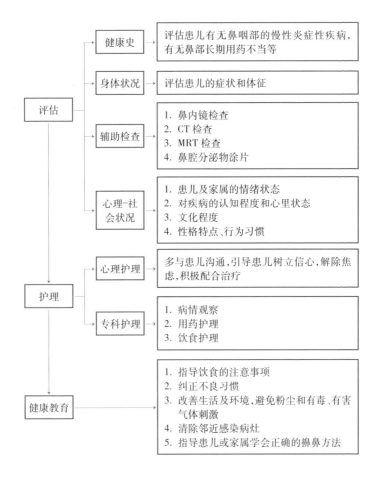

第五节　变应性鼻炎

变应性鼻炎（allergic rhinitis，AR）又称过敏性鼻炎，是

发生在鼻黏膜的变态反应性疾病,普通人患病率为 10% ~
25%,以鼻痒、喷嚏、鼻分泌亢进、鼻黏膜肿胀等为主要特
点。变应性鼻炎常伴有鼻窦的变态反应性炎症。变应性鼻
炎分为常年性变应性鼻炎(perennial allergic rhinitis,PAR)
和季节性变应性鼻炎(seasonal allergic rhinitis,SAR),后者
又称"花粉症"(pollinosis)。

一、 临床表现

本病以鼻痒、阵发性连续喷嚏、大量水样鼻涕和鼻塞为
主要特征。

1. 鼻痒:是鼻黏膜感觉神经末梢受到刺激后发生于局
部的特殊感觉。合并变应性结膜炎时也可有眼痒和结膜充
血,有时可伴有外耳道、软腭及咽部发痒。

2. 喷嚏:为反射性动作。呈阵发性发作,为几个、十几个
到数十个,多在晨起或夜晚发作,或接触变应原后即刻发作。

3. 鼻涕:大量清水样鼻涕,是鼻分泌亢进的特征性
表现。

4. 鼻塞:程度轻重不一,可表现为间歇性或持续性,单
侧、双侧或两侧交替性鼻塞。

5. 嗅觉障碍:由于鼻黏膜水肿明显,部分患儿尚有嗅
觉减退。

二、 护理评估

1. 健康史:患儿常有接触某种变应原的病史,部分患
儿可为特应性体质,评估患儿是否长期处于空气污染较重
的环境中。

2. 身体状况：以鼻痒、阵发性喷嚏、大量水样鼻涕和鼻塞为主要症状，部分患儿有嗅觉减退，季节性鼻炎可伴有眼痒和结膜充血。

3. 心理-社会评估：因鼻痒、鼻塞、阵发性喷嚏和大量清水样鼻涕影响正常的学习、生活，而产生焦虑心理。护士应注意评估患儿的心理状态，个体、环境因素对患儿生活的影响，以了解其对疾病的认知和期望。

三、护理诊断

1. 舒适的改变：与鼻痒、鼻塞、喷嚏、清水样鼻涕有关。
2. 感觉紊乱、嗅觉减退或丧失：与鼻黏膜水肿有关。
3. 遵医行为不足：与疾病症状反复、疗效不稳定、长期用药有关。
4. 知识缺乏：与家属缺乏疾病治疗、护理及预防保健等相关知识有关。

四、护理目标

1. 患儿自述不舒适感减轻或消失。
2. 患儿无感觉紊乱或发生时及时治疗护理。
3. 患儿能坚持系统用药。
4. 患儿及家属掌握疾病相关的自我保健知识。

五、护理措施

1. 心理护理
（1）避免接触过敏原，保持室内外清洁干燥，经常晒洗衣物、被褥。花粉播散季节外出时,应戴口罩等。

（2）医护人员应多和患儿沟通,鼓励其说出烦恼,帮助查找过敏原,并做好解释工作,减轻疾病带来的不适感。

（3）讲解该疾病存在的普遍性,正确的治疗方法,减轻或消除患儿的焦虑情绪,充分配合治疗过程。

2. 专科护理

（1）饮食护理:饮食规律,避免辛辣刺激食物及已知的过敏食物(牛奶、鱼、肝、鸡蛋等)。

（2）观察病情:观察患儿是否出现鼻痒、阵发性喷嚏、大量水样鼻涕和鼻塞等症状,部分患儿有嗅觉减退,季节性鼻炎可伴有眼痒和结膜充血,如有及时跟医生反馈。观察治疗进程和治疗效果。

（3）用药护理:① 糖皮质激素类:因其抗感染,抗过敏作用,现较为广泛应用于变态反应性疾病的治疗用药,但临床应用要注意其适应证及避免药物不良反应。② 抗组胺药物:如氯苯那敏,有一定的中枢抑制作用,表现为嗜睡及困倦。可选用全身不良反应小,见效快的药,如盐酸左卡巴斯汀(左伯克纳)、雷诺考特、曲安奈德等。③ 肥大细胞膜稳定剂:肥大细胞膜颗粒可以释放预合成和新合成的多种介质,在变应性鼻炎的发病中起重要的作用。色酮类药物有稳定肥大细胞膜的作用,可阻止改细胞膜颗粒和释放介质,但起效时间多在 1 周以后,故仅适用于轻症患儿或预防用药。④ 鼻用减充血剂:主要用于缓解鼻塞症状。儿童常用 0.5% 麻黄碱滴鼻液,但长期使用可致药物性鼻炎,故应限制使用时间及范围。

（4）免疫学治疗的护理:① 非特异性免疫治疗:如注射卡介苗多糖核酸、分枝杆菌多肽等,作用没有特异性,治疗时间较长。② 特异性脱敏免疫治疗:首先要确定过敏原,以过敏原制成提取液,给患儿进行脱敏治疗,逐渐增加其浓度,最终使之不发生或少发生局部变态反应。

3. 健康指导

(1)积极锻炼身体,增强机体免疫力。

(2)保持环境和家庭卫生,保持室内通风、清洁、干燥,勤晒衣物、被褥。家庭装修时选用环保材料,减少甲醛的污染。

(3)勿养宠物、花草,不用地毯,尽可能少接触动物皮革、羽毛制品。

(4)花粉播散期尽量减少外出,必要时戴口罩或易地居住。

(5)鼓励患儿坚持规范用药,介绍规范用药的效果及意义。

(6)教会患儿正确的擤鼻方法,不要用手用力揉搓鼻部。

(7)注意保暖,避免上呼吸道感染,减少诱发因素。

(8)饮食规律,忌辛辣刺激性食物。

(9)定期门诊随访,及时观察治疗进程和治疗效果。

六、护理评价

1. 患儿不舒适感减轻或消失。

2. 患儿无感觉紊乱发生。

3. 患儿能坚持系统用药。

4. 患儿及家属掌握变应性鼻炎的预防和自我保健及护理知识。

七、护理流程

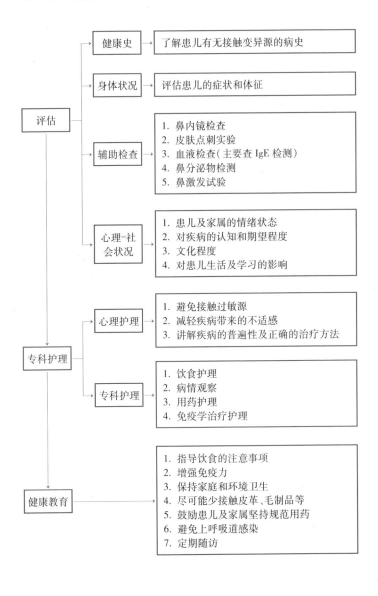

第六节 急性鼻窦炎

急性鼻窦炎(acute sinusitis)是在上呼吸道感染的基础上伴发的鼻窦黏膜急性炎症性疾病,症状持续时间在12周以内。多与鼻炎同时存在,也常称为急性鼻-鼻窦炎。

一、 临床表现

1. 局部症状

(1)鼻塞:多为患侧持续性鼻塞,若两侧同时罹患,则为双侧持续性鼻塞;为鼻黏膜炎性肿胀、黏脓性分泌物蓄积总鼻道所致。

(2)脓涕:鼻腔内大量脓性或黏脓性鼻涕,难以擤尽,脓涕中可带有少许血液。上颌窦、额窦和前组筛窦感染时,分泌物常位于中鼻道;后组筛窦感染时,分泌物位于上鼻道;蝶窦感染时,分泌物来自蝶筛隐窝。厌氧菌或大肠埃希菌感染者脓涕恶臭(多是牙源性上颌窦炎)。脓涕可后流至咽部和喉部,刺激鼻咽部或咽部黏膜引起咽痒、恶心、咳嗽和咳痰。

(3)头痛或局部疼痛:为鼻窦急性炎症时最常见症状。其发生机制是脓性分泌物、细菌毒素和黏膜肿胀刺激和压迫神经末梢所致。一般而言,前组鼻窦炎引起的头痛多在额部和面颊部,后组鼻窦炎的头痛则多位于颅底或枕部。

(4)嗅觉障碍:急性炎症时多因鼻塞而出现传导性嗅

觉减退;亦有少数病例为感觉性嗅觉减退。前者随着鼻塞好转,嗅觉可恢复正常;而后者则常常遗留永久性嗅觉减退。

2. 全身症状:急性鼻窦炎者可伴有烦躁不适、畏寒、发热、头痛、精神萎靡及嗜睡等症状。

二、 护理评估

1. 健康史:本病常继发于急性鼻炎或上呼吸道感染,询问患儿有无与本病有关的局部和全身疾病史,以及过度劳累、受凉等使机体抵抗力下降的诱因。

2. 身体状况:以持续性鼻塞、流脓涕、头痛或局部疼痛为主,伴畏寒、发热等全身症状。检查鼻黏膜充血、肿胀,鼻腔内有大量脓涕,有相应的局部红肿与压痛。

3. 心理-社会评估:急性鼻窦炎患儿由于头痛明显,鼻塞及流大量的脓性涕和嗅觉减退,因此患儿常有焦虑、烦躁等心理变化,护士应通过与患儿的交流,了解其性格特点、行为习惯、受教育程度等,评估其对本病的认知程度和心理状态。

三、 护理诊断

1. 舒适度改变:与鼻阻塞、黏脓性鼻涕、全身乏力有关。

2. 急性疼痛:与炎性刺激、黏膜肿胀压迫神经末梢有关。

3. 体温过高:与炎症引起全身反应有关。

4. 感知受损:嗅觉减退与鼻窦黏膜炎症、肿胀及窦口阻塞有关。

5. 知识缺乏：与家属缺乏疾病治疗及相关的预防保健知识有关。

四、 护理目标

1. 患儿未发生鼻阻塞、黏脓性鼻涕、全身乏力等症状或及时发现积极治疗。

2. 患儿头痛、局部疼痛症状减轻或消失。

3. 患儿体温恢复正常。

4. 患儿未出现并发症。

5. 患儿知晓急性鼻窦炎的治疗与保健知识。

五、 护理措施

1. 心理护理

（1）对患儿的不适感受给予积极的对症处理,安慰鼓励患儿,给予心理支持。

（2）解释疾病的发生、发展过程,讲解治疗方法、治疗配合及康复情况,减轻患儿的焦虑情绪。

（3）及时与患儿沟通,告知疾病进程,向需要行上颌窦穿刺冲洗的患儿讲解穿刺冲洗的目的、过程及冲洗后的疗效,以得到患儿充分配合。

2. 专科护理

（1）饮食护理：嘱患儿注意休息,多饮水,进易消化食物,忌辛辣饮食。

（2）病情观察：密切观察病情,及时报告医生并协助处理。如体温有无升高,脓涕是否增多,鼻塞、头痛等是否加重,有无耳痛耳闷感、听力下降,咳嗽、痰多,眼痛、眼球运动受限、视力下降等症状,防止发生并发症或转为慢性。

(3) 治疗配合:① 控制感染:遵医嘱全身使用有效、足量抗生素,及时控制感染,防止发生并发症或转为慢性。② 鼻腔点药:指导患儿正确鼻腔点药。鼻内糖皮质激素类药物可有效抗感染、抗水肿。局部可使用减充血剂,如0.5%麻黄碱滴鼻液滴鼻,收缩鼻腔黏膜,保持鼻腔良好通气,但不宜长期使用。③ 上颌窦穿刺冲洗:需在患儿全身症状消退和局部炎症基本控制后施行。冲洗出的脓性分泌物可做细菌培养和药物敏感性试验,以指导进一步治疗。冲洗后可向窦腔内注入抗生素、类固醇激素及糜蛋白酶等。④ 体位引流的护理:可有效引流脓涕及局部用药,患儿可根据情况使用鼻腔置换法帮助窦腔引流。⑤ 物理治疗的护理:局部热敷、短波透热或红外线照射等,可促进炎症消退和改善症状。

(4) 用药护理:遵医嘱给予患儿全身使用足量抗生素控制感染,高热者给予解热镇痛药,鼻内滴用血管收缩剂和糖皮质激素,缓解鼻塞。

3. 健康指导

(1) 指导患儿正确滴鼻、鼻腔冲洗、体位引流等,同时养成正确的擤鼻方法。

(2) 若出现高热不退、头痛加剧、眼球运动受限等症状,应及时就诊。

(3) 加强锻炼,增强机体抵抗力,防止感冒。

(4) 生活有规律,劳逸结合,忌食辛辣刺激性食物。注意学习、生活环境的洁净,加强室内通风。

（5）患急性鼻炎时，不宜乘坐飞机。游泳时避免跳水和呛水。

（6）积极治疗全身及局部病因，及时、彻底治疗本病，避免转化为慢性鼻窦炎。

六、 护理评价

1. 患儿无舒适度改变。

2. 通过治疗和护理计划的实施，患儿能够达到头痛和局部疼痛感消失。

3. 患儿体温恢复正常。

4. 患儿未出现并发症。

5. 患儿知晓急性鼻窦炎的治疗与保健知识。

七、 护理流程

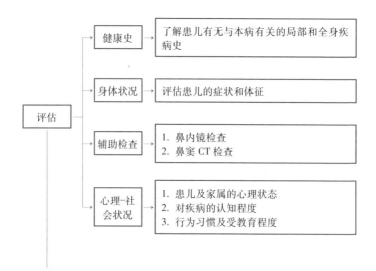

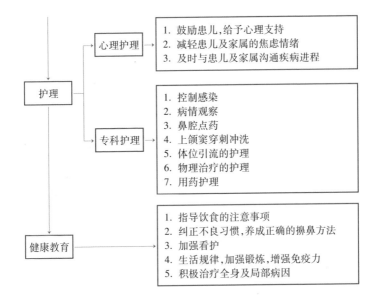

第七节　慢性鼻窦炎

慢性鼻-鼻窦炎(chronic sinusitis)多因急性鼻-鼻窦炎反复发作未彻底治愈迁延所致,炎症可仅在单侧或单窦出现,但双侧和多窦均发病更常见。

一、临床表现

1. 症状

（1）全身症状：症状较轻或不明显,一般可有头晕、倦怠、精神不振、食欲下降、失眠、记忆力减退、注意力不集中、学习效率降低等症状。极少数已成为病灶者,可有持续低热。

（2）局部症状

1）流涕：黏脓性或脓性，量多少不定。前组鼻窦炎症脓液易从前鼻孔擤出，后组鼻窦炎症脓液可倒流向咽部。单侧有臭味者，多见于牙源性上颌窦炎或真菌感染。

2）鼻塞：鼻黏膜充血肿胀、脓涕、息肉样变等均可致鼻塞出现。

3）头痛：不明显，多为钝痛或闷痛，细菌毒素的吸收，窦口阻塞，窦腔内空气吸收引起真空环境可致头痛，疼痛部位与急性鼻窦炎相似。患牙源性上颌窦炎时，常伴有同侧上列牙痛。随鼻腔引流的改善，头痛可有所缓解。

4）嗅觉减退或丧失：多为暂时性，因鼻塞及嗅区黏膜功能下降所致，多可恢复。

5）视功能障碍：较少见，多因球后视神经炎引起视力减退或失明所致。

6）其他：由于脓涕流入咽部和长期用口呼吸，可出现痰多、异物感或咽干痛等。若影响咽鼓管，也可有耳鸣、耳聋等症状。

2. 体征：鼻黏膜呈慢性充血、肿胀、肥厚。中鼻甲肥大，甚至呈息肉样变。有的可见多发性息肉。前组鼻窦炎者脓液位于中鼻道，后组鼻窦炎者脓液多位于嗅裂或积蓄于鼻腔后端流入鼻咽部。

二、 护理评估

1. 健康史：询问患儿起病的情况，评估患儿有无急性鼻窦炎的反复发作史，有无变应性鼻炎、鼻息肉病和支气管哮喘等疾病史，有无影响鼻道引流和通气障碍的因素存在，有无上颌第二双尖牙及第一、二磨牙根部的感染，有无拔牙时损伤上颌窦壁等病史。

2. 身体状况：表现为大量脓涕、鼻塞、嗅觉减退和头痛。头痛一般不明显，多为钝痛、闷痛或头部沉重压迫感。可伴全身慢性中毒症状。鼻镜检查可见鼻黏膜暗红色充血、肥厚，中鼻甲肥大，鼻道积脓涕。牙源性感染者，可查出同侧上颌牙有病变。

3. 心理-社会评估：慢性鼻窦炎因病程长且反复发作，鼻塞、流脓涕、头痛、记忆力减退、注意力不集中等影响正常的学习、生活，使患儿产生焦虑心理，缺乏治疗信心。护士应主动与患儿沟通，了解患儿的心理状态，提供疾病相关知识。

三、 护理诊断

1. 舒适度改变：与鼻塞、鼻腔填塞、鼻腔分泌物过多、张口呼吸等有关。

2. 疼痛：与鼻腔填塞、手术创伤有关。

3. 有感染的危险：与手术创伤、鼻腔填塞有关。

4. 潜在并发症：出血、眶蜂窝织炎、球后视神经炎、脑脊液鼻漏等。

5. 体温过高：与炎症引起的全身反应有关。

6. 知识缺乏：与家属缺乏疾病治疗、护理及预防保健等相关知识有关。

四、 护理目标

1. 患儿鼻塞、头痛症状减轻或消失。

2. 患儿手术部位疼痛减轻或消失。

3. 患儿不发生感染，一旦发生能及时发现并处理。

4. 患儿无并发症发生或减少并发症的损害。

5. 患儿体温恢复正常。

6. 患儿及家属知晓慢性鼻窦炎的治疗与保健知识。

五、护理措施

1. 心理护理：解释鼻窦炎手术的目的、意义、手术方式、注意事项。说明术中可能出现的情况,该如何配合。教会患儿自我放松的方法,减轻焦虑。

2. 专科护理

（1）术前护理

1）饮食护理：禁食辛辣、刺激性食物,注意保暖,避免感冒。

2）病情观察：观察并记录患儿有无鼻黏膜肿胀、咽部充血等感冒症状。观察鼻腔出血患儿,注意观察生命体征、出血量、口中分泌物的性质及量。保持鼻腔清洁,按医嘱滴鼻,观察鼻腔分泌物的性质及量,注意有无鼻咽部急性炎症发生。并发脑脊液鼻漏、眶周蜂窝织炎的患儿按急性并发症进行护理。

3）术前常规准备：协助完善相关术前检查：鼻窦 CT、心电图、胸片肝肾功能、血常规、凝血常规、输血前全套等。术前行抗生素皮试,术前半小时遵医嘱使用抗生素等药物。术前 1 日剪患侧鼻毛,必要时按医嘱剃术侧眉毛或头发。局麻患儿术晨进少量软食,全麻患儿术前 6~8 h 禁食。术晨更换清洁患儿服,建立静脉通道。术晨与手术室人员进行患儿、药物核对后,送入手术室。

（2）术后护理

1）饮食护理：全麻术后 4~6 h,进食温冷的流质;术后第 1 日流质、半流质,宜温冷;术后 2~3 日半流质、软食,宜温冷;术后 3 日以后逐步过渡至正常饮食,注意营养丰富、忌过热;禁辛辣、刺激性食物。

2)病情观察:观察口腔分泌物的情况,正常情况下口中会有少许血性液体吐出,如口中吐出大量鲜血,应通知医生进行止血处理;观察视力、眼球活动、眶周淤血或发绀情况、眼球有无外突等,如出现异常应及时处理并报告医生;观察有无头痛、恶心、呕吐、意识改变等,警惕颅内并发症的发生。

3)疼痛护理:评估患儿疼痛情况、不舒适的程度;给予鼻额部冷敷;注意保护鼻部不受外力、物品碰撞;遵医嘱给予镇静、止痛药物,必要时安置镇痛泵(PCA);提供安静舒适的环境,给予半坐卧位,利于呼吸,减轻局部充血。

4)口腔护理:及时清除口腔分泌物,保持口腔清洁无异味;因鼻腔填塞后张口呼吸导致口咽干燥,嘱患儿多饮水;随时给予盐水或温开水或其他漱口液漱口,必要时可用湿纱布覆盖口部,口唇干燥者可涂液状石蜡或润唇膏;酌情予以口腔护理每日 2 次。

5)鼻部护理:避免用鼻腔填塞物以外的用物填堵鼻腔。及时擦除鼻腔流出的分泌物,避免堵塞鼻腔;保持半卧位,利于鼻腔分泌物的引流;鼻腔填塞纱条者,第 2 日开始用液状石蜡或清鱼肝油滴鼻;纱条抽取后使用呋麻液或麻黄碱等滴鼻,防止出血并利于通气。

6)避免填塞物脱出:术后鼻腔常用止血海绵、油纱条来填塞压迫止血,应防止其松动、脱落,每班检查鼻腔填塞物的松紧度;可用胶布粘贴小纱布进行鼻腔外固定,避免碰撞鼻部,勿用力擤鼻;告知患儿鼻腔填塞的重要性,切勿自行拔出,叮嘱患儿不要用力咳嗽或打喷嚏,以免鼻腔内纱条松脱。

7)体位与活动:全麻清醒前,去枕平卧位,头偏向一侧。全麻清醒后,半坐卧位;头昏不适者予高枕卧位。术后第 1 日,半卧位为主,适当床上运动,可在搀扶下在床旁活动;避免碰撞鼻部。术后第 2 日,半卧位为主,可在屋内活动;抽取部分填塞物后需卧床 2~4 h,如有出血,需延长卧床时间。术后第 3 日起,适当增加活动度;抽取完填塞物后需卧床 2~4 h,如有出血,需延长卧床时间;勿用力擤鼻和挖鼻。

3. 健康指导

（1）饮食四要：要温冷、要适量、要营养均衡、要容易消化;四忌：忌刺激性食物、忌坚硬食物、忌辛辣食物、忌过热食物。

（2）活动及习惯

1）术后 1 个月内避免剧烈或重体力活动。

2）养成良好的生活起居习惯,避免过度劳累。

3）保持生活环境的清洁和通风。

4）勿挖鼻及用力擤鼻,防感冒,保持排便通畅。

（3）用药：掌握正确使用滴鼻药的方法,坚持规范鼻腔用药 3~6 周。

（4）复查：定期门诊复查、鼻腔冲洗,术后 1 周开始,一般要冲洗 2~4 次,每次冲洗后医生根据病情约定下次冲洗时间;及时治疗咽部及口腔疾病。

六、 护理评价

1. 通过治疗和护理计划的实施,患儿能够达到鼻塞、头痛感消失。

2. 患儿手术部位疼痛消失。

3. 患儿术后伤口未发生感染。

4. 患儿未出现并发症。

5. 患儿体温恢复正常。

6. 患儿及家属知晓慢性鼻窦炎的治疗与保健知识。

七、护理流程

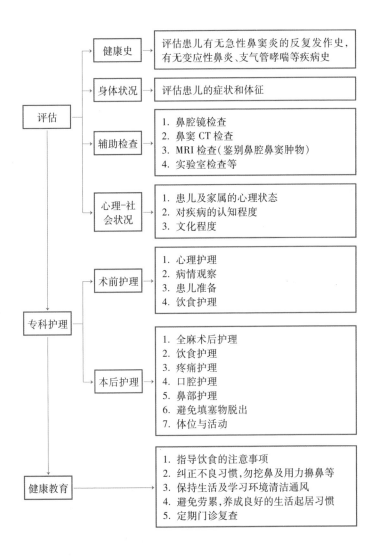

第八节 鼻 腔 异 物

鼻腔异物(nasal foreign body)有内源性和外源性两大类。内源性异物如死骨、凝血块、鼻石、痂皮等。外源性异物有植物性、动物性和非生物性,以植物性异物多见,动物性异物较为罕见,非生物性异物则多因误伤所致,异物多为弹丸、碎石、木块等,破坏性较大,病情也较复杂。本病多见于儿童。

一、 临床表现

1. 症状:视异物大小、形态、类型、性质而异,主要症状为患侧鼻塞,脓性鼻涕,带有臭气和血性,有时因慢性鼻出血,可引起贫血症状,如面色苍白,周身乏力,易疲劳,多汗等。

2. 体征:前鼻镜检查,吸出鼻前庭和鼻腔内分泌物,用血管收缩剂收敛红肿的鼻腔黏膜,可见异物,用钝头探针触摸异物的大小及性质。

二、 护理评估

1. 健康史:评估患儿既往是否有鼻出血、结核等产生内源性异物的病史。注意评估有无异物进入史,如飞虫误入鼻腔,儿童玩耍时将橡皮球、纸卷、纽扣等塞入鼻内,误吸粉尘;异物的性质及存留的时间,有无慢性鼻出血等。

2. 身体状况:根据异物的性质、大小、形状、所在部位、刺激性强弱和滞留时间的长短而表现出不同的症状。

（1）儿童鼻腔异物表现为单侧鼻阻塞、流黏脓涕、鼻出血或涕中带血以及呼气有臭味等。

（2）因误伤、意外事故引起者,除面部有外伤,其他临床表现则要视异物性质、大小、所在位置和滞留时间而不同。若损伤视神经则表现为视力障碍,若伤及血管则有较大量出血。

（3）活的动物性异物(如水蛭)常有虫爬感。医源性异物则有异物滞留侧鼻塞、脓涕(有臭味)和头痛等。

3. 心理-社会评估:幼儿常因异物塞入史不明确而耽误治疗,家属易产生自责心理。

三、 护理诊断

1. 潜在并发症:鼻炎、鼻窦炎、破伤风等。
2. 知识缺乏:与家属缺乏鼻腔异物相关知识有关。

四、 护理目标

1. 患儿未出现并发症。
2. 患儿或其家属知晓鼻腔异物的预防与保健知识。

五、 护理措施

1. 心理护理:了解异物的性质及存留的时间,解释手术方式、注意事项。说明术中可能出现的情况,该如何配合。教会患儿自我放松的方法,减轻焦虑。

2. 专科护理

（1）配合医生取出鼻腔异物,并遵医嘱正确使用抗生素。

（2）观察鼻腔通气及鼻腔分泌物的颜色、性状等。

（3）观察异物是否移位，防治异物滑落引起误吸。

（4）需手术者配合医生做好手术前的准备及手术后的护理。

3. 健康指导

（1）患儿家属应加强看护，避免小儿将异物塞入鼻内。

（2）儿童若出现单侧鼻流涕或涕中带血且伴异臭，应警惕鼻腔异物，及时就诊。

六、 护理评价

1. 通过治疗和护理计划患儿未出现并发症。

2. 患儿或其家属知晓鼻腔异物的预防与保健知识。

七、 护理流程

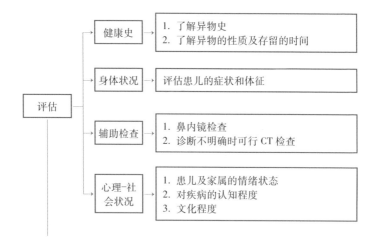

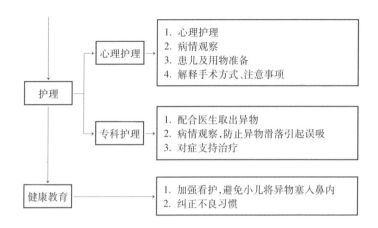

第九节　鼻骨骨折

鼻骨骨折(frachture of nasal bone)是颜面部最常见的外伤之一。外鼻突出于面部的中央,易遭受撞击而发生鼻骨骨折。鼻骨骨折可分为开放性骨折和闭合性骨折,或分为单纯性线性骨折和粉碎性骨折。临床上以闭合性骨折多见。

一、临床表现

最常见的症状是局部疼痛、软组织肿胀或皮下淤血。其他伴随症状有鼻梁塌陷、偏斜、鼻出血等;鼻外软组织淤血、肿胀、触之有疼痛感,有时可感知骨擦音;可有皮下气肿,波及眼眶。

二、 护理评估

1. 健康史：评估患儿受伤的原因、发生的时间、部位、严重程度，当时有无鼻出血和其他伴随症状。

2. 身体状况：局部疼痛、肿胀、鼻出血、鼻及鼻骨周围畸形等症状体征。根据受重力的方向、强度等不同，可出现鼻中隔偏曲、脱位导致鼻塞等症状。

3. 心理-社会评估：大多数患儿对鼻骨骨折复位后能否复原持怀疑态度。护士应评估患儿及家属的情绪状况、对疾病的认知程度，受教育的水平。有无存在情绪偏激等情况。

三、 护理诊断

1. 急性疼痛：与骨折创伤有关。

2. 潜在出血加重：与鼻部外伤有关。

3. 潜在并发症：感染、失血性休克、脑脊液鼻漏、颅内感染等。

4. 舒适度改变：与鼻骨复位术后，鼻腔填塞致张口呼吸、口腔黏膜干燥等有关。

5. 自我形象紊乱：与骨折引起鼻面部畸形有关。

6. 知识缺乏：与缺乏鼻骨骨折术后相关自我护理知识有关。

四、 护理目标

1. 疼痛减轻或消失。

2. 出血无加重，未发生失血性休克。

3. 创面愈合好,无感染发生。

4. 不舒适感降到最低,鼻腔通气改善,口腔黏膜湿润。

5. 接受外伤后面部畸形改变。

6. 患儿知晓鼻骨复位术后的自我护理知识。

五、 护理措施

1. 心理护理:外伤后致鼻骨骨折的患儿,情绪紧张,易产生恐惧感,入院后及时给予心理护理,烦躁患儿,使之镇静,缓解患儿的不良情绪;与患儿家属沟通,鼓励家属给予患儿情感支持;向患儿家属解释鼻骨骨折复位手术的重要性、手术方式及相关注意事项;说明术中、术后可能出现的问题及如何配合;卧床休息,减少活动,防止感冒。

2. 专科护理

(1)术前护理

1)饮食护理:禁食辛辣、刺激性食物,注意保暖,避免感冒。

2)病情观察:观察患儿生命体征、神志、意识;观察口中分泌物的颜色、性质及量;观察患儿鼻腔出血情况,准确记录出血量。如患儿有大量鼻出血,应立即准备急救物品和药品,如心电监护仪、负压吸引器、床头灯、气管切开包、止血纱条或止血海绵等,配合医生进行止血和抢救;鼻腔流出的血性液体,痕迹的中心呈红色而周边清亮,或鼻腔流出无色液体、干燥后不结痂,为脑脊液鼻漏的表现,应按急性并发症进行护理;患儿眼眶有发绀、淤血、眼球活动度差、有视力改变的按急性并发症进行护理。

(2)术后护理

1)饮食护理:手术后当日进食温冷的流质饮食,次日给予冷的半流质饮食,术后第 2~3 天为温冷的软食,3 日后逐渐过渡到正常饮食;饮食宜清淡、易消化,少食多餐,忌过烫、坚硬、辛辣、刺激性食物;面部损伤严重、张口或吞咽困难的患儿,按医嘱安置保留胃管,按鼻饲饮食护理。

2) 病情观察:严密监测生命体征;密切观察患儿神志、意识、瞳孔变化;观察鼻腔分泌物的性质、颜色及量;观察口中分泌物的性质、颜色及量,如口中吐出大量鲜血,应及时通知医生处理;观察神志、意识改变,出现剧烈头痛、喷射性呕吐、颈项强直,应警惕颅内并发症的发生;观察眶内有无渗血、眼球活动情况、有无视物不清及复视,有明显视力下降的患儿,注意卧床休息,防止跌伤。

3) 疼痛护理:观察疼痛的部位、范围、性质,向患儿解释疼痛的原因;给予鼻额部冷敷,避免鼻部受外力、物品碰撞;给予半卧位休息,利于呼吸、减轻局部充血肿胀;评估疼痛及不舒适的程度,按医嘱使用止痛药物。

4) 伤口护理:保持鼻面部清洁,及时拭净鼻腔流出的分泌物;眶内有渗血者,应用 0.9% 无菌氯化钠溶液纱布或消毒湿巾纸轻轻拭净,勿用一般卫生纸擦洗,以免引起局部感染;眼睑肿胀明显致睁眼困难者,可行眼部冰袋冷敷;鼻面部有伤口的患儿,避免污染伤口,及时清除血痂消毒后,局部涂红霉素软膏保护;按医嘱给予红外线灯局部照射,以促进炎症吸收,减轻肿胀。

3. 健康指导

(1) 出院后饮食:进食清淡、温凉的软食,忌食坚硬食物,避免因咀嚼引起疼痛,多饮水、多食水果及粗纤维食物,保持排便通畅。

(2) 休息与活动:1 个月内避免重体力劳动或体育运动;防止鼻面部受外力碰撞,洗脸时动作轻柔,勿触及鼻部,选择宽松开口上衣,避免穿脱套头衫碰撞鼻面部。

（3）勿用力擤鼻、挖鼻,避免剧烈咳嗽、打喷嚏;注意安全,避免再次外伤,防止感冒。

（4）按医嘱继续用药,正确滴鼻。

（5）明确复诊时间,以便观察骨折复位效果;鼻面部畸形明显的患儿,可行下一步的整形美容治疗。

六、护理评价

1. 通过治疗和护理计划的实施,患儿疼痛减轻或消失。

2. 出血无加重,未发生失血性休克。

3. 创面愈合好,无感染发生。

4. 鼻腔通气改善,口腔黏膜湿润。

5. 患儿及家属接受外伤后面部畸形改变。

6. 患儿知晓鼻骨复位术后的自我护理知识。

七、护理流程

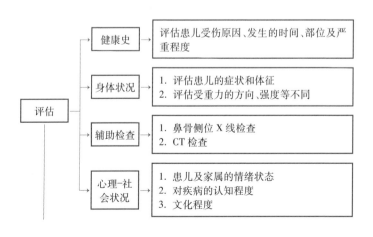

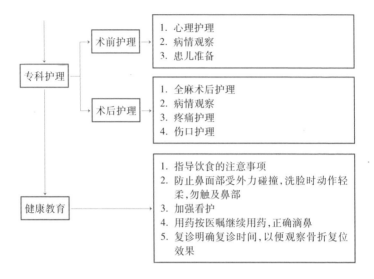

第十节　鼻　息　肉

鼻息肉（nasal polyps）是鼻腔和鼻窦黏膜的常见慢性疾病，以极度水肿的鼻黏膜在中鼻道形成单发或多发息肉为临床特征。

一、临床表现

1. 鼻塞：多为双侧发病，单侧者较少，常表现为双侧鼻塞并逐渐加重为持续性，重者说话呈闭塞性鼻音，睡眠时打鼾。

2. 鼻溢液：鼻腔流黏液样或脓性涕，间或为清涕，可伴喷嚏。

3. 嗅觉功能障碍：多有嗅觉减退或丧失。

4. 耳部症状：鼻息肉或分泌物阻塞咽鼓管口,可引起耳鸣和听力减退。

5. 继发鼻窦症状：可继发鼻窦炎,患儿出现鼻背、额部及面颊部胀痛不适。

鼻内镜检查可见鼻腔内有一个(单发型)或多个(多发型)表面光滑、灰白色、淡黄或淡红色的如荔枝肉状半透明肿物,触之柔软,不痛,不易出血。巨大或复发鼻息肉可致鼻背变宽,形成"蛙鼻"。鼻腔内可见到稀薄浆液性或黏稠、脓性分泌物。

二、 护理评估

1. 健康史：评估患儿有无慢性鼻炎、鼻窦炎病史,有无支气管哮喘病史,有无家族遗传史。

2. 身体状况：持续性鼻塞、嗅觉减退、闭塞性鼻音、睡眠时打鼾等症状均可出现,其程度视息肉大小和部位而异。鼻息肉阻塞鼻窦引流,可引起鼻窦炎,此时鼻分泌物较多,且常有头痛。后鼻孔息肉可致呼气时鼻阻塞感。若阻塞咽鼓管咽口,可引起耳鸣和听力减退。

3. 心理-社会评估：因鼻塞、鼻息肉反复发作,影响正常的学习、生活,患儿易产生焦虑心理。护士应多关心患儿,并注意评估患儿的心理状态,以了解其对疾病的认知和期望。

三、 护理诊断

1. 舒适度改变：与鼻塞、头痛、术后鼻腔纱条填塞有关。

2. 感知障碍：与嗅觉减退或丧失、咽鼓管阻塞引起耳鸣和听力下降有关。

3. 潜在并发症：感染、出血。

4. 焦虑：与担心疾病预后和害怕手术有关。

5. 知识缺乏：与缺乏疾病相关治疗、自我保健知识有关。

四、 护理目标

1. 患儿自述不舒适感减轻或能耐受。

2. 患儿感知障碍减轻或消失。

3. 患儿无明显不良情绪，积极配合治疗及护理。

4. 无术后出血、感染等并发症发生。

5. 掌握疾病有关的自我护理及预防保健知识。

五、 护理措施

1. 心理护理：了解患儿对疾病的认知程度，理解患儿的不适感受，给予心理支持；了解患儿鼻息肉前期手术史及术后复发史，对于复发性息肉的患儿，更应做好心理疏导；与患儿家属多沟通，鼓励家属给予患儿情感支持；讲解该疾病存在的普遍性，以手术为主综合治疗的良好效果，减轻或消除患儿的焦虑情绪，充分配合治疗及护理过程。

2. 专科护理

（1）术前护理

1）饮食护理：禁食辛辣、刺激性食物，注意保暖，避免感冒。术前禁食 6 h，禁饮 4 h。

2）病情观察：观察患儿鼻息肉大小、鼻腔阻塞情况，经鼻呼吸困难者可张口呼吸，必要时吸氧；息肉过大，鼻腔完全阻塞的患儿，给予半卧位休息、减少活动、经口腔内吸氧；注意有无咽部急性炎症症状，防止感冒；张口呼吸的患儿，注意多饮水、口唇干裂时要涂液状石蜡或唇膏保护；有耳鸣和听力减退的患儿应选择适当的交流方式，并保持环境安静，减少噪声；了解患儿有无哮喘病史，哮喘发作及时给予相应的护理措施。

（2）术后护理

1）饮食护理：术后当日进温凉流质或半流质饮食，第2日可进普食，选择高蛋白质、高维生素饮食，少食辛辣、刺激性饮食。鼓励患儿多饮水，少食多餐，保持口腔清洁，餐前、餐后给予漱口液漱口。

2）病情观察：观察鼻腔出血、渗血情况，嘱患儿应让鼻腔分泌物充分流出，不可堵塞鼻孔，尽量避免咳嗽、打喷嚏、擤鼻；术后半卧位，以利于鼻腔分泌物的引流，减轻头痛、面部充血。

3）体位护理：全麻未清醒前取去枕平卧位、头偏向一侧，清醒后逐步抬高头部，4～6 h 后取半卧位；持续低流量吸氧；持续心电监护，严密监测生命体征变化；次日根据病情下床活动，下床时动作应缓慢，以免发生直立性低血压，有头晕的患儿，应避免下床活动；给予半卧位，有利于减轻鼻额部胀痛、分泌物流出；做好基础护理，及时更换被血液、分泌物污染的被服；保持病室清洁、安静、舒适，有利于患儿术后休息。

4）疼痛护理：评估疼痛的性质、程度及患儿对疼痛的耐受能力；向患儿解释鼻额部胀痛的原因，可能持续的时间，协同家属鼓励患儿，增强对疼痛的耐受力；给予鼻额部冷敷;保持半卧位,减轻鼻额部充血肿胀,减轻局部疼痛;防止鼻面部受外力作用加重疼痛;必要时,按医嘱使用镇静止痛药物或安置镇痛泵止痛。

5）局部护理：告知患儿鼻部肿胀、头部胀痛、溢泪等症状在撤出填塞物后可缓解,手术后 24～48 h 撤出填塞物后行鼻腔冲洗。

6）出血护理：观察口、鼻腔内分泌物及填塞物的情况,发现出血不止,及时报告医生。

3. 健康指导

（1）卫生指导：避免上呼吸道感染;避免挤压碰撞鼻部,改正挖鼻、擤鼻等不良习惯。

（2）运动指导：加强锻炼,增强机体抵抗力,防止感冒,术后 2 个月内禁止游泳。

（3）用药指导：嘱患儿正确冲洗鼻腔和鼻腔用药。

（4）就诊指导：术后定期随访,并遵医嘱接受综合治疗,以防鼻息肉复发。

六、 护理评价

1. 患儿自述不舒适感减轻或能耐受。

2. 患儿感知障碍减轻或消失。

3. 患儿及家属无明显不良情绪,能积极配合治疗及护理。

4. 患儿术后伤口无出血及感染等并发症的发生。

5. 患儿及家属掌握疾病相关的自我护理及预防保健知识。

七、护理流程

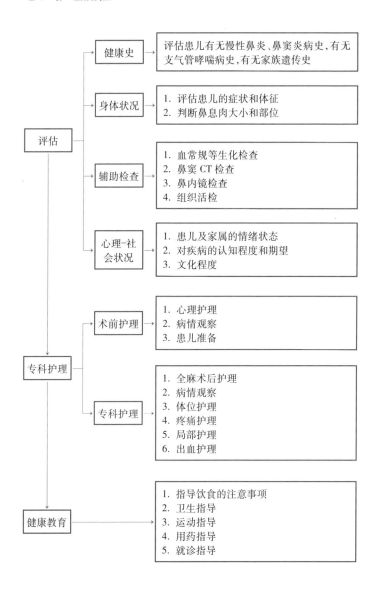

第十一节 鼻中隔血肿和脓肿

鼻中隔血肿(hematoma of nasal septum)是指鼻中隔软骨膜下或骨膜下积血,多为双侧性。鼻中隔脓肿(abscess of nasal septum)是指鼻中隔软骨膜下或骨膜下积脓,后者多由前者继发感染而致。

一、临床表现

1. 鼻中隔血肿:多有双侧鼻塞、额部头痛和鼻梁压迫感,无明显全身症状。检查见鼻中隔两侧呈对称性半圆形隆起,黏膜色泽暗红或正常,触之柔软,隆起部位对血管收缩剂无反应,穿刺可抽出血液。

2. 鼻中隔脓肿:除有双侧鼻塞、额部头痛和鼻梁压迫感外,尚有明显全身和局部急性炎症表现,如寒战、发热、周身不适、鼻梁和鼻尖红肿热痛。检查见鼻中隔对称性膨隆,黏膜色泽暗红,触之柔软而有波动,触痛明显,隆起对血管收缩剂无反应,穿刺可抽出脓液。

二、护理评估

1. 健康史:评估患儿有无鼻外伤或是否行鼻中隔矫正手术和鼻中隔黏膜下切除术,评估患儿是否患急性鼻窦炎、流感、猩红热和伤寒等疾病。

2. 身体状况

(1)鼻部症状:① 单纯鼻中隔血肿,患儿有单侧或双侧持续性鼻塞,逐渐加重,前额部疼痛、鼻梁压迫感伴鼻梁和鼻尖红、肿、热、痛。鼻黏膜破裂时,有血性分泌物流出。鼻镜检查发现鼻中隔单侧或双侧呈半圆形隆起,触之柔软,穿刺回抽有血,黏膜色泽正常。②脓肿形成者,患儿除鼻塞外,有畏寒、发热等全身不适;如黏膜破裂,则有脓液流出。检查有外鼻红肿、鼻梁及鼻尖部压痛。鼻中隔两侧对称性膨隆,色暗红,触之柔软且有波动感,穿刺可抽吸出脓性分泌物。

（2）全身症状：全身急性炎症表现,如寒战、发热、周身不适。

3. 心理-社会评估：外伤引起者可影响患儿鼻部的外形,同时患儿伴局部及全身不适,易产生焦虑心理。护士注意评估患儿的心理状态,以了解其对疾病的认知和期望。

三、护理诊断

1. 舒适度改变：与局部肿胀、鼻塞、张口呼吸有关。
2. 急性疼痛：与局部肿胀、炎症反应有关。
3. 体温过高：与炎性反应、脓肿形成有关。
4. 知识缺乏：与缺乏相关疾病的自我护理知识有关。

四、护理目标

1. 患儿疼痛和不适感减轻,或可以耐受。
2. 疼痛减轻或消失。
3. 炎症消除,体温降至正常。
4. 掌握疾病有关的自我保健知识。

五、 护理措施

1. 心理护理

（1）理解患儿的不适感受，安慰鼓励患儿，给予心理支持。

（2）讲解疾病的治疗方法、治疗过程、治疗效果，以减轻患儿的焦虑情绪。

2. 专科护理：治疗原则为局部穿刺或切开引流、全身应用抗生素。

（1）治疗方式

1）鼻中隔血肿较小者穿刺抽出血液；较大者则须在表面麻醉下，于血肿最低处作"L"形切口，清除淤血或血块。穿刺或切开引流后，用鼻腔填塞材料（凡士林纱条、碘仿纱条或膨胀海绵等材料）填塞双侧鼻腔、压迫鼻中隔，并全身应用抗生素预防感染。

2）鼻中隔脓肿明确诊断后需立即行切开引流，如有坏死软骨应予清除，放置引流，每天冲洗脓腔，不填塞鼻腔。全身用抗生素控制感染。鼻中隔软骨坏死过多，遗留鼻小柱塌陷或鞍鼻者，可二期行鼻整形手术。

（2）对症护理

1）发热患儿应观察体温的变化，及时进行降温处理，观察患儿的神志、意识，避免高热惊厥。

2）如局部处理后体温不降反升，应警惕并发症的发生。

3）疼痛的患儿需观察疼痛的部位、性质、程度，根据情况给予镇痛处理。

3. 健康指导

（1）养成良好的生活习惯，加强体能锻炼，增强抵抗力。

（2）发生血肿或脓肿时，切忌用手挖鼻，勿自行用利器穿破血肿或脓肿，以免引起感染扩散。

（3）注意个人卫生，保持鼻部清洁，不自行拔鼻毛。

（4）养成良好的饮食习惯，增强营养，进食温凉、易消化的食物。

六、 护理评价

1. 患儿疼痛和不适感减轻，或可以耐受。

2. 体温降至正常。

3. 患儿及家属掌握疾病有关的自我保健知识。

七、 护理流程

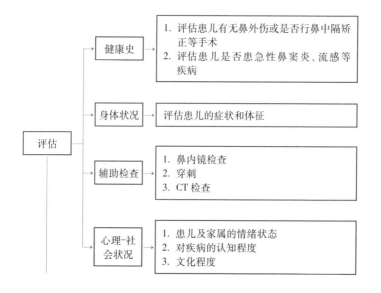

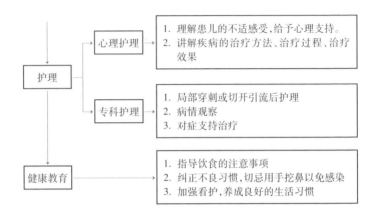

第十二节　先天性后鼻孔闭锁

先天性后鼻孔闭锁（congenital choanal atresia）是一种少见的鼻部畸形，由约翰·乔治·勒德雷尔（Johann George Roederer）于1755年首次报道。本病发病率低，新生儿中的发病率为1/7 000~1/5 000，单双侧发病比例为1.6∶1，男女发病率基本相同。依据闭锁累及的范围可为单侧性或双侧性，依据闭锁处组织的性质可为膜性、骨性或混合性。可作为一种先天畸形单独存在，也可合并身体其他部位的先天性畸形。

一、临床表现

新生儿只会用鼻呼吸，所以先天性双侧后鼻孔闭锁的患儿，出生后即出现严重的呼吸困难、发甚至窒息死亡，当张口啼哭时，呼吸困难和发绀反而显著改善或消失，吮奶或闭口时呼吸困难再次加重，并出现发绀，从而导致喂养困难。如能经过大约 4 周的时间,建立吸奶和呼吸交替进行的动作,则可进入童年期。随着年龄的增长,患儿的闭塞性鼻音愈来愈明显,鼻内有胶冻样涕难以擤出,睡眠时有鼾症和呼吸暂停综合征,经常困倦嗜睡。单侧后鼻孔闭锁的患儿吮奶时可出现气急,平时可无明显症状。

二、 护理评估

1. 健康史

(1) 评估患儿有无呼吸困难及困难程度,营养状况,睡眠情况。

(2) 有无合并其他畸形,如硬腭高拱、面骨不对称、扁平鼻、外耳道闭锁等。

2. 身体状况

(1) 出现周期性呼吸困难,即每当吮奶或闭口时呼吸困难加重,张口啼哭后症状改善或消失。

(2) 因吮奶困难,可出现营养不良和吸入性肺炎。

(3) 可出现鼻塞和嗅觉障碍、睡眠时有鼾声和呼吸暂停综合征、鼻塞性鼻音、咽部干燥和胸廓发育不良等。

3. 心理-社会评估:评估家属的文化程度、职业、孕期的情况等。

三、 护理诊断

1. 有窒息的危险:与呼吸困难、睡眠时呼吸暂停以及可能发生误吸有关。

2. 有感染的危险:与吮奶时误吸有关。

3. 营养失调:低于机体需要量,与后鼻孔闭锁、哺乳困难有关。

4. 知识缺乏：与家属缺乏护理患儿的知识和技能以及相关手术的配合知识有关。

四、 护理目标

1. 家属掌握正确喂养患儿的方法。

2. 未发生误吸及呼吸困难，或误吸和呼吸困难得到及时处理。

3. 切口愈合，无感染发生。

4. 患儿营养得到维持或改善。

五、 护理措施

1. 心理护理：评估患儿及家属恐惧程度，给予安慰，耐心讲解先天性后鼻孔闭锁成形术有关方法及预后情况，使其情绪稳定积极配合诊疗活动。

2. 专科护理·

（1）术前护理

1）饮食护理：协助患儿学会及早用口呼吸，如将奶嘴剪去头端，放在患儿口内，用系带固定于头部；指导家属正确喂养患儿的方法，如吸吮和呼吸交替进行，每次吸吮时间不宜过长，预防发生缺氧和误吸。

2）病情观察：严密监测体温、心率、呼吸、血压、血氧饱和度的情况，如有异常及时告诉医生；血氧饱和度在90%以下者给予吸氧。

（2）术后护理

1）饮食护理：当日可进少量营养丰富、易消化的温热流质或半流质饮食,第2日可进软食,注意不可用过热的饮食,忌刺激食物,多吃新鲜蔬菜、水果,避免大便干燥,预防伤口出血。

2）严密观察生命体征。观察鼻腔渗血情况,尽量让分泌物流出,不可堵塞鼻孔,尽量避免打喷嚏、用力擤鼻;要观察患儿有无频繁的吞咽动作。对婴幼儿术后护理极为重要,应严密观察,加强护理,如给氧、吸痰、除痂、鼻腔滴药及雾化吸入等。术后早期,对留置于新生儿鼻中的扩张管,须予以特别重视,保持通畅,严防脱落;患儿鼻腔手术后填塞凡士林油纱条压迫止血,鼻腔呼吸受限,常因供氧不足导致胸闷、头胀,术后应密切监测氧饱和度及生命体征的变化,根据病情可适当吸氧。

3）后鼻腔填塞护理:一般鼻腔需用纱条填塞24～48 h,在此期间会有鼻部疼痛及头痛,应主动向患儿及家属解释以上症状,随着术后鼻腔填塞物的取出,一般可逐渐消除,必要时给予镇静、止痛药物;填塞物抽出后避免剧烈运动,可遵医嘱予以鼻腔滴药,保持鼻腔通畅,防止鼻出血和黏膜粘连。术后数日内不要用力擤鼻,如想清洁鼻腔可以用后咽部回吸吐出;鼻腔少量渗血性及淡血水样分泌物,偶有血性眼泪属正常现象。取出纱条时一般会有术腔少量出血,不必惊慌,对流入咽部的血液尽量吐到痰杯中,切勿咽下,以免刺激胃黏膜引起恶心。同时采用额部、颈部冷敷,使血管收缩,减少出血。

4）口腔护理:因双侧鼻腔填塞纱条需要用口呼吸,为预防口唇干裂可用湿纱布覆盖口唇,并嘱患儿多饮水;保持口腔清洁,并教会患儿避免打喷嚏的方法,如用舌尖顶上腭进行呼吸;当要打喷嚏时立即张口做深呼吸,或指压人中穴,防止填塞物脱出。

5）体位护理：术后4~6 h可半坐卧位，以减轻头痛、促进鼻腔分泌物引流。

6）用药护理：遵医嘱抗炎、抗水肿治疗、雾化吸入治疗，以收缩肿胀黏膜、抗炎、消肿，向患儿讲解药物名称、用药目的、使用方法及相关注意事项，并观察用药后的效果。

3. 健康指导

（1）保持良好的心态，避免紧张激动的情绪。

（2）饮食要营养全面均衡，选择含丰富维生素、蛋白质及富含粗纤维的，易消化食物，并保持排便通畅。

（3）预防感冒，尽量避免上呼吸道感染。

（4）教会患儿及家属正确使用滴鼻和擤鼻的方法。

（5）遵医嘱按时用药。

（6）嘱患儿勿剧烈咳嗽、咯痰，勿擤鼻涕，避免打喷嚏。

（7）避免通气管脱出、移位，防止鼻面部受外力、重力碰撞，发现异常应及时就医处理。

（8）术后于1个月、3个月、6个月门诊复诊，以观察术后恢复情况和判断治疗效果。

六、 护理评价

1. 通过治疗和护理计划的实施，患儿及家属掌握正确喂养患儿的方法，未发生误吸及呼吸困难。

2. 顺利通过手术，切口愈合好。

3. 患儿无感染及并发症发生。

4. 患儿及家属掌握疾病和康复的有关知识。患儿营养得到维持及改善。

七、护理流程

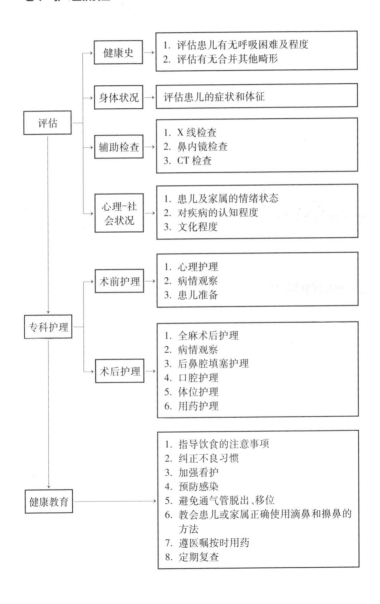

评估
- 健康史
  1. 评估患儿有无呼吸困难及程度
  2. 评估有无合并其他畸形
- 身体状况
  评估患儿的症状和体征
- 辅助检查
  1. X 线检查
  2. 鼻内镜检查
  3. CT 检查
- 心理-社会状况
  1. 患儿及家属的情绪状态
  2. 对疾病的认知程度
  3. 文化程度

专科护理
- 术前护理
  1. 心理护理
  2. 病情观察
  3. 患儿准备
- 术后护理
  1. 全麻术后护理
  2. 病情观察
  3. 后鼻腔填塞护理
  4. 口腔护理
  5. 体位护理
  6. 用药护理

健康教育
1. 指导饮食的注意事项
2. 纠正不良习惯
3. 加强看护
4. 预防感染
5. 避免通气管脱出、移位
6. 教会患儿或家属正确使用滴鼻和擤鼻的方法
7. 遵医嘱按时用药
8. 定期复查

第十三节　先天性脑膜脑膨出

脑膜脑膨出（meningoencepha locele）是一部分脑膜和脑组织、脑脊液通过颅骨缺损疝至颅外。一般分为脑膜膨出、脑膜脑膨出及积水性脑膜脑膨出。

一、临床表现

临床上根据膨出的部位不同，可分为囟门型、枕后型和基底型，其中与耳鼻咽喉科有关的为基底型和囟门型。囟门型主要表现为近中线颜面部肿块，基底固定、较宽，触之可有搏动感，肿块随年龄增长而变大，诊断比较容易。基底型多为咽部或鼻内膨出，临床上多数患儿常因膨出物太大影响通气而就诊；位于鼻腔内的膨出物呈灰白色且质软，表面光滑，往往被误诊为鼻息肉；位于口咽或鼻咽部的膨出物则多表现为淡红色稍黄的肿块，边界不清，基底部大，触之不易出血，容易被误诊为扁桃体或腺样体。因此，对鼻腔反复流清水样涕、咽部、鼻腔查见肿块的患儿，尤其是对伴有反复高热病史的患儿切忌穿刺抽液，也不能轻易对肿块活检，必须做影像学检查明确诊断。

二、护理评估

1. 健康史：评估患儿母亲孕期有无发生感染性疾病、特殊用药等异常情况。

2. 身体状况

（1）鼻外型：主要表现为外鼻正中或者略偏一侧有圆形柔软肿物，皮肤菲薄、表面光滑，哭闹或者压迫双侧颈内静脉时肿物增大，透光试验阳性，肿物随年龄增长而变大，可出现眼距增宽等。

（2）鼻内型：患儿主要表现为鼻阻塞、哺乳困难，检测鼻腔或者鼻咽部可见表面光滑的肿物。

3. 心理-社会评估：评估患儿的年龄、性别、文化层次，对疾病的认知程度，评估患儿的心理活动特点或情绪反应，评估家属对疾病的认知和对患儿的支持程度。

三、 护理诊断

1. 营养失调：低于机体需要量，与鼻阻塞、哺乳困难有关（鼻内型）。

2. 舒适度受损：与鼻阻塞有关。

3. 潜在并发症：脑脊液漏、出血、颅内感染等。

4. 知识缺乏：与缺乏相关手术配合和术后康复知识有关。

四、 护理目标

1. 疼痛、鼻塞等不适感减轻，或能耐受。

2. 营养状况得以维持或改善。

3. 无并发症发生或并发症发生后得到及时处理。

4. 对疾病治疗有所了解，掌握术后相关康复知识及自我保健知识。

五、护理措施

1. 心理护理：向患儿及家属介绍手术的目的、意义及术中配合，使其有充分的心理准备，减轻焦虑感。

2. 专科护理

（1）术前护理

1）饮食护理：饮食合理，营养均衡，食物宜消化、富含维生素及纤维素，保持大便通畅；避免辛辣、坚硬、刺激性食物。正确喂哺，改善全身营养状况；全麻术前禁食禁饮 6～8 h。

2）病情观察：观察并记录患儿鼻部脑膜脑膨出类型；观察患儿鼻腔通气情况，有无严重鼻塞及鼻出血发生，必要时予以吸氧，监测血氧饱和度；观察患儿全身营养状况及发育情况，指导正确喂养。

（2）术后护理

1）饮食护理：全麻术后 4 h 可先喝少量温冷开水，无不适后可进温冷的流质饮食；术后第 1 日可进温冷的半流质饮食，逐步过渡到软食；注意少食多餐，忌过烫、辛辣、硬性、刺激性食物。

2）病情观察：观察鼻腔渗血情况，正常情况下术后鼻腔会有少许血性分泌物流出，量逐渐减少，颜色逐渐变浅，如果鼻腔分泌物呈鲜红色，量较多，应及时通知医生处理；观察鼻腔分泌物的性质及量，如有清亮、无色液体流出，低头时流量增加，且干燥后不结痂，应警惕脑脊液鼻漏的发生；观察口中分泌物的性质、颜色及量，术后口中会有少许血性液体吐出，如果口中吐出大量鲜血，应及时通知医生处理；观察神志、意识、瞳孔变化，如患儿出现剧烈头痛、恶心、喷射性呕吐、颈项强直等症状,警惕颅内并发症的发生。

3）疼痛护理:观察疼痛的部位、性质,向患儿解释疼痛的原因;给予鼻额部间断冷敷;注意保护鼻部不受外力、物品碰撞;保持半卧位休息,利于呼吸、减轻局部充血肿胀;评估疼痛程度,遵医嘱予镇静止痛药或安置镇痛泵。鼻内镜手术,要观察鼻腔渗血情况,如鼻腔出现无色透明渗液,考虑是否有脑脊液鼻漏的可能,应及时通知医生处理。

4）口腔护理:协助患儿及时吐出或吸出口中分泌物;保持口腔清洁、湿润,给予温冷开水或0.9%氯化钠溶液或漱口液适时漱口,鼓励患儿多饮水;口唇干裂的患儿可涂液状石蜡或润唇膏。

5）鼻腔用药护理:术后次日予清鱼肝油滴鼻,每日4次,每次2~3滴,利于鼻腔填塞纱条抽出,减少出血;纱条抽尽后给予0.5%呋可麻或0.5%麻黄碱滴鼻,收缩鼻腔黏膜毛细血管,利于鼻腔通气;坚持按医嘱规范用药,并观察药物的作用及不良反应。

3. 健康指导

（1）保持良好的心态,避免紧张激动的情绪,以利于疾病康复。

（2）避免增加颅内压的动作,如低头、便秘、重体力劳动等。

（3）增加营养,选择含丰富维生素、蛋白质及富含粗纤维的饮食。

（4）尽量避免上呼吸道感染及头部外伤,改变不良的生活习惯,如大力擤鼻、挖鼻、打喷嚏等。告知患儿想咳嗽打喷嚏时,用舌尖上翘抵住硬腭或张口深呼吸,以抑制之。

（5）遵医嘱按时用药,纠正贫血、水电解质紊乱、高血压、糖尿病等基础病,遵医嘱补液,告知用药目的、注意事项、不良反应。出院后门诊定期复查,以观察术后恢复情况和判断治疗效果。

六、 护理评价

1. 通过治疗和护理计划的实施,患儿疼痛、鼻塞等不适感减轻,或能耐受。

2. 患儿营养状况得以改善。

3. 患儿无并发症发生或并发症发生后得到及时处理。

4. 患儿及家属对疾病治疗有所了解,掌握了术后相关康复知识及自我保健知识。

七、 护理流程

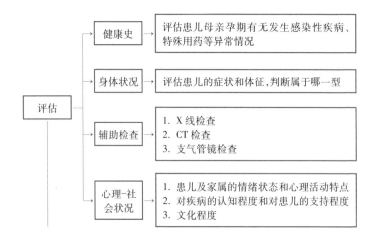

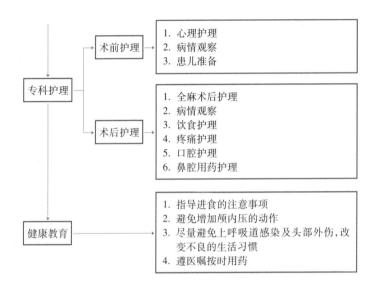

第四章
儿童咽部常见疾病护理常规

第一节　急　性　咽　炎

急性咽炎(acute pharyngitis)是咽黏膜、黏膜下组织的急性炎症,多累及咽部淋巴组织。可单独发生,亦常继发于急性鼻炎或急性扁桃体炎。本病常见于秋、冬季及冬、春季之交时。

一、临床表现

1. 症状:一般起病多较急,先有咽部干燥、灼热、粗糙感,继有明显咽痛,吞咽时尤重,咽侧索受累时疼痛可放射至耳部。全身症状一般较轻,但因年龄、免疫力以及病毒、细菌毒力不同而程度不一,可有发热、头痛、食欲减退和四肢酸痛等。

2. 体征:口咽部黏膜呈急性弥漫性充血、肿胀。咽侧索及咽后壁淋巴滤泡隆起,表面可见黄白色点状渗出物,腭垂及软腭水肿。颌下淋巴结增大、压痛,鼻咽、咽喉部也可呈急性充血表现,严重时可伴会厌水肿。

3. 并发症:可引起中耳炎、鼻窦炎及呼吸道的急性炎症。急性脓毒性咽炎可能并发急性肾炎、风湿热及败血症等。

二、护理评估

1. 健康史：询问患儿发病前有无受凉、劳累以及感冒、发热等情况；有无物理、化学因素的长期刺激；是否有与上呼吸道感染者接触史，有无咽部邻近组织器官的病灶及其他慢性病史。

2. 身体状况：评估患儿有无发热、头痛、食欲下降、乏力等；评估患儿咽痛的程度，有无中耳炎、鼻窦炎及其他呼吸道急性炎症的发生。

3. 心理-社会评估：患儿家属可能对该病危害性认识不足，未及时就医或治疗不彻底。因此，要注意评估家属对疾病的认知程度以及患儿的生活环境，并做好疾病预防及自我保健知识的健康宣教。

三、护理诊断

1. 疼痛：与咽痛、四肢酸痛、咽部干燥、咽部灼热等有关。

2. 体温过高：与咽部急性炎症有关。

3. 潜在并发症：扁桃体周围脓肿、急性会厌炎、风湿热、急性肾炎等。

4. 知识缺乏：与缺乏预防疾病传播的知识和自我保健知识有关。

四、预期目标

1. 咽痛减轻或消失。

2. 体温恢复正常。

3. 患儿住院期间无并发症发生。

3. 患儿及家属了解疾病和掌握疾病的预防保健知识。

五、 护理措施

1. 心理护理：建立良好的护患关系，加强与患儿的沟通，给予患儿心理疏导与安慰，向患儿及家属介绍疾病的相关知识，积极鼓励其参与治疗和护理计划中，减轻焦虑情绪和心理负担。

2. 专科护理

（1）一般护理：感染较重、全身症状较明显者，应卧床休息，鼓励患儿多饮水，饮食以清淡易消化为主，并注意补充维生素。避免进食辛辣刺激的食物，加重喉咙的不适。

（2）口腔护理：保持口腔清洁，遵医嘱给予含漱剂漱口、超声雾化吸入以及口含片含服，以利于局部清洁消炎。

（3）用药护理：遵医嘱给予抗病毒药、抗生素、解热镇痛类药物等，观察药物疗效及可能出现的不良反应。观察患儿体温的变化以及局部疼痛、红肿情况，注意有无关节疼痛、水肿、蛋白尿等症状出现。体温升高时可给予物理或药物降温。

（4）病情观察：观察患儿的呼吸情况，必要时给予吸氧。对合并会厌炎伴呼吸困难者，应做好气管切开的准备，以免发生窒息。

3. 健康指导

（1）指导患儿正确的含漱方法，即含漱时头后仰、张口发"啊"音，使含漱液能清洁咽后壁，但注意不要将药液吞入。

（2）鼓励患儿积极锻炼身体，增强体质。注意生活规律,避免进食辛辣、刺激性食物,保持大便通畅。

（3）保持空气新鲜与流通,避免咽部受刺激,远离有害环境,预防上呼吸道感染。

（4）发病期间,注意适当隔离,戴口罩,勤洗手,防止传播他人。

六、 护理评价

1. 患儿咽痛消失。

2. 体温降至正常。

3. 住院期间无并发症发生。

4. 患儿及家属能掌握急性咽炎的传播知识及自我预防保健知识。

七、 护理流程

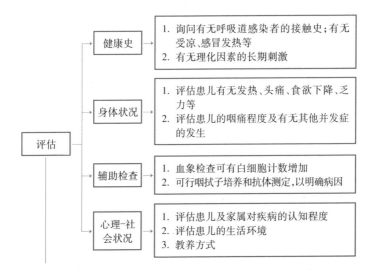

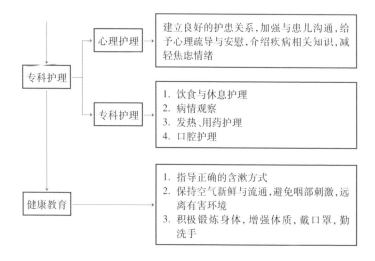

第二节　疱疹性咽峡炎

　　疱疹性咽峡炎(herpangina)是一种特殊类型的上呼吸道感染,病原体为柯萨奇 A 组病毒。好发于夏秋季。

一、临床表现

　　病程为 1 周左右,起病急骤,高热、咽痛、烦躁不安、流涎、厌食、呕吐、全身不适和惊厥等。此病如单独发生,常全身无症状,婴幼儿常表现为进食时哭闹、不愿进食。

二、护理评估

　　1. 健康史:询问患儿近期有无受凉或疱疹性咽峡炎接触史;患儿平时的体质、营养状况及既往病史;出疹的时间与疱疹的性状,发热与疱疹的关系。

2. 身体状况:咽部充血,在咽腭弓、软腭、腭垂的黏膜上可见数个至数十个 2～4 mm 大小灰白色的疱疹,周围有红晕,1～2 日后破溃形成小溃疡,表面覆有淡黄色或白色假膜。疱疹也可发生于口腔的其他部位。可有颌下淋巴结肿大,伴有压痛。

3. 心理-社会评估:评估患儿及其家属的心理状况、对疾病的应对方式;了解家属对疾病的认识程度、防治态度,并做好疾病的健康宣教工作。

三、护理诊断

1. 口咽部黏膜改变:与咽峡部感染有关。

2. 疼痛:与口腔黏膜糜烂,溃疡有关。

3. 体温过高:与炎症有关。

4. 知识缺乏:与家属缺乏疾病相关护理及预防知识有关。

四、预期目标

1. 患儿口周疱疹基本隐退或消失。

2. 患儿疼痛减轻。

3. 患儿体温正常。

4. 患儿及家属了解疾病的预防知识和护理技巧。

五、护理措施

1. 心理护理:向患儿家属讲解疾病的自限性和治疗的

目的,并指导家属做好患儿的生活护理,告知此病虽然发病急、传染性高,但预后一般良好,减轻家属的焦虑、恐惧情绪,增强战胜疾病的信心。

2. 专科护理

(1)饮食护理:加强患儿饮食指导,吃清淡、易消化的流质或半流质饮食,少食多餐,多喝水,多吃新鲜蔬菜、水果,摄入足够营养,避免过热、过冷、刺激性食物,减少对口腔黏膜的刺激引起口腔溃疡部位疼痛。对于体温过高、吞咽不适、拒食的患儿,给予静脉营养。

(2)消毒隔离:注意休息,减少活动。指导患儿及家属注意个人卫生,勤洗手,提高手卫生的依从性,尤其在饭前便后,使用肥皂水或洗手液用流动水洗手。保持病室内空气清新,通风良好。做好呼吸道隔离,病室与其他患儿或正常患儿分室居住,避免交叉感染,每天用 2 000 mg/L 含氯消毒剂擦拭物表及拖地 2 次。

(3)高热的护理:密切观察患儿体温变化,高热者可遵医嘱口服对乙酰氨基酚或布洛芬,也可用物理降温,如冰敷或温水浴,鼓励患儿多饮水等。发生热性惊厥的患儿可给予镇静、止惊等处理。

(4)口腔护理:因口腔黏膜及舌面出现疱疹和溃疡,患儿吞咽困难,会影响患儿进食。故应做好口腔护理,保持口腔清洁,婴幼儿进食后喂少量温开水以清洁口腔,年长儿餐后漱口,随时观察口腔黏膜的情况,咽痛的患儿予以含服咽喉片,以减轻局部疼痛,促进溃疡愈合。

3. 健康指导

(1)注意居室通风,注意卫生,尤其手的卫生,强调勤洗手。

（2）加强体格锻炼以增强抵抗力；提倡母乳喂养；防治佝偻病及营养不良；避免去人多拥挤的公共场所。

（3）疱疹性咽峡炎及手足口病患儿，须隔离2周，避免交叉感染。

（4）注意观察，避免再发。

六、护理评价

1. 患儿口周疱疹消失。

2. 体温降至正常。

3. 患儿疼痛缓解。

4. 患儿及家属基本掌握疱疹性咽峡炎的预防知识和护理技巧。

七、护理流程

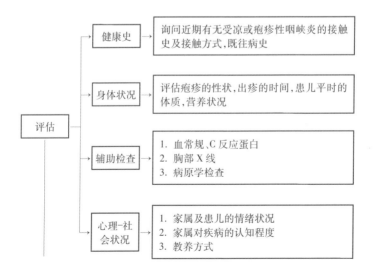

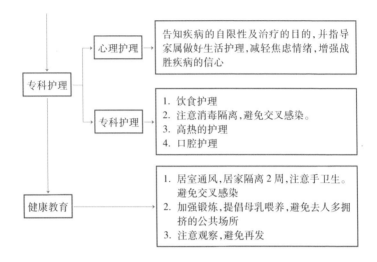

第三节　急性扁桃体炎

急性扁桃体炎(acute tonsillitis)为腭扁桃体的急性非特异性炎症,常伴有不同程度的咽黏膜和淋巴组织炎症,是一种很常见的咽部疾病。多发生于儿童及青年,在春秋两季气温变化时最易发病。中医称扁桃体为"乳蛾",称急性扁桃体炎为"烂乳蛾""喉蛾风"。

一、临床表现

临床上将急性扁桃体炎分成两类:急性卡他性扁桃体炎和急性化脓性扁桃体炎,其中后者包括滤泡性扁桃体炎和隐窝性扁桃体炎。

1. 急性卡他性扁桃体炎

(1)症状:多为病毒感染所致,病变较轻。炎症局限于扁桃体黏膜表面,扁桃体隐窝与实质多无明显炎症变化。可有低热、头痛、食欲缺乏、乏力等全身症状,局部症状主要为咽痛和吞咽痛。

（2）体征:扁桃体充血、肿胀,表面无脓性分泌物。

（3）并发症:较少。

2. 急性化脓性扁桃体炎

（1）症状:起病急,可有畏寒、高热、乏力、全身不适、便秘等,咽痛剧烈,可放射至耳部,伴有吞咽困难。患儿因高热可出现抽搐、惊厥及昏睡等。

（2）体征:扁桃体充血、肿大,腭舌弓、腭咽弓充血明显。急性化脓性扁桃体炎可分为急性滤泡性扁桃体炎和急性隐窝性扁桃体炎两种。急性滤泡性扁桃体炎主要表现为扁桃体实质淋巴滤泡充血、肿胀、化脓,扁桃体形成黄白色小隆起;急性隐窝性扁桃体炎表现为隐窝口有黄白色脓点,重者可出现多发性小脓肿,有时渗出物可融合成膜状,不超出扁桃体范围,易于拭去而不遗留出血创面。下颌角淋巴结常增大。

（3）并发症:炎症可直接波及邻近组织,引起扁桃体周围脓肿,也可引起急性中耳炎、急性颈淋巴结炎及咽旁脓肿等局部并发症。也可并发与溶血性链球菌Ⅲ型变态反应有关的风湿热、急性肾炎、急性心肌炎、急性关节炎等。

二、护理评估

1. 健康史:了解患儿的既往病史,询问患儿发病前是否有上呼吸道感染史;是否有受凉、潮湿、劳累等诱发因素的存在;评估患儿的咽痛程度、时间及是否有高热、头痛等全身症状。

2. 身体状况

（1）全身症状：多见于急性化脓性扁桃体炎。起病急，可有畏寒、高热、头痛、食欲不振、乏力、全身不适、便秘等。小儿可因高热而引起抽搐、呕吐及昏睡。

（2）局部症状：以剧烈咽痛为主，常放射至耳部，伴有吞咽困难。下颌下淋巴结肿大，有时感到转头不便。葡萄球菌感染的患儿，扁桃体肿大较显著，幼儿还可引起呼吸困难。

3. 心理-社会评估：急性扁桃体炎起病急骤，症状明显，容易引起重视，大部分能得到及时治疗。应注意评估患儿的年龄、饮食习惯、生活环境以及家属对疾病认知程度。

三、 护理诊断

1. 舒适度改变：与咽痛等有关。

2. 体温过高：与扁桃体急性炎症反应有关。

3. 潜在并发症：扁桃体周围脓肿、急性中耳炎、急性会厌炎、急性肾病、咽旁脓肿等。

四、 预期目标

1. 患儿体温降至正常。

2. 患儿咽痛等局部症状及全身症状消失。

3. 及早发现并发症，并及时处理。

五、 护理措施

1. 心理护理：向患儿及家属解释病情,减轻烦躁、焦虑心理,促进疾病康复。

2. 专科护理

(1) 一般护理：应与其他患儿适当隔离,室内应光线充足,空气流通,保持适宜的温湿度。卧床休息,进流质饮食及多饮水,加强营养及保持大便畅通。

(2) 发热护理：急性扁桃体炎最容易引起患儿发热,故因密切监测患儿体温变化,遵医嘱使用抗生素。高热患儿可给予物理降温或口服布洛芬混悬剂,同时保证充足的睡眠,减少机体热量的消耗,促进疾病的恢复。

(3) 口腔护理：指导患儿在进食后漱口,防止口腔细菌滋生。常用复方硼砂溶液、复方氯己定含漱液、1∶5 000呋喃西林液漱口,或其他有抗菌作用的含漱液。咽痛较剧烈时,可口服解热镇痛药。

(4) 病情观察：注意观察病情变化,如发热 3~4 天后体温不降反而再次升高,伴单侧咽痛加剧、吞咽困难、张口受限,提示可能并发扁桃体周围脓肿;如出现鼻塞、流涕、头痛,提示并发急性鼻窦炎;如出现耳痛、耳闷、听力下降,提示并发急性中耳炎;如出现心慌、胸闷、血尿等,提示并发风湿性心脏病、风湿性肾炎等全身并发症,应立即报告医生并协助处理。

3. 健康指导

(1) 加强体育锻炼,提高机体抵抗力。饮食宜清淡、富含营养,少食辛辣、刺激性食物。

(2) 养成良好的生活习惯,睡眠充足,劳逸结合,根据气候变化及时增减衣物,防止受凉及劳累过度。注意口腔卫生,经常漱口。

（3）对频繁发作,即每年有5次或以上的急性发作,或连续3年平均每年有3次或以上发作的急性扁桃体炎有并发症的患儿,建议在急性炎症消退2~3周后行扁桃体摘除手术。

六、 护理评价

1. 患儿能耐受疼痛。

2. 体温正常。

3. 无扁桃体周脓肿、咽旁脓肿、急性风湿热、急性肾炎等并发症的发生。

七、 护理流程

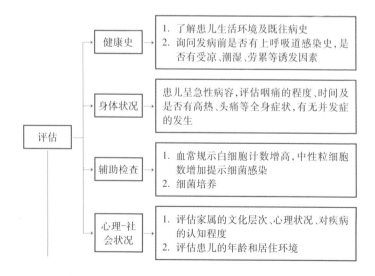

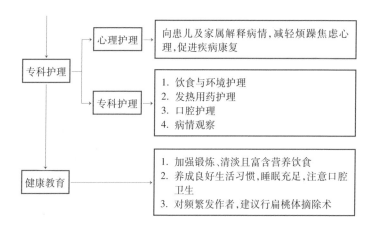

第四节　慢性扁桃体炎

慢性扁桃体炎(chronic tonsillitis)多由急性扁桃体炎反复发作或因扁桃体隐窝引流不畅,窝内细菌、病毒滋生感染而演变为慢性炎症。

一、临床表现

1. 症状:少数患儿平时自觉症状少或无,多数患儿有以下1项或多项症状。

(1)急性扁桃体炎反复发作史:每年少则1次,多则10余次,间歇期咽内可有发干、发痒、异物感、刺激性咳嗽等轻微症状。

(2)口臭:扁桃体隐窝内潴留干酪样腐败物或有大量厌氧菌感染,常出现口臭。

(3)呼吸、吞咽或言语共鸣障碍:患儿扁桃体过度肥大时,可出现睡眠时打鼾、呼吸不畅、吞咽或言语共鸣障碍等。

（4）全身中毒症状：当隐窝内脓栓被咽下时可刺激胃肠道,或隐窝内细菌、毒素等被机体吸收导致全身反应,可出现消化不良、头痛、乏力、低热等症状。

2. 体征

（1）扁桃体外观变化：扁桃体和舌腭弓呈慢性充血,黏膜呈暗红色,隐窝口可见黄白色干酪样点状物溢出。

（2）舌腭弓与咽腭弓变化：呈带状充血,边缘水肿、肥厚、粘连。

（3）触诊常可摸到肿大的下颌角淋巴结：一侧或双侧,单个易推动,一般无压痛。如有压痛,则提示扁桃体有活动性炎症。

二、 护理评估

1. 健康史：评估患儿发病前有无急性扁桃体炎、上呼吸道炎症反复发作史,以及风湿热、急性肾炎等全身疾病。

2. 身体状况

（1）症状：多有急性扁桃体炎反复发作史或扁桃体周围脓肿病史,发作时咽痛明显,间歇期有轻微症状,表现为发干、发痒、异物感、刺激性咳嗽等。当扁桃体隐窝内潴留干酪样腐败物或有大量厌氧菌感染,常出现口臭。患儿扁桃体过度肥大时,可出现睡眠时打鼾、呼吸不畅、吞咽或言语共鸣障碍等。当隐窝内脓栓被咽下时可刺激胃肠道,或隐窝内细菌、毒素等被机体吸收导致全身反应,可出现消化不良、头痛、乏力、低热等症状。

（2）体征：扁桃体和舌腭弓呈慢性充血,黏膜呈暗红色,隐窝口可见黄白色干酪样点状物溢出。舌腭弓与咽腭弓呈带状充血,边缘水肿、肥厚、粘连。触诊常可摸到肿大的下颌角淋巴结。

3. 心理-社会评估:慢性扁桃体炎平时无明显症状,家属多不予重视。疾病反复发作,有并发症发生或准备做手术时,患儿及家属往往表现出紧张或恐惧等心理状况。因此,护士应评估患儿及家属对疾病的认知程度及情绪状况,了解患儿的饮食习惯,生活环境,有无理化因素的长期刺激等。

三、 护理诊断

1. 急性疼痛:与慢性扁桃体炎急性发作或手术引起的机械损伤有关。

2. 焦虑:与慢性扁桃体炎反复发作或担心并发症或手术等有关。

3. 知识缺乏:与缺乏相关治疗的保健知识有关。

4. 潜在并发症:出血、风湿热、急性肾炎等。

四、 护理目标

1. 疼痛消失。

2. 焦虑减轻或消失。

3. 了解疾病相关知识。

4. 及早发现各种并发症,并及时处理。

五、 护理措施

1. 心理护理:向患儿及家属解释手术的目的及注意事项,以减轻患儿及家属的紧张心理,争取配合。主动关心患儿,听取患儿主诉,为患儿创建舒适的休息环境,减轻患儿及家属的焦虑。

2. 专科护理

（1）术前护理

1）术前检查：协助医生进行术前检查,注意有无手术禁忌证,如急性炎症、造血系统疾病及凝血机制障碍,严重的全身性疾病,月经期及月经前期及患儿家中存在免疫球蛋白缺乏或自身免疫性疾病等,这些情况均不宜手术。

2）口腔护理：术前3天开始给予漱口液含漱,每日4~6次。如有病灶感染,术前遵医嘱应用抗生素治疗3天。

3）术前准备：注意保暖,预防感冒。术前禁饮禁食6~8h。

（2）术后护理

1）防止出血：嘱患儿卧床休息,全麻未清醒者取侧俯卧位,头偏向一侧。全麻清醒后及局麻患儿取半卧位;手术当日尽量少说话,避免咳嗽,轻轻吐出口中分泌物,不要咽下;密切观察生命体征、神志、面色及口中分泌物的色、质、量,注意全麻未清醒者有无频繁吞咽动作,如有活动性出血应立即通知医生并协助止血;勿食辛辣、生硬和过热的食物,漱口时冲洗力度不宜过大,以免损伤创面引起出血。

2）减轻疼痛：解释创面疼痛为术后正常现象,指导患儿听音乐、看电视等分散注意力以减轻疼痛,也可行颈部冰敷,必要时遵医嘱给予镇痛剂。

3）预防感染：术后次日开始漱口,注意保持口腔清洁。向患儿解释术后次日创面会形成一层具有保护作用的白膜,勿用力擦拭,以免出血和感染。遵医嘱应用抗生素。

4）鼓励进食：如无出血,局麻术后2h、全麻术后4h可进食冷流质饮食,次日改为半流质饮食,3天后可进食软食,2周内忌吃硬食及粗糙食物。患儿因创面疼痛常进食较少,应加强宣教,鼓励进食。

3. 健康指导

(1)注意休息和适当锻炼,劳逸结合,生活规律,增强体质和抗病能力。

(2)进食前后漱口,以保持口腔清洁。

(3)扁桃体切除术后 2 周内避免进食硬、粗糙和刺激性的食物,并告知患儿如有白膜从口中脱出属于正常现象,不必惊慌。

六、 护理评价

1. 扁桃体炎症解除,手术伤口愈合良好,疼痛消失。

2. 能有效地应对压力,情绪稳定。

3. 患儿及家属掌握慢性扁桃体炎的相关知识。

4. 无出血、风湿热、急性肾炎等并发症发生。

七、 护理流程

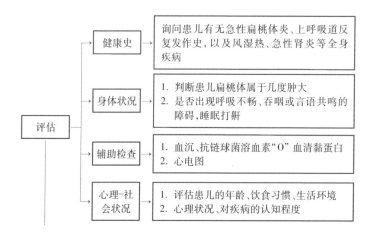

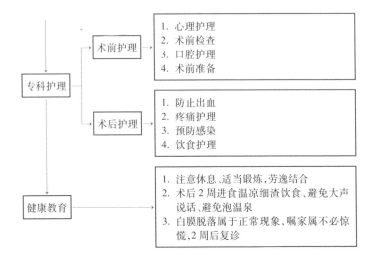

第五节　扁桃体周脓肿

扁桃体周脓肿(peritonsillar abscess)指发生在扁桃体周围间隙内的化脓性炎症。起初为蜂窝织炎(称为扁桃体周炎),继之形成脓肿。多见于青、中年患儿。中医称为"喉痈"。

一、临床表现

1. 症状:初起如急性扁桃体炎症状,3~4天后,发热仍持续或加重,一侧咽痛加剧,吞咽时尤甚,疼痛常向同侧耳部或牙齿放射。再经2~3天后,疼痛更剧,吞咽困难,唾液在口内潴留,甚至外溢。全身乏力、食欲缺乏,肌肉酸痛、便秘等。

2. 体征:患儿呈急性病容,表情痛苦;头偏向患侧,颈项呈假性僵直;口微张,吞咽困难,唾液沿口角外溢,饮水自鼻腔反流,炎症波及翼内肌时可出现张口困难。同侧下颌角淋巴结肿大。早期检查可见一侧腭舌弓显著充血。脓肿形成时则局部隆起明显,甚至张口困难。属前上型者,患侧腭舌弓及软腭红肿突出,悬雍垂水肿,偏向对侧,腭舌弓上方隆起,扁桃体被遮盖且被推向内下方。后上型者,咽腭弓红肿呈圆柱状,扁桃体被推向前下方。

二、护理评估

1. 健康史:询问患儿发病前是否有急性扁桃体炎或慢性扁桃体炎急性发作的病史等。了解患儿是否有咽部异物及外伤史,有无糖尿病等影响机体免疫力的疾病。

2. 身体状况:扁桃体周脓肿是继发于急性扁桃体炎或慢性扁桃体炎急性发作,在扁桃体急性发炎 3~4 天后,发热持续不退或加重,体温上升达 39℃ 以上,咽痛加剧、吞咽加重,常限于患侧可放射至耳部及颈部,其主要特点为吞咽疼痛、吞咽困难、唾液外溢,张口困难,言语不清等改变。

3. 心理-社会评估:患儿常因咽痛、吞咽困难及需行脓肿切开术而感到紧张、恐惧。护士应评估患儿及家属的心理、情绪状况,对疾病的认知程度及文化层次等。

三、护理诊断

1. 急性疼痛:与扁桃体周脓肿压迫及炎症刺激有关。
2. 体温过高:与炎性反应引起的全身反应有关。
3. 焦虑:与疼痛、吞咽困难、对手术的担心等因素有关。

4. 有误吸的危险：与脓肿自行溃破或切开时大量脓液未及时吸出有关。

5. 潜在并发症：咽旁脓肿、急性喉炎、喉水肿等。

四、护理目标

1. 患儿疼痛解除。
2. 体温恢复正常。
3. 焦虑减轻或消除。
4. 未发生误吸。

五、护理措施

1. 心理护理：患儿因咽痛、吞咽困难及需行脓肿切开术而感到紧张、恐惧，因此应主动介绍疾病的相关知识，做好心理护理，注意倾听患儿主诉，向患儿及家属说明切开引流的目的和方法，以取得患儿的配合。

2. 专科护理

（1）术前护理

1）脓肿形成前按急性扁桃体炎治疗，给予足量抗生素及适量糖皮质激素控制炎症。

2）保持呼吸道通畅：密切观察患儿呼吸情况，尤其是后下型脓肿，可阻塞上呼吸道导致呼吸困难。熟睡中脓肿有可能溃破，应加强夜间巡视。用压舌板检查时动作应轻柔，以防止脓肿破裂。脓肿破裂脓液流入呼吸道时，应尽快用吸引器吸出。

3）辅助检查：B超检查、诊断性穿刺检查。

4）术前准备：备好吸引器，氧气等抢救物品，防止大量脓液涌出导致误吸。

（2）术后护理

1）病情观察：观察患儿生命体征的变化，密切观察患儿呼吸道是否通畅以及有无出血征象，备好抢救物品。全麻清醒及局麻患儿协助取半卧位，其目的是减少头部血流对咽部伤口的压力，减轻疼痛及出血，利于渗出液从口中吐出，便于观察术后出血量。术后第 2 天复查伤口，必要时可用血管钳再次撑开排脓，直至无脓为止。

2）疼痛护理：患儿疼痛时禁用水杨酸类药物，以免引起局部出血，可指导患儿通过听音乐、看电视的方式分散对疼痛的注意力，若伤口疼痛，可遵医嘱使用适量的止疼药物。

3）监测体温：遵医嘱使用抗生素，监测患儿体温变化及伤口恢复情况。

4）口腔护理：患儿术后抵抗力下降，口腔黏膜干燥，自洁能力差，应加强口腔护理，指导患儿使用含漱液漱口，每日给予口腔护理 2 次，密切观察口腔黏膜情况，预防感染。术后 4~6 h 可进食营养丰富的流质或半流质饮食，不可过烫，避免进食干硬粗糙食物，以防引起伤口疼痛及出血。

3. 健康指导：注意口腔卫生，积极治疗急性炎症，防止并发症。多吃新鲜蔬菜、水果，避免辛辣、刺激性食物，保持大便通畅。提高免疫力，防止上呼吸道感染。对多次脓肿发作的患儿，应在炎症消退 2 周后，将扁桃体切除。

六、护理评价

1. 脓肿消除，疼痛消失。
2. 体温恢复正常。

3. 家属能陈述扁桃体周脓肿的相关治疗与护理方法，有效应对压力，焦虑减轻。

4. 住院期间未发生误吸。

七、护理流程

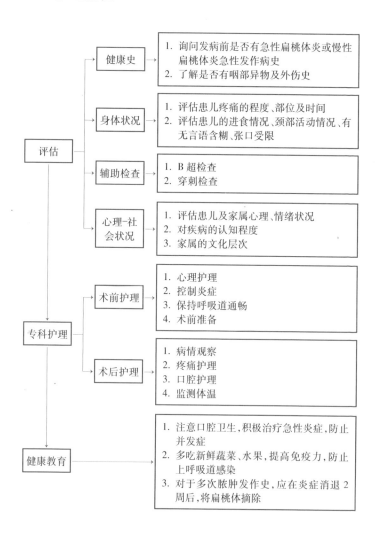

第六节　急性腺样体炎

急性腺样体炎(acute adenoiditis)为儿童常见的疾病,以 3~10 岁为多见,男女无差别。成年人的腺样体多已退化、消失,极少患此病。

一、 临床表现

常继发于上呼吸道感染,患儿突然发高烧,体温可达40℃。鼻咽部隐痛、头痛、全身不适。鼻塞严重,张口呼吸,并发咽痛。若炎症波及咽鼓管,可有轻微耳痛、耳内闷胀、听力减退等;感染严重者,可引起化脓性中耳炎。

二、 护理评估

1. 健康史:询问患儿发病前是否有劳累、受凉等诱发因素;了解是否同时有咽炎、扁桃体炎的各种症状;询问鼻塞的程度,是否伴有耳痛等。

2. 身体状况:起病较急,高热,体温可达 40℃,鼻咽部隐痛、头痛、全身不适。患儿鼻塞严重,张口呼吸,婴幼儿表现为哺乳困难。炎症若向两侧咽鼓管口蔓延,可有耳内闷胀、耳痛、听力减退等症状,重症患儿可导致化脓性中耳炎。

3. 心理-社会评估:评估患儿的年龄、情绪,评估家属的职业、文化层次、心理状态及家庭经济情况。

三、 护理诊断

1. 舒适度改变：与鼻塞、张口呼吸等有关。
2. 体温过高：与腺样体急性炎症反应有关。
3. 焦虑：与急性腺样体炎反复发作及担心疾病愈后有关。
4. 知识缺乏：与缺乏疾病相关知识有关。

四、 护理目标

1. 鼻塞、流涕、打鼾症状缓解或消失。
2. 患儿体温降至正常。
3. 焦虑减轻或消失。
4. 了解疾病相关知识。

五、 护理措施

1. 心理护理：主动耐心地解释疾病发生的原因、临床表现、治疗及愈后减轻患儿及家属焦虑情绪。

2. 专科护理

（1）一般护理：多饮水，卧床休息，补充维生素。进食清淡、易消化、富含营养的流质、半流质软食。

（2）药物护理：根据药敏试验选用有效的抗生素或全身应用广谱抗生素，有高热的患儿可给予解热镇痛剂，并辅助物理降温。

（3）保持鼻腔通畅：观察鼻腔情况及鼻塞程度，及时清除鼻腔内分泌物，予麻黄碱或呋可麻滴鼻液滴鼻，以减轻鼻部充血水肿,改善通气。

（4）手术治疗:若本病反复发作,6 个月内发作 4 次以上,在炎症控制的基础上可行腺样体切除术。

3. 健康指导

（1）注意休息,劳逸结合,预防感冒。

（2）保持口腔清洁,必要时予以漱口液漱口。

（3）教会患儿及家属正确的擤鼻及滴鼻的方法。

六、护理评价

1. 鼻塞、流涕,打鼾症状消失。

2. 体温正常。

3. 家属焦虑减轻。

4. 患儿及家属掌握急性腺样体炎的相关知识。

七、护理流程

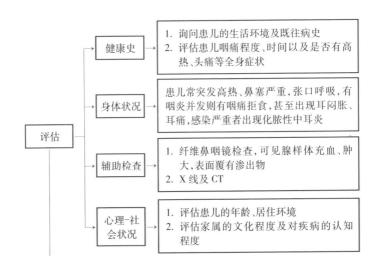

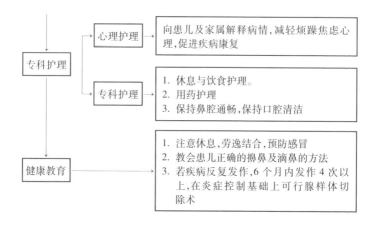

第七节　腺样体肥大

正常生理情况下,儿童 2~6 岁时腺样体增生旺盛,10 岁以后逐渐萎缩,到成年基本消失。儿童期若腺样体增生肥大且引起一系列临床症状者,称腺样体肥大(adenoid hypertrophy)。本病多发生在 2~6 岁儿童,成年人罕见。

一、 临床表现

1. 局部症状:腺样体肥大可引起耳、鼻、咽、喉等处症状。

(1)耳部症状:咽鼓管咽口受阻,将并发分泌性中耳炎,导致听力减退和耳鸣,有时可引起化脓性中耳炎。

(2)鼻部症状:常并发鼻炎、鼻窦炎,有鼻塞及流鼻涕等症状。说话时呈闭塞性鼻音,睡眠时发出鼾声、张口呼吸。炎症者可引起阻塞性睡眠呼吸暂停低通气综合征。

(3)咽、喉及下呼吸道症状:分泌物刺激呼吸道黏膜,常引起阵咳,易并发气管炎。

(4) 长期张口呼吸,可影响面骨发育,出现上颌骨变长、额骨高拱、牙列不齐、上切牙突出、唇厚、缺乏表情,出现所谓"腺样体面容"(adenoid face)。

2. 全身症状:主要为慢性中毒及反射性神经症状。表现为营养发育不良、反应迟钝、注意力不集中、夜惊、磨牙、遗尿等症状。

二、护理评估

1. 健康史:评估患儿年龄、营养状况,发病前有无急慢性鼻炎发作史,有无邻近器官的炎症;有无受凉、劳累等诱因。

2. 身体状况:由于儿童鼻咽腔狭小,若增殖体肥大堵塞后鼻孔及咽鼓管,可引起相邻耳、鼻、咽、喉等处症状。全身发育和营养状况较差,并有夜惊、磨牙、遗尿,反应迟钝、注意力不集中等。

3. 心理-社会评估:评估患儿家属对疾病的认知程度,告知家属腺样体肥大患儿在日常生活存在的不安全因素,使患儿家属对疾病能够正确理解,防止意外发生。

三、护理诊断

1. 焦虑:与担心手术有关。
2. 出血:与手术创面有关。
3. 感染:术后患儿抵抗力低下,与切口感染有关。
4. 知识缺乏:与缺乏对疾病治疗与术后护理的自我保健知识有关。

四、 护理目标

1. 腺样体炎症解除,手术伤口愈合好,疼痛消失。
2. 患儿及家属掌握腺样体肥大的相关知识。
3. 无出血、感染等并发症发生。

五、 护理措施

1. 心理护理:向患儿及家属解释手术的目的及相关注意事项,减轻患儿及家属的紧张情绪,更好地配合治疗和护理。
2. 专科护理

(1) 术前护理

1) 术前检查:协助医生完成鼻内镜、睡眠呼吸监测、心电图、X 胸片、血等术前相关检查,注意有无手术禁忌证。

2) 术前准备:术前禁食禁饮 6~8 h。

(2) 术后护理

1) 体位:术后去枕平卧 4 h。

2) 饮食护理:全麻术后 4 h,无出血者可进食冷流质饮食,如牛奶、奶油冰砖等,下午可进食半流质饮食,术后第一天根据患儿情况改软食。2 周内勿食过硬、过热的食物,保持大便通畅。

3) 病情观察:注意观察痰中及唾液中出血情况,并观其吞咽动作,如吞咽动作频繁并脉搏变快,即有伤口出血可能,应及时通知医生检查处理。

4) 改善鼻腔通气:术后给予 1% 麻黄碱滴鼻液滴鼻,减轻鼻部充血,改善鼻腔通气。

5) 预防感染、出血:术后遵医嘱给予抗生素静脉输液治疗,并用复方硼酸溶液漱口,保持口腔清洁,预防切口感染;嘱患儿勿剧烈咳嗽和打喷嚏,以免引起切口出血。

3. 健康教育

(1) 可进清淡、易消化食物,高热量、高维生素、高蛋白质饮食,切勿暴饮暴食,避免辛辣、刺激性食物。

(2) 加强体育锻炼,增强体质,避免上呼吸道感染。

(3) 3个月内勿剧烈运动或大声说话,以防伤口出血。

(4) 定期门诊复查,有伤口出血、呼吸困难等情况随时就诊。

(5) 注意口腔卫生,保持口腔清洁,可用温的淡盐水漱口。

六、 护理评价

1. 炎症解除,手术伤口愈合好,疼痛消失。

2. 患儿及家属能掌握腺样体肥大的相关知识。

3. 无并发症发生。

七、 护理流程

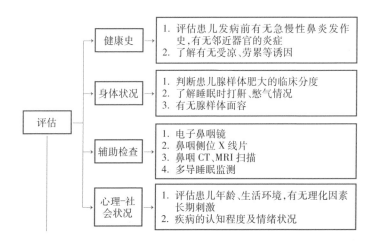

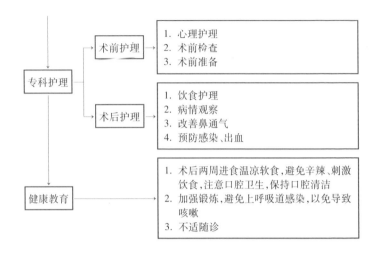

第八节 咽后脓肿

咽后脓肿(retropharyngeal abscess)为咽后隙的化脓性炎症,按发病机制分为急性和慢性两种。急性型较为常见,占94.8%,为咽后淋巴结急性化脓所致,多发生于3个月~3岁的婴幼儿,且以1岁以内婴幼儿最多见。慢性型者较少见,多因颈椎结核引起,占5.2%。

一、临床表现

1. 急性型:起病较急,畏寒、高热、咳嗽、吞咽困难、拒食、吸奶时啼哭和呛逆,烦躁不安,说话含糊不清,似口中含物。常有呼吸困难,其程度视脓肿大小而定,入睡时加重,可有鼾声。如脓肿压迫喉入口处或并发喉部炎症,则吸入性呼吸困难更为明显。

2. 慢性型：多数伴有结核病的全身表现,起病缓慢,病程较长,无咽痛,随着脓肿的增大,患儿逐渐出现咽部阻塞感。

二、 护理评估

1. 健康史：询问患儿发病前的身体状况、年龄,有无颈部结核病史,有无咽部异物史及外伤史。

2. 身体状况

（1）急性脓肿：发病急,常有畏寒、发热、咽痛,拒食,讲话含糊不清,似口中含物,哭声似鸭鸣,脓肿增大可出现睡眠打鼾及吸气性呼吸困难。

（2）慢性脓肿：病程长,常有低热、盗汗等结核症状。

3. 心理-社会评估：急性脓肿多见于婴幼儿,其家属为其不能进食和呼吸困难而担心,求医心切,常为急诊就医,应注意评估家属的心理状态、对疾病的认知程度。慢性脓肿病程长,治疗效果慢,护士应多关心患儿,讲解疾病相关知识,以满足其对疾病的认识。

三、 护理诊断

1. 体温过高：与颈部感染有关。

2. 舒适度改变：咽痛、异物感：与咽后壁炎症及炎性刺激有关。

3. 吞咽障碍：与咽部疼痛、脓肿增大阻塞咽腔有关。

4. 有窒息的危险：与脓肿破裂后脓液误吸入气道及并发喉水肿有关。

四、 护理目标

1. 患儿咽痛、发热症状消失,进食正常。
2. 脓肿消失,炎症消失。
3. 及早发现并发症,及时处理。

五、 护理措施

1. 心理护理:向家属解释手术的重要性及必要性,做好心理护理,消除家属的思想顾虑。

2. 专科护理

(1)术前护理

1)危重患儿应给予吸氧,建立静脉通路,床旁备直接喉镜、吸引装置及气管切开包等急救器材,以备紧急抢救。

2)术前准备:协助医生完成颈侧 X 线片、CT、B 超,脓肿穿刺,血常规等检查;术前禁饮禁食 6~8 h。

2. 术后护理

1)穿刺吸脓的护理:月龄小的婴儿多采用穿刺吸脓引流,一般要反复进行。穿刺后每日或隔日检查咽后脓肿情况,若检查困难,可通过观察患儿吞咽改善情况来判断,吞咽正常者,说明引流好,脓肿无复发,反之则应重新开放引流。

2)脓肿切开的护理:术后取平卧头侧位,禁食禁水4 h。持续低流量吸氧,注意观察缺氧有无改善。密切关注病情及生命体征的变化,保持呼吸道通畅,有无吸气性呼吸困难、喉鸣及三凹征出现。如果脓肿切开后再次出现呼吸不畅,应及时通知医生,以便做出相应的救治处理。同时保持病房的空气新鲜及适宜的温湿度,经常开窗通风换气,每天用紫外线消毒病房2次。

3）气管切开的护理：气管套管内持续低流量给氧，氧流量为每分钟1~2L。气管切开处敷料应每日更换2次，如被污染及时更换，保持伤口清洁。气管套管口应用生理盐水双层纱布覆盖，可防止灰尘或异物吸入气管内。密切关注切口有无出血，切口周围有无皮下气肿、感染等，同时防止套管脱落，外套管固定带应打死结，松紧适宜，以通过一指为宜，以避免影响呼吸或脱管，小儿要固定双手，严防自行拔出套管。保持气管套管内通畅，及时吸痰，吸痰时动作轻柔，防止损伤气管黏膜。气管内套管应每4h清洗消毒1次，如分泌物多应增加清洗消毒次数，以防堵管。外套管1周后更换。

4）病情观察：注意观察呼吸的变化，如复发呼吸困难，并伴有持续高热、咳嗽等，应考虑肺部感染，也有可能是脓肿向下扩散形成纵隔炎。凡咽周间隙感染，一旦出现口、鼻、耳等出血，即使少量，也应及时报告医生，给予相应的处理。持续高热会引起大脑缺氧、脑水肿、惊厥等并发症，必须及时给予物理或药物降温。

3. 健康指导

（1）加强卫生宣教，小儿咽后壁脓肿为急性疾病，如延误治疗或治疗不当可危及生命，应及时治疗。

（2）避免咽部异物及外伤，增强体质，预防上呼吸道感染。

（3）注意劳逸结合，改善营养状况，加强体育锻炼，提高机体免疫力。

六、护理评价

1. 患儿炎症消失，体温恢复正常。

2. 脓肿消失,患儿能正常进食。

3. 住院期间无窒息等并发症的发生。

七、护理流程

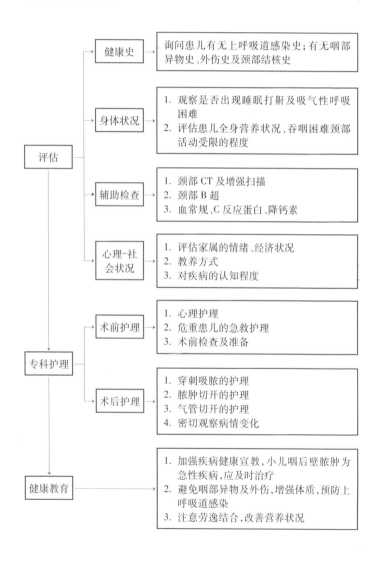

第九节　咽 旁 脓 肿

咽旁脓肿（parapharyngeal abscess）为咽旁隙的化脓性炎症,早期为蜂窝织炎,继而形成脓肿。

一、 临床表现

1. 局部症状:主要表现为咽痛及颈侧剧烈疼痛,吞咽障碍,言语不清。茎突前隙感染累及翼内肌时,则出现张口困难。

2. 全身症状:患儿可有畏寒、高热、头痛、乏力及食欲减退等症状;病情严重时,呈衰竭状态。

二、 护理评估

1. 健康史:询问患儿是否有急性扁桃体炎、扁桃体周脓肿,咽后脓肿等发病史;有无外伤史或误卡尖锐异物史;评估患儿咽痛及颈部肿痛的时间及程度。

2. 身体状况:患儿呈急性重病容,颈部强直,患侧下颌下区及下颌角后方脓肿,触诊坚硬并压痛。脓肿形成后局部变软并有波动感。

3. 心理-社会评估:咽旁脓肿多发生在儿童,除发热外,首先发现多为吞咽困难,言语不清,家属误以为咽部有异物,因此护士应注意评估患儿及家属对疾病的认知程度,并做好疾病的健康宣教。

三、 护理诊断

1. 疼痛：与咽部炎症刺激、脓肿压迫有关。

2. 体温过高：与咽部化脓性炎症反应有关。

3. 焦虑：与患儿及家属担心疾病的治疗及预后有关。

4. 营养失调：低于机体需要量，与吞咽疼痛、吞咽困难、食欲减退有关。

5. 潜在窒息：与咽部组织肿胀、脓肿阻塞致呼吸道狭窄有关。

四、 护理目标

1. 患儿咽痛及颈部肿痛感减轻。

2. 患儿体温恢复正常。

3. 患儿营养状况得到改善或维持。

4. 患儿呼吸道通畅，无窒息发生。

5. 患儿及家属能正确认识疾病，对疾病相关知识有所了解，掌握注意事项及自我防护知识。

五、 护理措施

1. 心理护理：咽旁脓肿起病较急，入院时患儿已存在较严重的全身与局部症状，家属易产生紧张焦虑情绪，应主动介绍主管医生、手术方式、分享成功病例，满足患儿的合理需求，鼓励患儿表达自身感受，教会其自我放松的方法，减轻其不适感。

2. 专科护理

（1）术前护理

1）脓肿形成前给予足量敏感的抗生素和适量的糖皮质激素等药物治疗。

2）生命体征的监测：观察患儿口唇、面色情况，必要时给予吸氧，床旁备气管切开包；高热患儿及时给予物理降温或药物降温。

3）术前检查：协助医生完成颈部 CT、B 超、血常规、电解质及凝血功能等检查；当颈部肿胀向下延伸到胸骨上切迹，考虑咽旁脓肿扩展至纵隔时，行胸部增强 CT 检查，有利于早期发现纵隔感染等并发症；遵医嘱行抗生素皮试，并正确标注皮试结果。

4）饮食与卫生指导：协助患儿做好个人卫生，保持口腔清洁，给予漱口水漱口，告知术前禁饮禁食 6~8 h。

（2）术后护理

1）体位：按全麻术后常规护理，保持呼吸通畅，并给予吸氧、血氧饱和度与心电监护。全麻清醒患儿可给予半卧位，以利于咽旁间隙脓液的引流，头偏向健侧，避免牵拉颈部伤口。

2）伤口及护理：经颈外径路：观察颈部伤口渗血、渗液情况，切口周围有无红肿、淤血等，保持敷料清洁、干燥。保持引流的通畅，若发现引流不畅或引流条脱落，应立即告知医生，重新放置引流条；经口腔径路：观察口腔分泌物的颜色、性质、量，注意有无咯血或呕血。避免咳嗽、咯痰，少说话，多休息。

3）导管的观察及护理：保持负压引流管的固定通畅，避免脱出或堵塞，保持有效引流，观察引流液的颜色、性质、量；保持胃管的固定通畅，告知患儿及家属留置胃管的重要性，切勿自行拔出，勿折叠、扭曲、压迫胃管。遵医嘱给予鼻饲注食，每次注食前后需注入 20 mL 温开水冲洗胃管，防止食物残渣堵塞胃管。

④ 防止感染：及时清除口鼻腔分泌物，保持口腔清洁。术后遵医嘱给予患儿足量的抗生素，防止脓肿的蔓延与并发症的出现。

3. 健康指导

（1）劳逸结合，适当加强体育锻炼以增强体质，提高机体免疫力。

（2）注意营养摄入，多饮水，促进机体早日康复。

（3）保持口腔清洁，饭前饭后漱口。

六、 护理评价

1. 患儿疼痛消失，营养状况得到改善。

2. 体温恢复正常。

3. 无窒息等并发症发生。

4. 患儿及家属能掌握疾病的相关知识和自我保健知识。

七、 护理流程

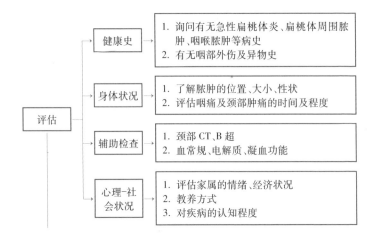

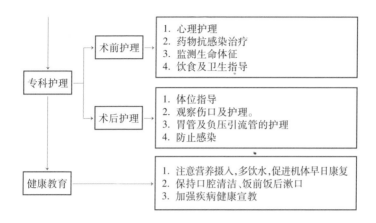

第十节 阻塞性睡眠呼吸暂停低通气综合征

阻塞性睡眠呼吸暂停低通气综合征(obstructive sleep apnea hypopnea syndrome OSAHS)是指睡眠时上下气道塌陷阻塞引起的呼吸暂停和通气不足,通常伴有打鼾、睡眠结构紊乱,频繁发生血氧饱和度下降,白天嗜睡、注意力不集中等病症,并可导致高血压、冠状动脉粥样硬化性心脏病、糖尿病等多器官多系统损害。此综合征是最常见的睡眠呼吸紊乱疾病。OSAHS可发生在任何年龄阶段,其中以中年肥胖男性发病率最高。OSAHS不仅严重影响患儿的生活质量和工作效率,而且易发生心脑血管疾病,具有潜在的危险性,严重者可影响患儿的生长发育。

一、临床表现

1. 打鼾和呼吸暂停:睡眠中打鼾是由于空气通过口咽

部时使软腭振动引起,打鼾意味着气道有部分狭窄和阻塞。鼾声可呈间歇性或持续性,伴张口呼吸,甚至憋气、呼吸暂停。

2. 缺氧引起的相关表现:遗尿、白天乏力或嗜睡、智力和记忆减退、反应迟钝等,儿童由于处在生长发育期,夜间反复睡眠觉醒,引起内分泌紊乱,可有生长发育迟缓或肥胖等表现。

二、 护理评估

1. 健康史:评估患儿是否有口咽部狭窄、上气道扩张肌肌力异常及肥胖、甲状腺功能低下、糖尿病等致病因素。了解患儿夜间打鼾的程度、憋醒的频率和时间以及家族中有无肥胖、鼾症患儿。

2. 身体状况:患儿多肥胖,睡眠中出现打鼾及呼吸暂停,睡眠质量差,白天嗜睡,记忆力下降,常有遗尿,生长发育迟缓等。

3. 心理-社会评估:起病初期往往被忽略,直到出现严重并发症才引起重视。频发呼吸暂停、缺乏相关知识及对预后的担心常使患儿及家属感到焦虑和担心。患儿因性格改变、行为怪异等易导致人际关系紧张。因此,应重点评估患儿睡眠情况、性格特征、情绪状况、社交水平及对疾病的认知程度等。

三、 护理诊断

1. 焦虑:与担心治疗效果有关。
2. 气体交换受损:与气道狭窄等原因影响通气有关。

3. 睡眠形态紊乱：与呼吸道阻塞引起憋气、觉醒有关。

4. 潜在并发症：出血、感染等。

四、 护理目标

1. 保持情绪稳定,焦虑减轻或消失。

2. 通气状况改善,气体交换恢复正常。

3. 睡眠情况有所改善。

4. 及早发现并发症的征象,及时处理

5. 了解疾病相关知识,积极配合治疗与护理。

6. 防止意外受伤的发生。

五、 护理措施

1. 心理护理：向患儿及家属介绍病因及手术治疗的必要性,讲清术后可能出现的咽痛、出血及体温低热等不适,配合手术的方法及术后的饮食特点,消除家属的恐惧心理,帮助患儿增强战胜疾病的信心、积极配合治疗。

2. 专科护理

（1）术前护理

1）术前检查：询问患儿病史和体格检查,在询问病史和应特别注意患儿有无出血倾向;近期有无呼吸道感染病史;女性患儿的月经期;有无变应性疾病尤其是对麻醉药物过敏的病史;协助医生完成多导睡眠图监测、电子鼻咽镜、心电图、X 线胸片、血、尿、便等常规检查。

2）口腔护理：保持口腔清洁,术前 3 天给予含漱液漱口。

3）术前禁饮禁食 6~8 h,术晨遵医嘱静脉注射抗生素。

4）重度 OSAHS 或伴有高危因素的患儿不宜立即行手术,应评估心功能并行 CPAP 治疗后再手术。

（2）术后护理：

1）保持呼吸道通畅：嘱患儿卧床休息,全麻未清醒者取侧俯卧位,头偏向一侧。全麻清醒后及局麻患儿取半卧位,及时清除口鼻腔内分泌物,密切观察生命体征,给予氧气吸入,判断神志、肌张力恢复情况。

2）饮食护理：全麻术后 4 h 可先进食凉水或牛奶,再进食冰砖,进食冷流质饮食不宜过急过快过多,以减少消化道刺激,避免恶心、呕吐、腹痛等。次日改为半流质饮食,3 天后可进食软食,2 周内勿食过烫、过硬食物,保持大便通畅。患儿因创面疼痛常进食较少,应加强宣教,鼓励进食。

3）出血护理：手术当日尽量少说话,避免咳嗽,轻轻吐出口中分泌物,不要咽下；密切观察生命体征、神志、面色及口中分泌物的色、质、量,注意全麻未清醒者有无频繁吞咽动作,如有活动性出血,应立即通知医生并协助止血；勿食辛辣、生硬和过热的食物,漱口时冲洗力度不宜过大,以免损伤创面引起出血。

4）疼痛护理：安慰患儿伤口疼痛是术后正常现象,教会患儿分散注意力减轻疼痛的有效方法,如听音乐、看电视等,也可行颈部冰敷,必要时遵医嘱给予镇痛剂。

5）预防感染：观察患儿体温变化及伤口恢复情况,遵医嘱使用抗生素。术后次日指导患儿餐后用温开水漱口,保持口腔清洁。解释术后次日创面会形成一层具有保护作用的白膜,勿用力擦拭,以免出血和感染。

3. 健康指导

（1）术后 2 周进食温凉半流质饮食,注意口腔卫生。

（2）避免剧烈哭闹及剧烈活动,避免感冒受凉。

（3）对患儿进行行为干预,指导患儿控制饮食、定期锻炼、减轻体重。

（4）如出现手术创口出血,应及时去医院就诊。

六、 护理评价

1. 焦虑情绪减轻,能有效应对压力。

2. 气体交换正常。

3. 睡眠良好。

4. 无出血、感染并发症等发生。

5. 了解疾病相关知识。

6. 未出现意外受伤。

七、 护理流程

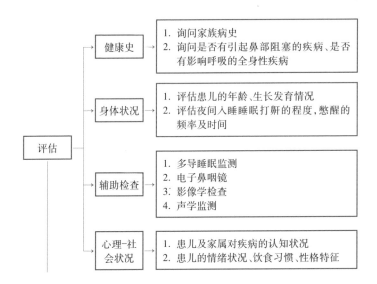

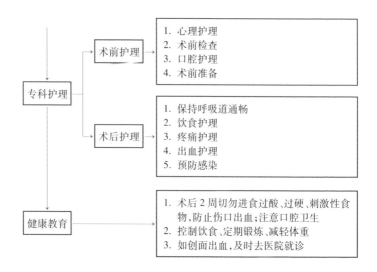

第五章
儿童喉部常见疾病护理常规

第一节　急性喉炎

小儿急性喉炎(pediatric acute laryngitis)好发于6个月至3岁的婴幼儿,多在冬春季发病。小儿急性喉炎有其特殊性,常累及声门下区黏膜和黏膜下组织,且小儿咳嗽力量不强,下呼吸道和喉部的分泌物不易咳出。因此,小儿急性喉炎时容易发生喉阻塞,引起呼吸困难。如诊断治疗不及时,会危及生命。

一、临床表现

1. 发热:早期即可出现。儿童畏寒、发热症状较重。

2. 声音嘶哑:是急性喉炎的主要症状。轻时音调变低,重者声音嘶哑或完全失声。

3. 喉痛:患儿喉部及气管前有轻微疼痛,发声时喉痛加重,有喉部不适、干燥、异物感,不影响吞咽。

4. 咳嗽:起初为干咳无痰,后期有脓性分泌物,稠厚、不易咳出,黏附于声带表面而加重声音嘶哑。患儿炎症累及声门下区,呈"空、空"样咳嗽,夜间加剧,是患儿急性喉炎的重要特征之一。

5. 呼吸困难：小儿典型表现为夜间突然加重,出现犬吠样咳嗽、鼻翼扇动,吸气时喉喘鸣,并出现胸骨上窝、锁骨上窝、肋间隙及上腹部软组织吸气期凹陷等喉梗阻症状。严重时患儿面色苍白、呼吸困难,甚至窒息死亡。

二、护理评估

1. 健康史：评估患儿的营养发育状况,有无变应性体质,评估发热、咳嗽、咳痰、呼吸困难的发生和持续时间,有无明显诱因如受凉、急性上呼吸道感染史、上呼吸道慢性病等。

2. 身体状况：起病较急,多有发热、声嘶、咳嗽等。早期以喉痉挛为主,声嘶多不严重,表现为阵发性"空、空"声咳嗽或犬吠样咳嗽,可有黏稠痰液咳出,多次发作后出现持续性喉梗阻症状,如吸气性喉喘鸣、哮喘样咳嗽。也可突然发病,患儿夜间骤然出现重度声嘶、频繁咳嗽,咳声钝。重者出现吸气时胸骨上窝、锁骨上窝、肋间隙及上腹部软组织明显凹陷,面色发绀或苍白,鼻翼扇动,有不同程度的烦躁不安。如不及时治疗,则出现脉细速、大汗淋漓、呼吸无力,甚至呼吸、循环衰竭,昏迷,抽搐,导致死亡。

3. 心理-社会状况：患儿起病急,病情凶险,家属多处于紧张和恐惧不安中。患儿就诊时因环境陌生,存在明显的恐惧心理。也有部分家属误认为孩子只是普通感冒,对疾病的严重性缺乏了解。应注意评估患儿的心理状况及患儿家属对疾病的认知程度、文化层次、经济状况、家庭支持系统等,以便提供针对性的护理措施。

三、护理诊断

1. 有窒息的危险与喉阻塞或喉痉挛有关。

2. 体温过高与喉部黏膜感染引起炎症反应有关。

3. 语言沟通障碍与喉部炎症引起的声音嘶哑或失音有关。

4. 潜在并发症低氧血症。

5. 知识缺乏家属缺乏识别小儿喉炎症状特点及预防知识。

四、护理目标

1. 呼吸道阻塞解除,呼吸道保持通畅,呼吸形态正常。

2. 体温恢复正常。

3. 生命体征正常,无低氧血症发生。

4. 家属掌握小儿喉炎的预防和护理知识。

五、护理措施

1. 心理护理:评估患儿及家属恐惧程度,给予安慰,耐心讲解疾病有关的治疗方法及预后情况,使其情绪稳定积极配合诊疗及护理。

2. 专科护理

（1）备齐抢救用品,严密观察病情,床旁备好氧气、吸痰器,必要时备气管插管物品、气管切开包、心电监护仪、雾化吸入器等。

（2）密切观察患儿的面色、唇色、肤色、意识状态、呼吸频率与节律,观察患儿的脉搏、血压及缺氧的变化。当患儿出现缺氧加重、鼻翼扇动、口唇发绀或苍白、血氧饱和度下降、出汗、心动过速、烦躁不安甚至抽搐时,应立即报告医生,迅速实施气管切开及其他解除喉梗阻的紧急措施。

(3)发热的患儿给予物理降温或遵医嘱给予退热药,注意观察患儿体温变化、出汗情况。如出汗较多需多喂水,防止脱水。

(4)尽量使患儿安静休息,减少哭闹及活动,以免加重缺氧。并注意观察其呼吸形态的改变,还应多改变体位,指导家属叩患儿背部以促进痰液排出。体贴关心患儿,护理时动作轻柔,态度和蔼,以消除其恐惧心理。

(5)支持治疗及饮食护理:小儿发生急性喉炎后,一方面由于疾病影响食欲,另一方面进食时加重咽喉疼痛,常常出现拒食。因此,饮食以流质为主,如果喉梗阻严重,暂且禁食。小儿发热使机体水分额外丧失、禁食导致水分不够,都极易导致患儿脱水,要注意补充营养、能量、水分。估算出入量,防止引起脱水及电解质紊乱。

(6)气管切开者做好气管切开的护理。

3. 健康指导

指导家属学会观察患儿的呼吸及咳嗽情况,发现异常及时与医护人员沟通。患儿感冒后不能随意喂服镇咳、镇静药物,因有些药物会引起排痰困难,加重呼吸道阻塞。气管切开的患儿应教会其家属相关的知识和技能。督促幼儿平时不要过度喊叫。上呼吸道感染和传染病流行高峰季节不去公共场合,如有不适及早就医。向家属讲解急性喉炎的一些预防知识。

六、护理评价

1. 呼吸道保持通畅,呼吸形态正常。
2. 体温恢复正常。
3. 生命体征正常,无低氧血症发生。
4. 家属掌握小儿喉炎的预防和护理知识。

七、护理流程

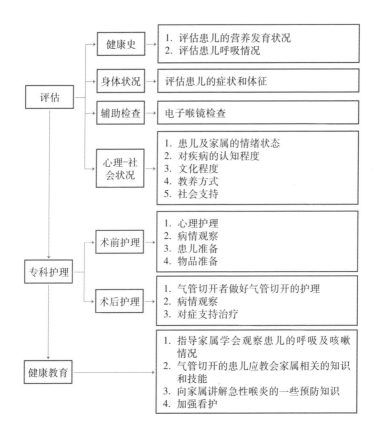

第二节　慢　性　喉　炎

慢性喉炎(chronic laryngitis)是指由非特异性细感染或用声不当、用声过度等引起的喉部慢性炎症。临床上将其分为慢性单纯性喉炎、慢性肥厚性喉炎和慢性萎缩性喉炎。

一、临床表现

1. 声音嘶哑:声嘶程度可轻重不等,有些患儿晨起时发声尚正常,但讲话过多后出现声嘶;另一些患儿晨起时声嘶较重,讲一段时间话后或喉部分泌物咳出后声嘶反而减轻。大多数患儿噤声一段时间后声嘶缓解,但讲话多了声嘶又加重。

2. 喉部不适:喉部干燥感,有的患儿讲话多了还有喉痛。声嘶程度可轻重不等。

3. 分泌物:有的患儿喉部分泌物增加,形成黏痰,讲话时感费力,需咳出后讲话才感轻松。

二、护理评估

1. 健康史:询问声嘶发生的时间,声嘶为持续性还是间歇性。有无明显诱因(如上呼吸道感染)、是否接触有害气体及粉尘(如在粉尘环境中生活)等;用声情况、用声方法,注意有无用声过度或用声不当;邻近器官的慢性炎症刺激,如慢性鼻炎、鼻窦炎、慢性气管支气管炎等。

2. 身体状况:声音嘶哑,喉部不适、干燥感或喉痛感;

间接喉镜可见喉黏膜弥漫性充血,有黏稠分泌物附着。

　　3. 心理-社会状况:患儿因持续声嘶影响生活,但对本病发生的原因、如何保护声带、促进声带康复缺乏了解。应注意评估患儿的文化层次、职业、生活习惯等,以便提供针对性的护理措施。

三、 护理诊断

　　1. 舒适度改变:声嘶喉部不适与喉部慢性炎症有关。
　　2. 焦虑:与长期喉部不适、迁延不愈有关。
　　3. 知识缺乏:缺乏慢性喉炎防治常识。

四、 护理目标

　　1. 呼吸道阻塞解除,呼吸道保持通畅,呼吸形态正常。
　　2. 声嘶减轻或消失。
　　3. 生命体征正常,无低氧血症发生。
　　4. 家属掌握慢性喉炎的预防和护理知识。

五、 护理措施

　　1. 心理护理:耐心向患儿及家属介绍疾病的发生、发展以及转归过程,坚持治疗,放松心情,促进康复。
　　2. 专科护理
　　(1) 保持呼吸道通畅:密切观察患儿生命体征。观察患儿的面色、唇色、肤色、意识状态、呼吸频率与节律,观察患儿的脉搏、血压及缺氧的变化。可将药物放在雾化器中给予雾化吸入。

（2）适当休息,如避免长时间用声过度,改善学习和生活环境,应加强防护,积极治疗鼻腔、鼻窦的慢性炎症,解除鼻阻塞,控制咽部及下呼吸道的感染。

（3）根据医嘱给予抗生素和糖皮质激素治疗,并注意观察患儿的用药效果。

3. 健康指导

（1）避免长期持续高声讲话,过高、过长时间的演唱或喊叫,尤其在上呼吸道感染期,应注意防止发声疲劳。

（2）注意声带休息,改变原来用声不当的错误习惯。

（3）应限制辛辣、刺激性食物,不喝冷饮。增强体质,提高免疫力。

（4）预防上呼吸道感染与咽部疾病。

六、 护理评价

1. 呼吸道阻塞解除,呼吸道保持通畅,呼吸形态正常。

2. 声音嘶哑减轻或消失。

3. 生命体征正常,无低氧血症发生。

4. 家属掌握慢性喉炎的预防和护理知识。

七、 护理流程

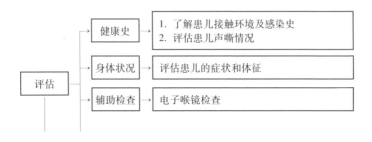

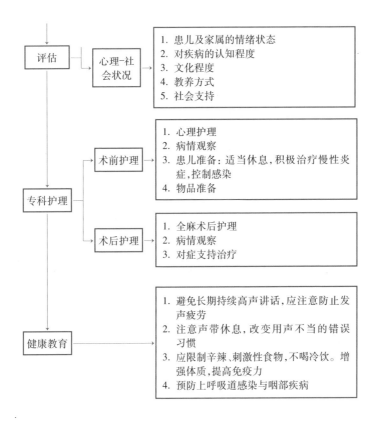

第三节　喉　异　物

喉异物(foreign body in larynx)指发生于声门上区、声门区及声门下区的异物,多发于5岁以下幼儿,为儿童常见急症。声门裂是呼吸道最狭窄的部位,一旦异物嵌顿,立即引起呼吸困难,如不及时抢救可很快窒息死亡。

一、 临床表现

异物进入喉腔立即引起剧烈呛咳,并因反射性喉痉挛及异物阻塞致呼吸困难、发绀。较大异物嵌顿在声门或声门下可在数分钟内引起窒息死亡。异物不完全堵塞喉腔时,剧烈咳嗽后可伴有不同程度的呼吸困难、喉喘鸣、声嘶及喉痛。

二、 护理评估

1. 健康史:仔细询问患儿及家属,患儿有无直接或间接误咽或自服异物史,或将异物放入鼻腔,引起剧烈呛咳等病史;有无呼吸困难、面色发绀等症状。了解发病过程、时间、异物种类大小,有无就诊及治疗过程。

2. 身体状况:较大异物嵌顿于喉腔,可立即引起失声、剧烈咳嗽、呼吸困难、发绀甚至窒息死亡。较小异物常有声嘶、喉鸣音、阵发性剧烈咳嗽。若为尖锐异物吸入,可有喉痛、发热、吞咽痛或呼吸困难等症状。

3. 心理-社会状况:患儿常因剧烈咳嗽、憋气,甚至窒息,而情绪紧张和恐惧,患儿家属也十分紧张和担心,因此,应注意评估患儿的年龄、情绪状态、家属的心情及对疾病的认知程度。

三、 护理诊断

1. 有窒息的危险:与喉部存在异物有关。
2. 恐惧:与惧怕异物不能取出、危及生命等有关。

3. 潜在并发症：喉水肿。

4. 知识缺乏：缺乏异物吸入的防治知识。

四、护理目标

1. 异物取出,疼痛解除。

2. 无感染发生。

3. 情绪稳定,配合治疗。

4. 无并发症发生。

5. 了解喉异物的相关知识。

五、护理措施

1. 心理护理：评估患儿及家属恐惧程度,给予安慰,耐心讲解疾病有关的治疗方法及预后情况,使其情绪稳定积极配合诊疗及护理。

2. 专科护理

（1）术前护理

1）评估患儿和家属的恐惧程度,给予适当的安慰,讲解异物取出的方法,预后情况,使其积极配合诊疗活动。婴幼儿避免其哭闹,手术前避免任何不良刺激。

2）保持呼吸道通畅：严密观察患儿呼吸情况,持续监控血氧饱和度变化,必要时备好气管切开包、气管筒、吸引器、氧气、插灯等,如有呼吸困难,立即告知医生,及时处理。

3）如病情许可,及时为患儿做好术前准备,全麻患儿需禁固体食物 6 h、禁水 3 h。病情紧急者直接送手术室抢救。

（3）术后护理

1）手术当天应静卧休息，少说话，避免患儿哭闹，防止并发症发生。

2）了解手术情况，异物有无完全取出。严密观察呼吸情况，监测血氧饱和度，如再次发生呼吸困难提示有喉头水肿发生，按医嘱使用激素，严重者行气管切开。

3）全麻清醒后 3 h 可进水和流质饮食，不可过烫。术后第 2 天可酌情恢复正常饮食。

4）按医嘱及时使用抗生素和激素，以控制感染，预防喉头水肿。观察有无感染征象，如体温升高、痰量增多等，应报告医生及时处理。

3. 健康指导

（1）婴幼儿不进食瓜子、花生和豆类等带壳食物。

（2）进食时保持安静，不嬉戏喊叫等。

（3）教育小儿改正口中含物的不良习惯。

（4）对昏迷、全麻及重症患儿，应取下义齿、拔出松动牙齿，随时吸出口腔内分泌物，加强看护。

六、 护理评价

1. 异物取出或清除疼痛解除。

2. 无感染发生。

3. 情绪稳定。

4. 无并发症发生。

5. 了解喉异物的相关知识。

七、护理流程

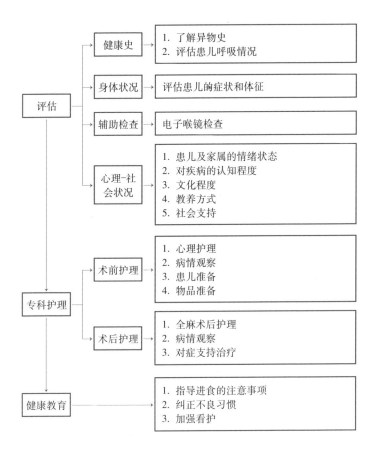

第四节　喉 梗 阻

　　喉梗阻（laryngeal obstruction）又称喉阻塞，为耳鼻喉科常见急症之一，是因喉部或其周围邻近组织病变的影响，使喉部通道发生狭窄、不完全或完全性阻塞,引起程度不同的呼吸困难。若不紧急处理,可引起窒息死亡。由于幼儿喉腔较小,黏膜下组织疏松,神经系统不稳定,如发生喉阻塞的机会较成人多。喉阻塞不是单独的疾病,而是由各种不同病因引起的临床症状。

一、临床表现

1. 吸气性呼吸困难:是喉阻塞的重要症状和体征。表现为吸气运动加强,时间延长,吸气深而慢。发生原因:声门处最狭窄,声带边缘略向上倾斜,正常情况下,吸气时气流将声带斜面向下、向内推压,但同时伴有声带外展运动,声门裂变大,呼吸通畅。当喉部病变时,声带黏膜充血肿胀,吸气时声带边缘被向下、向内推移,使原本已变窄的声门变得更狭窄,吸气更困难。

2. 吸气期喉喘鸣:吸气时气流通过狭窄的声门裂,形成气流漩涡冲击声带,随着声带震动而发生的尖锐鸣声,称为喉喘鸣音。

3. 吸气期软组织凹陷:吸气时胸腔内负压加大,胸廓周围软组织出现凹陷,如胸骨上窝,锁骨上下窝,剑突下或上腹部软组织凹陷,出现"四凹征"。

4. 声音嘶哑:如病变主要侵犯声带及其邻近区域,声音嘶哑常为首发症状。

5. 缺氧表现:口唇发绀、面色苍白、肢端湿冷、出汗、烦躁不安、心律失常、脉快无力、呼吸浅快,甚至窒息、心力衰竭而死亡。

根据病情轻重,可将喉梗阻分为以下四度。

Ⅰ度:安静时无呼吸困难表现,在活动或哭闹时有轻度吸气性呼吸困难,吸气期喉喘鸣和胸廓周围软组织凹陷。

Ⅱ度:在安静时也有轻度呼吸困难。活动时吸气期喉喘鸣和胸廓周围软组织凹陷加重,不影响睡眠和饮食,无烦躁不安等缺氧症状。

Ⅲ度:吸气性呼吸困难明显。吸气期喉喘鸣、胸廓周围软组织凹陷明显,并因缺氧影响睡眠和饮食,出现烦躁不安、脉快等症状。

Ⅳ度:呼吸极度困难。由于缺氧和二氧化碳潴留,出现发绀,面色苍白,出冷汗,坐卧不安,手足乱动,心律失常,血压下降,脉搏细弱,定向力丧失,大小便失禁等严重缺氧症状。如不及时抢救,可因窒息导致呼吸、心跳停止而死亡。

二、护理评估

1. 健康史:评估患儿近期健康状况,有无上呼吸道感染病史,有无喉部外伤、吸入异物、喉部肿瘤史,有无药物过敏、接触变应原史,有无甲状腺手术史、气管插管史等。还要注意评估患儿呼吸困难发生的时间、程度、有无诱因等。

2. 身体状况:吸气性呼吸困难是喉阻塞的主要症状。表现为吸气运动加强,时间延长,吸气深而慢。患儿吸气时伴随吸气性喉喘鸣,吸气性软组织凹陷。疾病累及声带出现声嘶。重者可因缺氧和二氧化碳潴留,出现心、肺、脑、肾等重要脏器功能衰竭的表现。

3. 心理-社会状况:喉阻塞患儿常急诊就医,患儿和家属都会因患儿呼吸困难威胁生命而感到非常恐惧,希望立即解决呼吸困难,但对气管切开手术缺乏认识。尤其是因考虑到小儿今后生长发育或美观而拒绝气管切开,容易造成延误医疗时机,使病情加重,患儿窒息的危险性增加。因此,要注意评估患儿的年龄、性别、情绪状态、对本病的认识程度等,还有评估家属的心理状况,以提供全面有效的护理措施。

三、护理诊断

1. 有窒息的危险:与喉阻塞或手术后套管阻塞或脱管有关。

2. 恐惧:与患儿呼吸困难,害怕窒息死亡有关。

3. 低效性呼吸形态:与吸气性呼吸困难有关。

4. 语言沟通障碍:与声音嘶哑和喉部疾病有关。

5. 潜在并发症:低氧血症、术后皮下气肿、出血、感染、气胸等。

6. 知识缺乏:缺乏气管切开术后自我护理和喉阻塞预防知识。

四、护理目标

1. 情绪稳定,积极配合医疗和护理。

2. 呼吸道阻塞解除,呼吸平稳。

3. 缺氧症状缓解。

4. 术后生命体征平稳,切口顺利愈合。

5. 掌握气管切开后自我护理知识和技能。

五、护理措施

1. 心理护理:向患儿及家属解释呼吸困难产生的原因、治疗方法和疗效,使患儿尽量放松,减轻恐惧心理,帮助患儿树立信心,避免不良刺激,以免进一步加重呼吸困难和缺氧症状。对喉阻塞较严重的患儿,护士应守护在患儿床边,随时观察病情变化,做好安慰和解释工作,减轻患儿的紧张和恐惧感。

2. 专科护理

(1)保持呼吸道通畅,改善缺氧症状,预防窒息等并发症

1)及时根据医嘱用药,并注意观察患儿用药后的效果。如为异物、喉部肿瘤、喉外伤或双侧声带瘫痪引起,及时做好术前准备,以便随时手术。必要时予雾化吸入,低流量吸氧。

2)病情观察:对Ⅰ度和Ⅱ度喉阻塞患儿应密切观察病情变化和喉阻塞程度,如病情加重及时通知医生。对Ⅲ度和Ⅳ度喉阻塞患儿应密切观察呼吸、脉搏、血氧饱和度、血压、神志、面色、口唇颜色等变化,并立即报告医生。

3)备齐急救物品:对Ⅱ度和Ⅲ度喉阻塞患儿,在行气管切开术前应准备气管切开包、适宜型号的气管套管、床旁插灯和吸引器等,放于患儿床旁。

(2)给患儿创造安静的休息环境,室内保持适宜的温度和湿度。协助取半卧位,卧床休息,减少耗氧量。尽量减少患儿活动量和活动范围,以免加重呼吸困难或发生意外。尽量减少任何外界刺激,避免因哭闹而加重呼吸困难。

(3)气管切开术前护理

1)严密观察患者呼吸困难及喉阻塞的程度,床旁备好氧气、吸引器、吸痰管、床头灯、气管切开包、适当型号的气管套管、抢救用品等,如病情加剧,紧急情况下及时与医生联系行床旁气管切开术。

2)向患者说明手术的目的和必要性,术中可能出现的

不适感以及如何配合,术后康复过程中需要注意的事项,解除患者和家属的紧张和恐惧。

3)术前如病情许可需完善实验室常规检查,如血常规、尿常规、出凝血时间,必要时做好心电图、胸片等检查。喉阻塞患者如需做必要的特殊检查如胸片、CT时,应有医务人员陪同。告知患者不可随意离开病房,以防发生意外。

4)术前应禁食、禁水。

5)如果时间允许,应为患者更换宽松的病号服。

(4)气管切开术后护理

1)保持气管内套管通畅:保证气管内套管通畅,有分泌物咳出时及时用纱布擦净。一般每4~6 h清洗套管内管1次,清洗消毒后立即放回,内套管不宜脱离外套管时间过久,以防外套管被分泌物阻塞。如分泌物较多,要增加清洗次数,以防分泌物干痂附于管壁内影响呼吸。气管套管的内芯应放在床旁柜抽屉内随手可取之处,以备急用。

2)维持下呼吸道通畅:室内保持适宜的温度和湿度,温度宜在20~25℃,湿度在60%~70%。气管内分泌物黏稠者可用雾化吸入,一般使用生理盐水。定时通过气管套管滴入湿化液,如0.45%氯化钠液,保持气道湿化。协助患者取平卧或半卧位,鼓励有效地咳嗽、咳痰,必要时吸痰。

3)预防感染:①每天清洁消毒切口,更换气管垫,注意无菌操作。②进营养丰富的半流质饮食或软食,增加蛋白质、维生素的摄入,强机体抵抗力。③按医嘱使用抗生素。④密切观察体温变化、切口渗血、渗液情况,气管内分泌物的量及性质。⑤鼓励患者经常翻身和下床活动,必要时帮助患者翻身拍背,预防肺部感染。

4)预防脱管:① 气管外套管系带应打 3 个外科结,松紧以能容纳 1 个手指为宜。② 经常检查系带松紧度和牢固性,告诉患儿和家属不得随意解开或更换系带。③ 注意调整系带松紧度,患者手术后 1~2 天可能有皮下气肿,待气肿消退后系带会变松,必须重新调整系紧。④ 吸痰时动作要轻。⑤ 告知患者剧咳时可用手轻轻抵住气管外套管翼部。⑥ 气管内套管取放时,注意保护外套管,禁止单手取放,应一手抵住外套管翼部,一手取放内套管。

5)并发症的观察和护理:气管切开术后常见的并发症包括皮下气肿、纵隔气肿、气胸、出血等,应注意观察患者的呼吸、血压、脉搏、心率以及缺氧症状有无改善,警惕纵隔气肿或气胸发生,并立即报告医生。观察皮下气肿的消退情况,正常情况下 1 周左右可自然吸收。

6)拔管及护理:喉阻塞及下呼吸道阻塞症状解除,呼吸恢复正常,可考虑拔管。① 拔管前先要堵管 24~48 小时,如活动及睡眠时呼吸平稳,方可拔管。如堵管过程中患者出现呼吸困难,应立即拔除塞子。② 拔管后不需缝合,用蝶形胶布拉拢创缘,数天后即可自愈。拔管 1~2 天内仍需严密观察呼吸,叮嘱患者不要随意离开病房,并备好床旁紧急气管切开用品,以便患者再次发生呼吸困难时紧急使用。

3. 健康指导

(1)对住院期间未能拔管而需带管出院的患儿,应教会患儿或家属:① 消毒内套管、更换气管垫的方法;② 湿化气道和增加空气湿度的方法;③ 洗澡时防止水流入气管,不得进行水上运动;④ 外出时注意遮盖套管口,防止异物吸入;⑤ 定期门诊随访;⑥ 如发生气管外套管脱出或再次呼吸不畅,应立即到医院就诊。

（2）喉阻塞由多种原因引起,如炎症、异物吸入、药物过敏等,而且后果严重。因此,应通过各种途径向公众大力宣传喉阻塞的原因和后果以及如何预防喉阻塞,包括增强免疫力,防止上呼吸道感染;养成良好的进食习惯,吃饭时不大声谈笑;家属应注意不要给小儿吃豆类、花生、瓜子等食物,防止异物吸入;有药物过敏史者应避免与过敏源接触;喉外伤患儿应及早到医院诊治等。

六、护理评价

1. 情绪稳定,积极配合治疗。
2. 喉阻塞解除,呼吸道通畅。
3. 缺氧症状改善,无并发症发生或引起严重后果。
4. 掌握气管切开后自我护理知识和技能,了解预防喉阻塞的知识。

七、护理流程

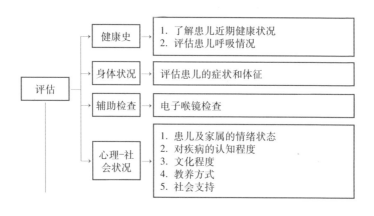

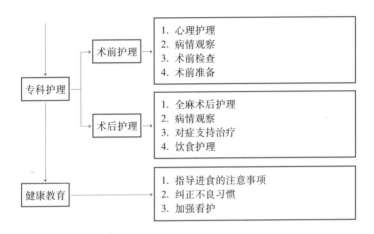

第五节　喉乳头状瘤

喉乳头状瘤（papilloma of larynx）是喉部最常见的良性肿瘤，可发生于任何年龄，甚至新生儿，以10岁以下儿童多见。发生在儿童者常为多发性，生长快，易复发。

一、临床表现

1. 声音嘶哑：声音嘶哑呈持续性，逐渐加重，嘶哑程度与肿瘤大小并非一致，但与发生部位有关。发生于声带边缘的肿瘤早期就有声音嘶哑；发生在其他部位不影响声带闭合者，声音嘶哑出现较晚，累及到声带时才出现。

2. 喉部异感症：发生在声带以外的肿瘤，喉部异物感是早期的唯一症状。

3. 喉疼痛、咳嗽：肿瘤溃烂时可有喉部疼痛、咳嗽，尤其肿瘤生长于声带时有刺激性咳嗽。

4. 喉鸣、呼吸困难：肿瘤较晚期、生长很大、堵塞呼吸道而致呼吸困难或出现喉鸣。

二、护理评估

1. 健康史：评估患儿声嘶、咳嗽、呼吸困难的发生和持续时间，有无明显诱因如上呼吸道感染史。儿童患儿需评估营养发育状况、是否为复发、手术次数等。

2. 身体状况：患儿常为多发性肿瘤、生长快，症状明显，声嘶进行性加重，易发生喉梗阻。

3. 心理-社会状况：患儿反复发作，多次手术，频繁者甚至1个月就进行一次手术，严重影响患儿的生长发育，也给家庭带来沉重的负担，家属十分焦虑。护士要真诚接待患儿，有耐心地进行心理辅导，告知疾病预后及转归等信息，消除患儿紧张情绪，积极配合治疗。

三、护理诊断

1. 有窒息的危险：与喉阻塞有关。
2. 潜在并发症：低氧血症。
3. 知识缺乏：缺乏识别喉乳头状瘤的症状特点、治疗及预防知识。

四、护理目标

1. 呼吸道通畅，呼吸平稳。
2. 无明显缺氧症状。
3. 掌握喉乳头状瘤症状特点、治疗及预防知识。

五、 护理措施

1. 心理护理：评估患儿及家属恐惧程度,给予安慰,耐心讲解疾病有关的治疗方法及预后情况,使其情绪稳定积极配合诊疗及护理。

2. 专科护理

（1）术前护理

1）关心患儿,了解患儿心理,关心、安慰患儿。向患儿讲述疾病反复发病的特点,主要的治疗方法及手术方式,让患儿减少对手术的恐惧,积极配合治疗。

2）嘱患儿取半卧位,静卧休息。避免外出活动,耐心安抚,减少哭闹。预防上呼吸道感染,避免声带水肿。

3）严密观察病情变化,如有呼吸困难,氧饱和度下降,应给予氧气吸入,备好气管切开包及其他抢救用品。必要时应及时给予气管切开。

4）术前加强营养,增强手术耐受力。做好口腔护理,保持口腔清洁。

5）完善术前检查和准备。

（2）术后护理

1）保持呼吸道通畅：术后注意观察呼吸情况,有无剧烈咳嗽、频繁吞咽或呼吸困难。嘱患儿及时将咽喉部分泌物吐出,保持呼吸道通畅。

2）患儿全麻清醒后,可选择半卧位或自由卧位。如无恶心、呕吐,全麻清醒后可尽早给患儿进食,进食从少量流质开始,若无异常,可逐渐过渡到半流质或普食。

3）预防出血：观察伤口出血情况,如出血较多,及时通知医生处理。

4）评估患儿术后疼痛程度,解释疼痛原因和持续时间,中度以上疼痛及时处理。

3. 康复指导:指导患儿建立良好的卫生生活习惯,忌辛辣刺激性食物。定期门诊复查,嘱患儿于术后 3 个月、6 个月、1 年复查,若有复发及时手术治疗。对患儿及家属说明此为良性肿瘤,虽易复发,需做多次手术,但是到青春期后有自行消退的可能,鼓励其树立战胜疾病的信心。注意保暖,预防感冒。指导技术给患儿合理饮食,增加营养,增强自身抵抗力。若患儿行气管切开后,一般在短期内不能拔管,必须向患儿及家属反复强调说明,使其积极配合治疗。

六、护理评价

1. 呼吸道通畅,呼吸平稳。
2. 无明显缺氧症状。
3. 掌握喉乳头状瘤的症状特点、治疗及预防知识。

七、护理流程

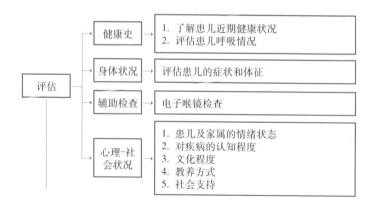

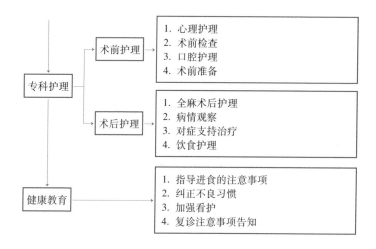

第六节　喉、气管狭窄

喉、气管狭窄(stenosis of the larynx)一般为后天性,是因多种原因损害喉气管后未得到及时或正确的早期处理而导致的后遗症。瘢痕性喉气管狭窄是由气管的损伤、黏膜溃疡、坏死,气管软骨和软骨膜炎性浸润或缺损,逐渐形成蹼状、条状瘢痕所致。非瘢痕性喉气管狭窄可见于因喉返神经病变或环杓关节炎造成的声带固定,以及受压的气管软骨软化或吸收。气管狭窄可影响呼吸功能,患儿往往需长期佩戴气管套管呼吸,不能正常说话,给患儿身心带来极大的痛苦。

一、 临床表现

1. 呼吸困难:根据狭窄的程度不同、呼吸困难症状轻重不等,活动时加重。由于喉狭窄的形成是一个缓慢的过程,患儿对呼吸困难可逐渐适应。因此,在轻度呼吸困难时患儿常不感到憋气,直到呼吸困难严重时患儿才有憋气感觉。在上呼吸道感染时,呼吸困难加重,甚至可出现窒息,有些患儿在喉狭窄发生前就已做气管切开,主要表现为堵管后呼吸困难而不能拔除气管套管。

2. 喘鸣:呼吸时,特别是吸气时,气流通过狭窄的喉腔可出现喘鸣,睡眠时喘鸣加重。如患儿已做气管切开,虽不出现喘鸣,但常有刺激性咳嗽。

3. 声嘶或失音:声门区的狭窄,瘢痕粘连的前蹼或后部蹼影响发音比较明显,表现为声嘶、声弱或失音。声门上、下区狭窄伴有声带麻痹时,也有声嘶,并可出现呛咳。声门下区及气管的严重狭窄或闭锁时,由于气道不通而不能发音。狭窄切除后,如声带运动正常发育可恢复。

4. 其他:如咳痰困难,分泌物积存可引起阵发性咳嗽,甚至进食呛咳等。

二、 护理评估

1. 健康史:评估患儿症状是出生时即出现还是出生后有插管史或外伤史才出现;部分患儿平时仅有轻微的呼吸不畅,呼吸道感染时呼吸困难明显加重;了解有无声音嘶哑、烦躁不安、进食时呛咳等。

2. 身体状况:有无呼吸困难、喉鸣、咳嗽伴黏稠痰、进食咳呛等症状,严重者可出现明显的全身症状,如烦躁不安、呼吸与心搏加快、口唇与指尖发绀等,主要为心、肺、脑等重要脏器缺氧所致。

3. 心理-社会状况：由于瘢痕性喉气管狭窄一般为后天发生的，系于多种原因损害喉气管后未得到及时、正确处理而造成的后遗症的患儿易产生恐惧、抑郁、悲观等心理，护士应了解患儿的年龄、性别以及家属对疾病的认知程度，做好患儿的心理评估。

三、 护理诊断

1. 恐惧、抑郁：与不能正常自理，丧失劳动力，担心预后有关。

2. 语言沟通障碍：由于气道不通不能正常发声。

3. 呼吸困难：与气道狭窄影响呼吸功能有关。

4. 有窒息的危险：与咳痰困难、分泌物积存有关。

5. 疼痛：与手术切口有关。

6. 潜在并发症：呼吸困难。

7. 有营养失衡的危险：与进食困难有关。

8. 自我形象紊乱：与长期带管呼吸有关。

9. 自理能力缺陷：与不能正常自理，丧失劳动力有关。

四、 护理目标

1. 气管套管通畅，呼吸平稳，无窒息发生。

2. 情绪稳定，焦虑减轻或消除，配合治疗。

3. 疼痛轻微或无疼痛。

4. 了解喉管、气管的知识。

5. 掌握自我护理气管套管的知识和技能。

五、 护理措施

1. 心理护理：评估患儿及家属恐惧程度,给予安慰,耐心讲解疾病有关的治疗方法及预后情况,使其情绪稳定积极配合诊疗及护理。

2. 专科护理

（1）术前护理

1）全面评估患儿：包括健康史及其相关因素、身体状况、生命体征以及神志、精神状态、行动能力等。血、尿、粪便常规检查,心电图、X 线胸片、喉镜片、磁共振及 CT 片。

2）心理护理：部分患儿因失声,不能表达其主观意愿及内心活动,多应与其交流,取得信任及配合,术前让患儿有良好的心理准备。

3）饮食护理：术前 1 天晚进食清淡饮食,术晨 0:00 禁食、禁水。

4）协助患儿做好术前相关检查工作：如影像学检查、心电图检查、X 线胸片,血、尿、粪便检查等。

5）做好术前护理：备口周皮肤、颈部皮肤。

6）口腔护理：保证口腔的清洁是预防感染的基础。

（2）术后指导

1）遵医嘱给予持续床旁心电监测,观察生命体征变化,尤其是血压及血氧饱和度监测,如 SPO_2 持续低于 90%,应调高氧流量,并报告医生,配合采取相应处理。

2）气管切开护理：气管切开后,保持呼吸道湿润通畅;增加雾化吸入次数。呼吸道湿化,避免堵塞气管套管。保持呼吸道通畅,随时吸痰,动作轻柔,防止出血或脱管。按时煮沸、清洗气管套管。气管套管口处覆盖双层湿纱布,起湿化及防止异物进入。气管套管固定带松紧度适宜。保持室内空气的温度和相对湿度,减少家属的陪伴。注意呼吸情况,狭窄位于喉部时,气管切开后,呼吸困难于堵管时才呈现。

3)饮食护理:部分患儿出现进食时呛咳,对其进行饮食训练,必要时给予鼻饲饮食,进餐前与进餐后均要用水冲管,防止堵塞,观察胃管的刻度,防止脱出。

4)心理护理:根据患儿的生活环境、个性及不同手术类型,给予心理疏导和安慰,以增强战胜疾病的信心。术后患儿不能说话,要多巡视患儿,注意患儿情绪,可以用书写与其交流,多鼓励患儿。

3. 健康指导

(1)可进食清淡、易消化饮食,高热量、高维生素、高蛋白质食物,切勿暴饮暴食,避免辛辣、刺激性食物。

(2)加强体育锻炼,增强体质,避免上呼吸道感染。

(3)3个月内勿剧烈运动或过度兴奋大笑,防治伤口出血。

(4)定期门诊复查,有伤口出血,呼吸困难等情况随时就诊,随诊5年。

(5)戴气管套管出院的自我护理方法:气管套管清洗消毒的方法是随气管套管的弯度向外拔出内套管,清洗干净,放入锅内开水煮沸30 min,待套管冷却后再放入;按时煮沸清洗气管套管。更换气管切口处纱布,气管内滴药,以利稀释、软化痰液,使呼吸道分泌物易于咳出,预防肺部感染。洗头或洗澡时要防止污水流入造口内。套管口覆盖双层湿纱布。

(6)生活规律,保持乐观情绪,避免情绪激动。

（7）保持室内温度、相对湿度适宜。

（8）喉气管狭窄患儿病程较长,患儿出院后的家庭护理至关重要。向其家属讲清套管的清洗及煮沸消毒的方法;T型管的护理方法。

六、 护理评价

1. 气管套管通畅,呼吸平稳,无窒息发生。
2. 情绪稳定,焦虑减轻或消除,配合治疗。
3. 疼痛轻微或无疼痛。
4. 了解喉、气管的知识。
5. 掌握自我护理气管套管的知识和技能。

七、 护理流程

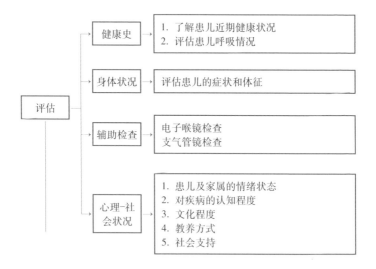

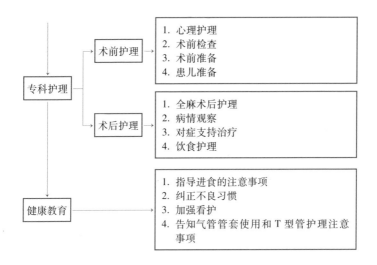

第六章
儿童食管、气管常见疾病护理常规

第一节 呼吸道异物

呼吸道异物分内源性和外源性两种,前者为呼吸道内的分泌物、血凝块、伪膜、干痂、干酪样坏死物等,相对较少。后者为外界物质误入气管、支气管,如植物性、动物性、矿物质等。通常指的呼吸道异物是外源性异物进入呼吸道所致;多见于5岁以下儿童,3岁以下最多见,男性多于女性,农村多于城镇。呼吸道异物是儿童意外伤害死亡的主要病因。支气管异物最常见,由于支气管解剖学特点,右侧支气管异物多于左侧支气管异物。

一、 临床表现

1. 咳嗽:反复阵发性咳嗽是绝大部分呼吸道异物患儿的首要症状,而且误吸当时出现剧烈呛咳,持续数秒钟至数分钟不等。

2. 喉鸣:喉鸣是呼吸道异物患儿就诊的第二大症状。表现为吸气性喉鸣,活动时明显。声门或声门下异物可出现高调吸气性喉鸣。中空的异物如口哨、圆珠笔套,深呼吸时可出现高调哨鸣音。

3. 呼吸困难：异物吸入气道，阻塞气道，并发肺气肿、肺不张、肺实变等，甚至纵隔气肿、皮下气肿、腹膜后气肿、气胸，出现吸气性呼吸困难，轻则为活动时呼吸费劲、呼吸急促，出现吸气性三凹征，重则为窒息。

4. 发热：异物进入呼吸道，大部分会并发肺部感染，出现发热。

5. 心力衰竭：异物停留时间长，患儿出现肺部严重并发症，可因机体缺氧，肺循环阻力增大，心脏负荷加重而导致心力衰竭。表现为呼吸困难加重、烦躁不安或疲乏无力、面色苍白或发绀、心率加快、肝大等。

6. 体征：气管异物未固定时，可随呼吸和咳嗽在气管内上下活动，在颈下段骨上段正中位置听到"拍击音"。支气管异物因异物相对固定，听一侧呼吸音减弱或消失。合并感染者，肺部听诊可闻及干湿性啰音，呼吸困难明显者，可出现"四凹征"，即胸骨上窝凹陷、锁骨上窝、肋间隙凹陷及剑突下凹陷。

二、护理评估

1. 健康史：了解患儿有无进食坚果或果冻等食物，有无将玩具等放入口中或鼻腔，引起剧烈咳嗽等病史。评估患儿有无呼吸困难、面色发绀等症状。仔细询问发病过程、时间、异物的种类、大小、有无院外处理等。

2. 身体状况：评估呼吸道异物的临床分期以及异物所在的位置。

（1）临床分为四期

1）异物进入期：异物经声门进入气管、支气管时，立即出现剧烈呛咳及憋气、面色紫绀。如异物嵌顿于声门，则可出现声嘶及呼吸困难,甚至窒息;如异物进入气管或支气管,除有轻微咳嗽外可无其他症状。

2)安静期:异物停留在气管、支气管内可无其他症状或仅有轻微咳嗽及喘鸣,特别是较小异物停留在支气管内时可无任何症状,常被忽视,但活动性异物可出现阵发性咳嗽。

3)刺激与炎症期:异物刺激局部黏膜产生的炎症反应和继发性炎症,可引起咳喘、咳痰等症状。患儿此期可出现体温升高。

4)并发症期:随着炎症发展,可出现支气管炎、肺炎、肺脓肿或脓胸等,患儿有发热、咳嗽、咳脓痰、呼吸困难等。异物堵塞气道影响通气时,表现为呼吸困难加重、烦躁不安、面色苍白或发绀、心率加快等。此外,可引起肺不张、肺气肿等,阻塞性肺气肿明显或剧烈咳嗽时,可发生气胸、纵隔或皮下气肿。

(2)异物所在部位不同,可有不同的症状

1)喉异物:异物进入喉内时,出现反射性喉痉挛而引起吸气性呼吸困难和剧烈的刺激性咳嗽;如异物停留于喉入口,则有吞咽痛或咽下困难;如异物位于声门裂,大者出现窒息,小者出现呛咳及声嘶、呼吸困难、喉鸣音等;如异物为小膜片状贴于声门下,则可只有声嘶而无其他症状;尖锐异物刺伤喉部可发生咯血及皮下气肿。

2)气管异物:异物进入气道立即发生剧烈呛咳、面红耳赤,并有憋气、呼吸不畅等症状,随着异物贴附于气管壁,症状可暂时缓解;若异物轻而光滑并随呼吸气流在声门裂和支气管之间上下活动,可出现刺激性咳嗽,闻及拍击音。气管异物可闻及哮鸣音,两肺呼吸音相仿。如异物较大而阻塞气管,可致窒息,此种情况危险性较大,异物随时可能上至声门引起呼吸困难或窒息。

3）支气管异物：早期症状和气管异物相似，但咳嗽症状较轻。植物性异物如花生等，支气管炎症多较明显，如咳嗽、多痰。呼吸困难程度与异物部位及阻塞程度有关，大支气管完全阻塞时，听诊患侧呼吸音消失；不完全阻塞时，可出现呼吸音降低。

3. 心理-社会评估：患儿常因剧烈咳嗽、憋气甚至窒息而极度紧张和恐惧，患儿及家属十分担心和焦虑，应注意评估患儿及家属的情绪状态及对疾病的认知程度，文化层次和生活环境及教养方式。

三、护理诊断

1. 有窒息的危险：与异物阻塞有关。

2. 恐惧：与呼吸道不畅和担心预后有关。

3. 潜在并发症：肺炎、肺不张、肺气肿、气胸、心力衰竭等。

4. 知识缺乏：缺乏气管、支气管异物相关知识。

四、护理目标

1. 患儿呼吸道阻塞解除，呼吸平稳。

2. 患儿及家属情绪稳定，积极配合诊疗和护理。

3. 患儿无并发症发生。

4. 患儿及家属对气管、支气管异物相关预防知识有一定的了解。

五、护理措施

1. 心理护理：评估患儿及家属恐惧程度,给予安慰,耐心讲解疾病有关的治疗方法及预后情况,使其情绪稳定积极配合诊疗活动。

2. 专科护理

（1）术前护理

1）病情观察：严密监测体温、心率、呼吸、血压、血氧饱和度及颈胸部有无皮下气肿的情况,如有异常及时告诉医生；血氧饱和度在90%以下者给予吸氧；了解异物的大小、形状、存留时间、咳嗽及进食的情况,观察患儿面色、神智及颈胸部有无皮下气肿的情况；让患儿保持安静,避免哭闹、躁动,不宜频繁更换体位,以防异物移位；告知家属此病随时可发生窒息,患儿不能离开病区,以免发生意外。

2）常规检查：血常规、胸片。

3）患儿准备：协助家属做好患儿的卫生处置,穿好手术衣、戴好手带、做好禁饮禁食的准备。

4）物品的准备：准备好吸引器、氧气等急救物品,必要时准备好气管切开包。

（2）术后护理

1）全麻术后护理：备好氧气、吸引器、心电监护仪等。待患儿回病房后采取去枕平卧位6 h,头偏向一侧,全麻完全清醒后4~6 h先饮少量温水,无恶心、呕吐等症状后可进食温流质或半流质饮食。

2）病情观察：观察患儿呼吸、面色、咳嗽及颈胸部有无皮下气肿的情况。

3）遵医嘱给予抗炎、抗感染治疗；雾化吸入,每日

2次。

3. 健康指导：告知家属本病好发于5岁以下的儿童，指导家属在喂孩子吃饭时要专心，不可说笑、嬉闹，避免进食瓜子、花生、豆类等食品，养成良好的生活及饮食习惯，预防再次误吸异物；告知家属本病的危险性，如果发生此种情况应立即到医院就诊；嘱家属纠正小儿口中含玩物的不良习惯。

六、 护理评价

1. 患儿呼吸道阻塞解除，呼吸平稳。

2. 患儿及家属情绪稳定，积极配合诊疗和护理。

3. 患儿无并发症发生。

4. 患儿及家属了解气管、支气管异物相关知识，能掌握相关预防气管、支气管异物知识。

七、 护理流程

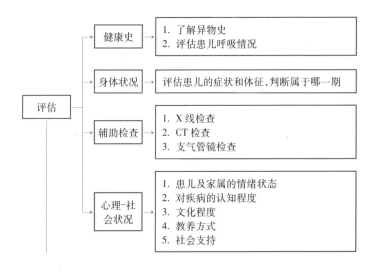

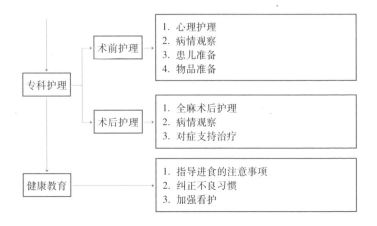

第二节 食 管 异 物

食管异物(esophageal foreign body)是耳鼻喉科常见的急症之一,多见于儿童及老年人。异物最常见于食管入口处,其次为食管中段,发生于下段者较少见。儿童食管异物以误吞玩具、硬币等多见,鱼刺、肉骨、鸡鸭骨等异物也较为常见。可有吞咽困难、吞咽疼痛与呼吸困难等临床表现,也可引起食管穿孔、颈部皮下气肿或纵隔气肿、食管周围炎、纵隔炎、大血管溃破与气管食管瘘等并发症。

一、临床表现

常与异物性质、大小、形状、梗阻的部位和时间以及继发感染等有关。

1. 吞咽困难:其程度与异物形状、大小、有无继发感染等有关,小异物虽有吞咽困难,但仍能进流质食物,进固体食物即呕吐；异物较大、尖锐性异物或继发感染时，可完全堵塞不能进食，严重者饮水也困难。吞咽困难明显时，可伴有流涎、恶心、反呕等症状。

2. 吞咽疼痛：疼痛程度因异物形状、大小与性质及有无继发感染等而不同。异物较小或较圆钝时，常仅有梗阻感，疼痛较轻；尖锐异物或棱角异物位于食管入口时，疼痛局限于颈正中或颈侧，伴有压痛，吞咽时疼痛更甚，患儿常能指出疼痛部位；异物位于食管上段时，疼痛部位常在颈根部或胸骨上窝处；胸段食管异物则出现胸骨后疼痛，可放射至背部；食管穿孔并发纵隔感染与脓肿时，疼痛加剧，伴有高热。

3. 呼吸道症状：异物较大，向前压迫气管后壁，或异物位置较高，未完全进入食管内，外露部分压迫喉部时，均可出现呼吸困难。唾液潴留流入喉内，或气管穿破形成食管气管瘘，常可引起呛咳。

4. 颈部活动受限：食管入口处有尖锐异物或已有食管周围炎的患儿，因颈部肌肉痉挛使颈项强直，头部转动困难。

5. 发热：引起食管炎、食管周围炎、纵隔炎和颈深部感染等并发症时，患儿可有体温升高、全身不适等症状。

6. 食管异物致食管穿破而引起感染的患儿，发生食管周围脓肿或脓胸，则可见胸痛、吐脓；损伤血管，则可有出血、黑便等。

二、 护理评估

1. 健康史：仔细询问患儿或家属有无直接或间接误咽或自服异物史，仔细询问发病过程、时间、异物的种类、大小、有无院外处理等。

2. 身体状况：常与异物性质、大小、性状、梗阻的部位和时间以及有继发感染等有关。

3. 心理-社会状况：患儿因疼痛、梗阻感强而极度紧张和恐惧，患儿及家属十分担心和焦虑，应注意评估患儿及家属的情绪状态及对疾病的认知程度、饮食习惯及进食方式等。

三、 护理诊断

1. 急性疼痛：与异物刺激局部黏膜有关。

2. 有感染的危险：与异物停留时间久，引起继发感染有关。

3. 恐惧：与担心疾病预后有关。

4. 潜在并发症：颈部皮下气肿或纵隔气肿、食管周围炎、纵隔炎与脓肿、大血管破溃、气管食管瘘及食管狭窄、下呼吸道感染等。

5. 知识缺乏：缺乏食管异物相关知识。

四、 护理目标

1. 患儿疼痛减轻或消失，患儿能耐受疼痛。

2. 患儿不发生感染，一旦发生能及时发现并处理。

3. 患儿能说出焦虑的原因，并有效应对。

4. 患儿无并发症的发生或减少并发症的损害。

5. 患儿及家属能了解食管异物相关知识，能掌握相关预防食管异物知识。

五、 护理措施

1. 心理护理：评估患儿及家属恐惧程度，给予安慰，耐心讲解疾病有关的治疗方法及预后情况,使其情绪稳定积极配合诊疗活动。

2. 专科护理

（1）术前护理

1）体位护理：异物确诊后应嘱患儿立即卧床休息,禁饮禁食。如为尖锐带钩的异物则应绝对卧床休息,防止并发症的发生。

2）协助做好辅助检查。如血常规、胸片等;

3）患儿准备：协助家属给患儿换好手术衣、戴好手带、做好禁饮禁食的准备。

（2）术后指导

1）饮食：异物完全取出且无黏膜损伤者,清醒后 3 h 可给予流质或半流质饮食,2~3 天后改为普食,异物停留时间长,疑有黏膜损伤者应禁食 1~2 天,怀疑食道穿孔者应鼻饲流质。维持水、电解质平衡。

2）病情观察：给予吸氧,严密观察生命体征,若出现高热、呼吸困难、皮下气肿、局部疼痛加重、吞咽时呛咳及大量呕血或便血等情况,应及时通知医生。若异物入胃,应注意异物排出情况。

3. 健康指导：指导家属教会小孩进食时应细嚼慢咽,不宜过于匆忙,以防误咽;纠正儿童口含玩物的不良习惯;误咽异物后应立即就医,切忌自行吞咽饭团、馒头、韭菜等食物,以免加重损伤,增加手术难度,甚至出现严重的并发症。

六、 护理评价

1. 患儿疼痛减轻或消失,能耐受疼痛。

2. 患儿未发生感染,一旦发生能及时发现并处理。

3. 患儿及家属掌握有关疾病知识,焦虑明显减轻。

4. 无并发症的发生或减少并发症的损害。

5. 患儿及家属能了解食管异物相关知识,能掌握相关预防食管异物的知识。

七、 护理流程

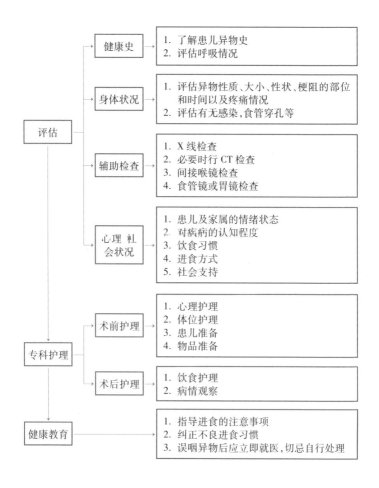

第三节　先天性食管狭窄

先天性食管狭窄(CES)是指出生后即已存在的因食管壁结构内在狭窄的畸形,如食管黏膜成环状或瓣状隔、食管型增厚等。在临床上十分罕见,多于幼年时发病,常需要手术治疗。幼儿反复发生食物反流或餐后呛咳,年长儿出现餐后喘息等表现,应高度怀疑本病。

一、临床表现

1. 食物反流:先天性食管狭窄的特征表现是进餐后的食物反流,摄取半固体或固体食物时症状更加明显。反流物主要为唾液和消化不良的乳汁或食物,并无酸味,亦不含胆汁。反流食物进入气管,患儿可出现呛咳或发绀。

2. 喘息:有些年长儿,由于近端食管异常扩大,成为存有食物的囊袋,可以压迫气管或支气管,产生喘息。

3. 营养失调:长期狭窄可致患儿出现营养不良,生长发育滞后,严重者会导致重度营养不良甚至危及生命。

二、护理评估

1. 健康史:了解患儿有无反复发生食物反流或餐后呛咳,有无餐后喘息等症状。仔细询问发病过程、时间、处理情况。

2. 身体状况:评估患儿有无营养不良或贫血的情况。

3. 心理-社会评估:评估患儿和家属心理状况及对疾病的认知程度,评估患儿及家属的年龄、文化层次、生活环境及教养方式等。

三、 护理诊断

1. 有窒息的危险：与食物反流阻塞呼吸道有关。
2. 有感染的危险：与进食后发生食物反流，反流食物和唾液可进入气管有关。
3. 进食模式的改变：与术后禁食、留置胃管有关。
4. 营养失调：低于机体需要量。
5. 潜在并发症：吸入性气管炎或肺炎、喉返神经、吻合口瘘等。

四、 护理目标

1. 患儿食物反流减少，无窒息发生，呼吸平稳。
2. 患儿不发生感染，一旦发生能及时发现并处理。
3. 患儿能适应禁食或者鼻饲的进食模式。
4. 住院期间能得到合理、充足的营养。
5. 患儿无并发症的发生或减少并发症的损害。

五、 护理措施

1. 心理护理：评估患儿及家属恐惧程度，给予安慰，耐心讲解疾病有关的治疗方法及预后情况，使其情绪稳定，积极配合诊疗及护理。
2. 专科护理
（1）术前护理
1）饮食护理：应多吃软食、流食，少吃油炸、坚硬的食物。注意少量多餐,吃低脂饮食,可减少进食后反流症状的频率。饮食多元化,从不同的食物中补充身体所需的营养。

2）病情观察:观察患儿有无出现呛咳、发绀、喘息等症状,如有异常及时告知医生配合处理。

3）遵医嘱完成各项检查、化验。术前 1 日,按要求备皮,清洁局部皮肤,监测患儿的生命体征并记录。

（2）术后指导

1）饮食护理:食管部分切除的患儿术后常规禁饮食 1 周左右,给予胃肠减压,禁食期间可经静脉给予静脉高营养支持,待肠功能恢复以后,可停止胃肠减压,由静脉营养过渡至经营养管给予肠内营养支持,胃管拔出后试经口进清水,无咳呛等不适可逐渐由无渣全流食逐渐过渡至半流质食,原则是少量多餐,由稀到稠,逐渐加量。指导患儿合理进食;食管扩张术后嘱患儿及家属 1 周内以流食为主,以后可酌情进食半流或软食,并将食物细嚼慢咽,切勿狼吞虎咽,以免引起阻塞。饭后要保持直立体位 30 min 左右,睡眠时床头抬高 15°~30°,以防反流。

2）病情观察:严密观察患儿有无呼吸困难、心率过快、血压下降、渗出液增多、体温升高、声嘶、失音或饮水后呛咳等异常情况。若有异常及时通知医生处理。

3）体位护理:患儿术后取平卧位,术后清醒后改为半卧位,以利于呼吸和引流。

4）呼吸道护理:合作的患儿,指导其有效咳嗽,排出痰液;不能合作的患儿,可以轻压其颈部气管部位,刺激气管引起咳嗽,协助排痰。痰液黏稠不易咳出时,给予雾化吸入,并给患儿扣背,帮助排痰。

5）管道的护理:引流管要妥善固定,防止脱出。为防止患儿拔管,要适当约束患儿的双上肢,必要时约束下肢。

观察引流液的量、颜色和性状,若有异常及时处理。

3. 健康指导

指导患儿家属合理喂养,注意饮食卫生,如发现患儿有不明原因呕吐、呼吸困难,立即来院就诊;注意少量多餐,低脂饮食,可减少进食后反流症状的频率;进食要细嚼慢咽,切勿狼吞虎咽。避免饭后立即平卧。

六、 护理评价

1. 患儿食物反流减少,呼吸平稳,无窒息发生。

2. 患儿未发生感染或能及时发现积极并处理。

3. 患儿能适应禁食或者鼻饲的进食模式,积极配合治疗和护理。

4. 患儿住院期间能得到合理、充足的营养。

5. 患儿无并发症的发生或减少并发症的损害。

七、 护理流程

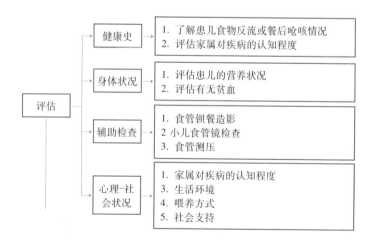

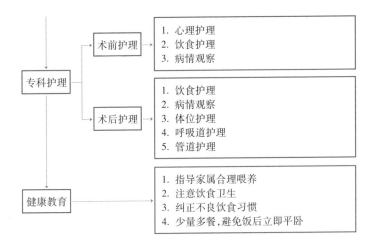

第四节　先天性食管闭锁

先天性食管闭锁和食管气管瘘简称先天性食管闭锁，是新生儿期消化道的一种严重发育畸形。主要表现为患婴吃奶时出现呕吐、发绀、呛咳和呼吸困难等症状。本病临床上并不少见，男女发病无差异，按食管闭锁的部位及是否合并有食管气管瘘，先天性食管闭锁可分为 5 种类型：Ⅰ型，食管近段及远段均为盲端，不通入气管，无食管气管瘘。此型占 7.7%。Ⅱ型，食管近段通入气管后壁，形成食管气管瘘，远端为盲端。此型少见，约占 0.8%。Ⅲ型，食管近段为盲端，远段通入气管后壁，形成食管气管瘘。其中依食管两段距离远近再分型，若距离超过 2 cm 为ⅢA 型；若不超过 2 cm 为ⅢB 型。ⅢA 型食管吻合相当困难，ⅢB 型食管吻合难度相对较小。据 Holder 统计，此型最常见，约占 86.5%。Ⅳ型，食管近段及远段均分别通入气管后壁，形成两处气管食管瘘。此型亦很少见,约占 0.7%。Ⅴ型,食管腔通畅,无闭锁,但食管前壁与气管后壁相通,形成"H"型食管气管瘘,约占 4.2%。目前手术治疗是解决此病唯一有效的方法。

一、临床表现

1. 唾液不能下咽,反流入口腔,出生后即流涎、吐白沫。

2. 每次哺乳时,Ⅰ型和Ⅲ型患儿由于乳汁不能下送入胃,溢流入呼吸道;Ⅱ型及Ⅳ型和Ⅴ型病例则乳汁直接进入气管,引起呛咳、呕吐,呈现呼吸困难、发绀,并易发生吸入性肺炎。食管下段与气管之间有食管气管瘘的Ⅰ型和Ⅳ型病例则呼吸道空气可经瘘管进入胃肠道,引起腹胀。同时,胃液亦可经食管气管瘘反流入呼吸道,引起吸入性肺炎。

3. 由于食物不能进入胃肠道,患儿呈现脱水、消瘦。如不及时治疗,数日内即可死于肺部炎症和严重失水。体格检查常见脱水征象,口腔内积聚唾液。

5. 体格检查:并发肺炎的患儿,肺部可听到啰音,病变区叩诊呈浊音。

6. 辅助检查

(1) 食管镜检查:经口或鼻腔放入食管镜,在上段食管盲端处即受阻不能通入胃内,或可看到封闭的食管。

(2) 经口或鼻腔放入导管,经导管注入少量水溶性碘造影剂即可显示上段食管盲端的位置和长度,并可判明上段食管气管之间有无瘘管。

二、 护理评估

1. 健康史：了解患儿有无唾液不能下咽，反流入口腔，出生后即流涎、吐白沫等症状。仔细询问吃奶时有无呛咳、呕吐、呼吸困难、发绀等症状；评估患儿对先天性食管闭锁的认知程度等。

2. 身体状况：评估患儿的全身状况有无脱水、消瘦、肺部感染等征象。

3. 心理-社会状况：患儿常因呛咳、呕吐、憋气甚至窒息而导致家属极度紧张和恐惧，应注意评估患儿及家属的情绪状态及对疾病的认知程度、文化层次和生活环境及教养方式等。

三、 护理诊断

1. 有窒息的危险：与乳汁溢流入呼吸道有关。

2. 有感染的危险：与乳汁、唾液溢流入气管及肺部有关。

3. 进食模式的改变：与术后禁食、留置胃管有关。

4. 营养失调：低于机体需要量。

5. 潜在并发症：吸入性气管炎或肺炎等。

四、 护理目标

1. 精心护理，减少乳汁、唾液流入气管、支气管及肺部，无窒息发生。

2. 患儿不发生感染，一旦发生能及时发现并处理。

3. 患儿能适应禁食或者鼻饲的进食模式。

4. 住院期间能得到合理、充足的营养。

5. 患儿无并发症的发生或减少并发症的损害。

五、护理措施

1. 心理护理：评估患儿及家属恐惧程度，给予安慰，耐心讲解疾病有关的治疗方法及预后情况，使其情绪稳定，积极配合诊疗活动。

2. 专科护理

（1）术前护理

1）饮食护理：患儿需绝对禁食，进行术前肠道准备；建立静脉通道，给予营养液支持。

2）病情观察：观察患儿有无出现呛咳、发绀、喘息等症状，如有异常及时告知医生配合处理。

3）呼吸道护理：将患儿体位调整为右侧位，同时保持头高脚底。避免口腔和鼻腔分泌物反流进入呼吸道，出现呼吸困难等情况；正确吸痰，保持呼吸道的通畅；持续低流量吸氧，维持正常血氧饱和度；雾化稀释痰液，促进分泌物引流，预防肺不张。

（2）术后指导

1）饮食护理：术后初期严格禁食，遵医嘱静脉高营养治疗，保证机体水、电解质平衡。需密切观察患儿有无恶心、呕吐、腹胀及腹泻的情况，调整体外营养液的量及速度；经食管造影确认切口愈合后，将胃管拔除恢复人工喂养，逐渐增加奶量，观察有无腹胀及排便情况，同时做好口腔卫生护理。

2）病情观察：术后给予心电监护，严密观察患儿呼吸频率及节律的变化,重点关注患儿的神志、体温、心率、呼吸及血氧饱和度等情况,观察有无呼吸困难、心率过快、血压下降等异常情况。观察伤口有无渗出以及引流液的量、颜色和性状,并做好相关记录,若有异常及时报告给医生。

3)呼吸道护理:术后常规呼吸机辅助呼吸,保证足够通气与供氧。呼吸机参数设定根据动脉血气分析等结果进行调整;注意妥善固定气管插管,必要时可通过床旁胸部 X 线片确认气管插管深度;拔除气管插管后,加强呼吸道湿化,及时清除呼吸道分泌物。定时叩背吸痰,吸痰时动作轻柔,吸管插入不宜过深,防止损失吻合口。

4)引流护理:妥善固定引流管,床头应有醒目标识提示防止引流管脱落,必要时可适当约束患儿;严格无菌操作,密切观察患儿引流量并记录,观察引流液性质;保持患儿引流管插入部位的清洁,避免发生感染。

3. 健康指导:指导患儿家属合理喂养,注意饮食卫生,如发现患儿有不明原因呕吐、呼吸困难,立即来院就诊;注意少量多餐,避免饭后立即平卧。

六、 护理评价

1. 患儿食物反流减少,呼吸平稳,无窒息发生。

2. 患儿未发生感染或能及时发现并积极处理。

3. 患儿能适应禁食或者鼻饲的进食模式,积极配合治疗和护理。

4. 患儿住院期间能得到合理、充足的营养。

5. 患儿无并发症的发生或减少并发症的损害。

七、护理流程

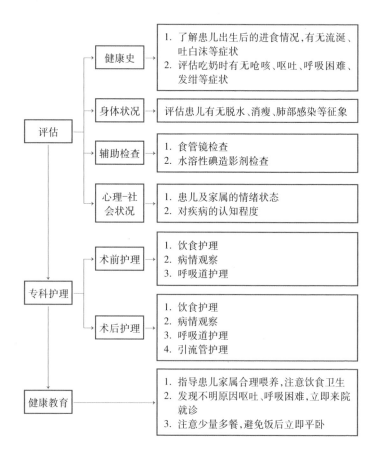

第五节　异物性食管穿孔

异物性食管穿孔是由食管异物造成的食管穿孔,可因异物的性质及存留的时间不同而并发,亦可在取出异物时发生。可引起脓胸、食管气管瘘、致死性的纵隔炎、纵隔脓肿和主动脉破裂等严重的并发症。

一、 临床表现

1. 食管穿孔后可表现为吞咽疼痛进食困难。

2. 有食管周围炎或进而发生纵隔炎者可出现发热、白细胞增高。

3. 儿童吞异物后,误服的日期多记不清。食管异物慢性穿孔,可延迟几周至几个月才出现症状。

4. 异物腐蚀穿过食管壁,周围发生紧密纤维化反应,或穿孔发展成气管或支气管瘘,表现为发热及持续性咳嗽,而并不一定有吞咽困难。颈部皮下气肿提示颈段食管穿孔。

5. 影像学检查食管对比剂 X 线造影(正、侧位)检查:临床上遇到怀疑食管损伤者,均应做吞咽对比剂透视检查。典型的征象为:纵隔气肿,可有(或无)皮下气肿;气胸或液气胸;食管后缘有积气或纵隔阴影增宽;咽后间隙有积气或积液是颈段食管穿孔的典型征象。

6. 食管镜检查完全性损伤病例很少需要做上部胃肠道纤维或电子内镜检查,该检查仅适用于对比剂 X 线造影检查阴性而临床有高度怀疑的病例,如鼻胃管吸引物内有血染;对食管黏膜有损伤的患儿,如食管贲门黏膜撕裂综合征(Mallory-Weiss 综合征),这些患儿常有呕血症状;适用于检查吞服腐蚀剂物质,如强酸或强碱后的食管损伤程度。内镜亦可用于治疗目的,如取出吞入的异物及内镜控制出血。

二、 评估要点

1. 健康史：评估患儿有无医源性、器械性手术后食管损伤，有无异物史，有无吞服腐蚀剂或烧伤病史。

2. 身体状况：观察患儿有无呼吸困难、吞咽困难、发热、咳嗽、喘鸣、声嘶、局部压痛、皮下气肿、呃逆等。既往身体状况、类似情况的发病史。

3. 心理-社会状况：评估患儿和家属心理状况，评估不同年龄、文化程度的患儿对疾病的认知程度。

三、 护理诊断

1. 有窒息的危险：与食管气管瘘阻塞呼吸道有关。

2. 疼痛：与食管及邻近组织炎症有关。

3. 有感染的危险：与穿孔时间长，引发继发感染有关。

4. 体温过高：与周围组织感染有关。

5. 潜在并发症：气胸、急性呼吸窘迫综合征、纵隔炎、食管瘘、大出血的危险等。

6. 进食模式的改变：与禁食、留置胃管有关。

7. 营养失调：低于机体需要量。与食管穿孔后不能经口进食有关。

四、 护理目标

1. 精心护理，减少食物漏入气管、支气管及肺部，无窒息发生。

2. 患儿疼痛减轻或消失。

3. 患儿不发生感染,一旦发生能及时发现并处理。

4. 经积极治疗和护理,体温恢复正常。

5. 患儿无并发症的发生或减少并发症的损害。

6. 患儿能适应禁食或者鼻饲的进食模式。

7. 住院期间能得到合理、充足的营养。

五、 护理措施

1. 心理护理:帮助患儿了解发病的原因,治疗的目的、方法及预后,以消除紧张、焦虑等负面心理,保持情绪稳定,树立信心,积极配合治疗与护理,以取得最佳的治疗效果。

2. 专科护理

(1) 穿孔的早期识别:食管穿孔主要表现为发热、呕吐、吞咽困难、腹痛及烦躁,严重时会出现气促及呼吸困难等,早期观察及处理非常重要。患儿对症状与不适的表达不够全面。持续病情观察,重点观察体温变化,呼吸道症状,唾液、痰液是否呈血性,有无呕血,还需要关注有无颈部肿胀、红斑、压痛等皮下气肿症状,一旦出现,应及时告知医生尽早处理。入院时未提示食管穿孔或者住院期间发现存在食管穿孔,应给予早期、足量、正规使用抗生素抗炎治疗,预防感染,静脉补液保持水、电解质平衡。

(2) 病情观察:密切监测生命体征变化,保持呼吸道通畅。评估咳嗽、咳痰及口腔内分泌物情况,定时行叩背、吸痰;观察唾液、痰液是否呈血性,有无呕血,还需要关注有无颈部肿胀、红斑、压痛等皮下气肿症状,严密观察患儿有无疼痛加剧及食管穿孔等并发症的症状。

(3) 管道护理:留置胃肠营养管可以使食管黏膜得到有效修复,妥善固定引流管,床头应有醒目标识提示防止引流管脱落,必要时可适当约束患儿;严格无菌操作,密切观察患儿引流量并记录,观察引流液性质;保持患儿引流管插入部位的清洁,避免发生感染。

(4)饮食护理:患儿禁食禁饮,对于颈部食管穿孔可遵医嘱鼻饲饮食,给予全肠外营养支持、高营养饮食胃肠道灌注。

(5)生活护理:做好口腔护理,预防口腔溃疡、口腔黏膜炎。加强皮肤护理,保持床单元清洁、干燥、平整,防止发生皮肤压力性损伤。

3. 健康指导:合理安排日常生活、劳逸结合,保证良好睡眠,避免精神紧张或过度疲劳。平时应加强锻炼,增强机体抵抗力;避免腐蚀性液体和锐利异物损伤、外伤性损伤等;进食不宜过于匆忙,尤其吃带有骨刺类食物,以防误咽。异物误吞后,应立即就医及时取出;教育儿童改正口含物品玩耍的不良习惯;疾病知识指导及时确诊、减少感染蔓延、尽早闭合穿孔。

六、 护理评价

1. 精心护理,减少食物漏入气管、支气管及肺部,无窒息发生。
2. 患儿疼痛减轻或消失。
3. 患儿未发生感染或能及时发现并积极处理。
4. 能有效控制体温或体温恢复正常。
5. 患儿无并发症的发生或减少并发症的损害。
6. 患儿能适应禁食或者鼻饲的进食模式。
7. 住院期间能得到合理、充足的营养。

七、护理流程

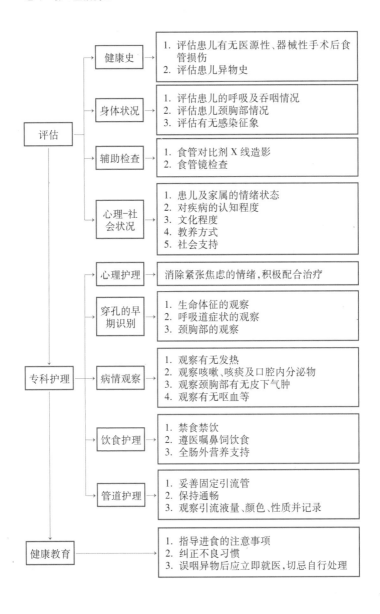

第六节 食管腐蚀伤

误服或吞服腐蚀性物质造成的口、咽与食管的化学性灼伤称食管腐蚀伤（caustic injuries of esophagus）。食管腐蚀伤是食管外伤中最常见的一种，腐蚀剂多为强酸或强碱，此外，醛类、酚类、卤素类等也可引起食管腐蚀伤。如果处理不当，可引起食管穿孔、瘢痕狭窄或食管闭锁，导致营养不良，影响患儿的生活质量，甚至危及生命。

一、 临床表现

1. 急性期 1~2 周。

（1）局部症状

1）疼痛：腐蚀剂吞入后，可立即出现口、咽、胸骨后或背部疼痛。

2）吞咽困难：主要因惧怕疼痛不敢吞咽，常伴有唾液外溢、恶心等。

3）恶心、呕吐：主要因膈肌与胃受刺激的缘故，全身中毒也可引起恶心、呕吐。

4）声嘶及呼吸困难：当腐蚀剂侵入喉部，出现喉黏膜水肿时，可出现声嘶及喉梗阻症状。

5）若背部及上腹部疼痛加重、腹壁紧张、膈下游离气体、呼吸困难，应考虑食管及胃管穿孔可能。

6）口腔、咽喉黏膜充血肿胀，上皮脱落后则有白膜形成，继发感染，常有腐烂污秽变。

（2）全身症状：病情严重者常在服药后 2~3 周出现全

身中毒症状,表现有发热、脱水、昏睡或休克等。

2. 缓解期受伤1~2周后,全身一般情况开始好转,创面逐渐愈合,疼痛及吞咽困难缓解,饮食逐渐恢复正常,Ⅰ度腐蚀伤者2~3周愈合,Ⅱ度、Ⅲ度腐蚀伤者缓解期可历时数周至数月。

3. 狭窄期病变累及肌层者,经过3~4周或更长一些时间缓解期过后,由于局部结缔组织增生,继之瘢痕收缩而致食管狭窄,再度出现渐进性吞咽困难,如狭窄部位以上食管发生扩张,进食后食物潴留会出现呕吐。食管腐蚀伤轻者可进流质饮食;重者滴水不进,易出现脱水及营养不良等全身症状。

4. 口、咽、喉部检查口唇及口腔、咽部可有腐蚀伤,口腔、咽部黏膜充血、肿胀,黏膜上皮脱落、溃疡及假膜形成。会厌舌面、破裂处可出现明显水肿,可见呼吸困难,必要时酌情行间接喉镜检查,了解下咽及喉部情况。

二、 护理评估

1. 健康史:详细询问有无吞服腐蚀剂病史,有无误饮情况发生,接触腐蚀剂的性质、浓度、数量、接触的时间,是否做过自行处理,做过哪些处理等。

2. 身体状况:观察患儿有无口、咽、胸骨后或背部、腹部疼痛;观察患儿有无吞咽困难、唾液外溢、恶心、发热、声嘶及喉梗阻等症状,评估患儿口腔及咽喉黏膜情况;评估生命体征,观察尿量是否改变;注意检查患儿腹部情况,及时发现胃穿孔。

3. 心理-社会状况:评估患儿和家属心理状况,评估不同年龄、文化程度的患儿对疾病的认知程度。

三、 护理诊断

1. 有窒息的危险：与食管腐蚀伤造成咽、喉部黏膜充血、水肿有关。

2. 疼痛：与腐蚀剂灼伤有关。

3. 有感染的危险：与导致食管穿孔继发感染有关。

4. 体温过高：与周围组织感染有关。

5. 清理呼吸道无效：与腐蚀伤损伤下呼吸道有关。

6. 语言沟通障碍：与声音嘶哑和喉部受腐蚀伤有关。

7. 潜在并发症：食管穿孔、纵隔炎、食管狭窄、心包炎、胃烧伤、腹膜炎、肺水肿、喉阻塞等。

四、 护理目标

1. 患儿咽、喉部黏膜充血、水肿得到控制，无窒息发生。

2. 患儿疼痛减轻或消失。

3. 患儿不发生感染，一旦发生能及时发现并处理。

4. 经积极治疗和护理，体温恢复正常。

5. 保持患儿呼吸道通畅，防止窒息。

6. 增加语言交流能力、社会适应能力。

7. 患儿无并发症的发生或减少并发症的损害。

五、 护理措施

1. 心理护理：帮助患儿了解发病的原因，治疗的目的、方法及预后,以消除紧张、焦虑、恐惧等负面心理,保持情绪稳定,树立信心,积极配合治疗与护理,以取得最佳的治疗效果。

2. 专科护理

(1)急救处理:详细了解腐蚀剂的性质、浓度、吞服时间及量;观察患儿有无中毒、休克、呼吸困难等情况,如有异常,应及时报告并协助医生做好处理;针对腐蚀剂性质给予中和处理:碱性腐蚀剂可用食醋、2%乙酸、橘汁或柠檬叶漱口或分次少量服用;酸性腐蚀剂可口服氢氧化铝凝胶、氧化镁乳剂或淡肥皂水,禁用苏打水中和,以免在胃内产生大量二氧化碳而致胃穿孔;经上述中和处理后,再服用牛奶、蛋清、液状石蜡或植物油等,使之覆盖于食管创面防止粘连;中和剂应在误吞腐蚀剂后立即服用。

(2)留置胃管:在急救处理后,病情稍稳定,可小心插入胃管鼻饲,既可供给营养,又可起到维持管腔的作用。但不能强行插入,以免引起食管穿孔。

(3)口腔护理:根据患儿情况选择适宜的口腔护理液,保持口腔清洁,可有效控制感染的发生。

(4)病情观察:密切观察生命体征,如出现高热、声嘶、呼吸困难、脱水、昏睡或休克、疼痛加重、中毒症状等情况,及时报告医生进行处理;观察口中分泌物是否带有血性;如有无呕血、便血,应警惕胃穿孔的发生;密切监测患儿血压、脉搏、体温、呼吸等生命体征变化和全身中毒症状;观察大便颜色,有无黑便,记录大便量;观察患儿肾功能及水、电解质平衡状况,记录每日出入液量;观察患儿疾病缓解期是否再次出现吞咽困难、呕吐等不适症状;观察患儿有无疼痛加剧及食管穿孔等并发症的症状,预防并发症的发生。

3. 健康指导

（1）腐蚀性物质安全管理，一定要放在儿童接触不到的地方，以防意外。教育儿童注意饮食安全；加强对强酸或碱性等腐蚀剂的存放管理，容器上要有醒目的标记，专人管理，上锁存放；腐蚀剂要放在原装容器内，切勿改放在饮料瓶或其他食品容器内；腐蚀剂用后要立即放回原处，妥善保管。

（2）向患儿交代饮食方式及要求。一旦误服毒物，应及时送医院救治，急性期尽早清除或中和胃肠道尚未吸收的毒物，防止发生严重并发症。

（3）向患儿讲解吞咽功能恢复的过程。虽可进食，但并不是已痊愈，也要进行定期随访。

（4）对有精神疾病和自杀倾向的患儿，家属应加强看护。

六、 护理评价

1. 患儿无窒息发生。

2. 患儿疼痛减轻或消失。

3. 患儿不发生感染，一旦发生能及时发现并处理。

4. 患儿体温得到控制或恢复正常。

5. 保持患儿呼吸道通畅，防止窒息。

6. 患儿能有效进行交流。

7. 患儿无并发症的发生或减少并发症的损害。

七、护理流程

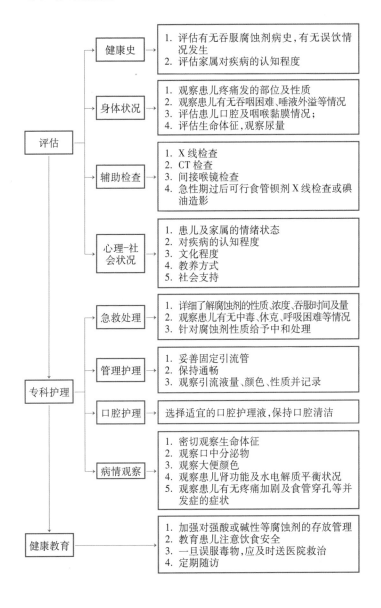

第七章
儿童颈部常见疾病护理常规

第一节　儿童 Grave's 病

虽然甲状腺功能亢进症(甲亢)在儿童期少见,但它却对儿童的生理及行为存在严重不良影响。导致儿童甲亢最常见的原因是毒性弥漫性甲状腺肿病(Graves disease,GD)。

一、临床表现

大多数 GD 患儿表现为典型的甲亢症状和体征,如甲状腺肿大、高代谢综合征等。甲状腺的大小差异很大,典型的肿大呈均一性、对称性,质地较硬。在甲亢的持续期,患儿骨龄提前、身高增长速度增加。少数患儿症状多样化可单纯突出表现为眼、心脏、胃肠道、精神等方面的异常。

二、护理评估

1. 健康史:询问患儿有无家族遗传史,发病时间、有无生活质量的影响及发病特点等。
2. 身体状况:观察是否易激动,舌和二手平举向前伸出时有细震颤,焦虑、烦躁、出现幻觉,腱反射活跃反射时间缩短;怕热,多汗,皮肤、手掌、面、颈、腋下皮肤红润多汗。常有低热,食欲亢进,但体重下降,疲乏无力;甲状腺肿大范围、表面皮肤颜色、质地,有无疼痛。

3. 心理-社会状况:缺乏疾病相关知识,担心病情预后,治疗费用等。护士应多关心患儿,并讲解疾病相关知识,以增强其对疾病的认知。

三、 护理诊断

1. 焦虑:与担心疾病的治疗和预后结果有关。

2. 舒适度改变:与疼痛引起不适有关。

3. 潜在并发症:声带麻痹、甲状腺功能低下,瘢痕疙瘩形成少见。

4. 知识缺乏:缺乏毒性弥漫性甲状腺肿病的相关预防、治疗和护理知识。

四、 预期目标

1. 患儿焦虑/恐惧程度减轻,配合治疗及护理。

2. 患儿主诉疼痛感减轻或消失。

3. 了解相关的术前术后护理知识。

4. 术后未发生相关并发症或并发症发生后能得到及时治疗与处理。

五、 护理措施

1. 心理护理:正确评估患儿的负面情绪,通过建立良好的护患关系,从心理上减轻其焦虑、恐惧情绪。通过对疾病知识的宣教,让患儿及家属理解病情,当病情控制上述症状将有效缓解。根据患儿及家属的特点,做好心理疏导。

2. 专科护理

(1) 术前护理

1) 用药护理:抗甲状腺药物治疗(以硫脲类为主)、放射性核素碘治疗(^{131}碘)、手术治疗和介入栓塞治疗。四者中抗甲状腺药物疗法方便、安全,应用广。碘剂仅用于危象和手术治疗前准备。β受体阻滞药主要用作辅助治疗或手术前准备,也有单独用于治疗本病。

2) 生活护理:提供舒适安静的环境,减少不良刺激,保证充足的睡眠。疼痛明显者,转移注意力,降低机体对疼痛的阈值。

(2) 术后护理

1) 局部护理:观察甲状腺有无肿大,皮肤有无红肿、破溃等症状,应及时通知医生。

2) 饮食护理:给予高热量、高蛋白质、高维生素易消化饮食;保持大便通畅。

3) 伤口愈合好,术后3~5天即可洗澡。洗头、洗澡时,应注意不要将污水浸到切口引起感染,颈部不可过度活动。

3. 健康指导

出院时向患儿及其家属详细介绍出院后有关的注意事项,并将有关资料交给患儿或其家属,告知患儿1个月之后来院复诊。注意劳逸结合,避免过度劳累,适当进行户外活动及轻度体育锻炼,以增强体质,防止感冒及其他并发症。

六、 护理评价

1. 手术前患儿对医护人员充满信任,焦虑/恐惧程度减轻。

2. 无并发症发生。

3. 患儿家属能够掌握本病的病因、预防知识,能积极主动配合治疗。

七、护理流程

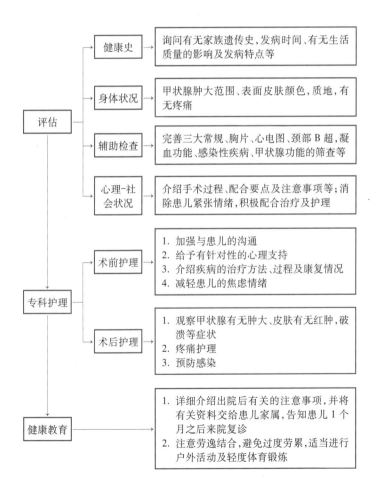

第二节　儿童先天性鳃裂畸形

鳃裂畸形是由鳃囊或鳃沟发育异常所导致的先天性疾病,按组织来源分为 1、2、3、4 四类,最常见的是第 2 鳃裂畸形,为 75%~90%,其次为第 1 鳃裂畸形,为 5%~28%。由于第 3、第 4 鳃裂畸形诊断困难,文献报道中仅占 1%~2%,但是在临床中并不罕见,已经成为研究的热点。近期有研究发现,该病具有遗传倾向。临床研究还发现该病常伴有外耳道、中耳及耳郭等局部组织器官发育异常,也有罕见的混合性鳃裂畸形报道。该病多见且手术方式多样,但由于局部重要组织器官解剖关系密切、病灶复杂多样,术后并发症并不少见。

一、 临床表现

鳃裂瘘管主要表现为外瘘口持续性或间歇性分泌物溢出,部分患儿觉口内有臭味,较大的完全性瘘管者,进食时有水或奶自瘘孔溢出,继发感染时可出现瘘口周围红肿疼痛,有脓性分泌物溢出,且反复发作。囊肿者一般无症状,可在无意中发现颈侧有一个无痛性肿块,大小不一,圆形或椭圆形,与皮肤无粘连,可活动,呈囊性感,继发感染时则肿块迅速增大,局部压痛。较大的囊肿向咽侧壁突出,可引起咽痛、吞咽困难等。

二、 护理评估

1. 健康史
（1）询问患儿颈侧是否有无痛性肿块。

（2）了解患儿颈部或耳郭周围皮肤表面是否有分泌物溢出。

（3）是否有反复的继发感染史。

2. 身体状况：评估患儿颈部是否异常,有无肿物及压痛,有无瘘口及分泌物,局部皮肤有无感染破溃及瘢痕,有无呼吸道感染病史。评估患儿面部是否对称,有无吞咽困难等。

3. 心理-社会状况：注意评估患儿的年龄、性别、心理状态及家属对疾病的认知程度。

三、护理诊断

1. 自我形象紊乱：与患儿瘘口有分泌物溢出,影响外观有关。

2. 焦虑：与担心手术及预后有关。

3. 潜在并发症：继发感染、出血等。

4. 知识缺乏：缺乏疾病相关的护理知识。

四、预期目标

通过治疗和护理,患儿能够：

1. 术后修复瘘口,恢复外观。

2. 焦虑解除或减轻。

3. 未发生出血。

4. 了解相关的术前术后护理知识。

五、护理措施

1. 心理护理：正确评估患儿的负面情绪,通过建立良好的护患关系,从心理上减轻其焦虑、恐惧情绪。根据患儿及家属的特点,做好心理疏导。

2. 专科护理

(1)术前护理

1)完善相关术前检查,B 超、碘油造影及 CT 检查,明确病变位置及范围。

2)术前根据囊肿或瘘管的位置做好皮肤准备。若在颈部,则剃发至患侧颈上 3~5 cm;若在耳郭周围,告知剔除术耳周围 7~10 cm 头发,长发患儿剩余头发扎成马尾辫,偏向健侧,充分暴露手术区域,以免引起感染。

3)按医嘱给予术前用药。

(2)术后护理

1)术后平卧或向健侧卧位,注意休息。视情况给予流质或半流质饮食。

2)注意切口出血情况,如出血过多,致敷料大面积渗透,需立即通知医生及时处理。

3)注意观察有无局部红肿,体温升高等感染征象,有继发感染者,遵医嘱使用抗生素并观察治疗效果。

3. 健康教育

(1)避免受凉,预防感冒。

(2)保持伤口清洁、干燥。

(3)1 周后拆线,若伤口在耳郭周围,拆线 3 日后方可洗头。如伤口感染者,继续换药,禁洗头。

六、 护理评价

1. 术后瘘口修复,患儿对外观表示满意。

2. 焦虑解除或减轻。

3. 未发生出血。

4. 患儿及家属了解相关的护理知识。

七、护理流程

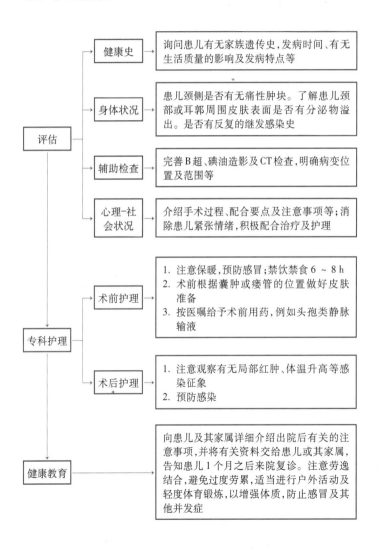

第三节 甲状舌管囊肿和瘘管

甲状舌管囊肿及瘘管是小儿颈部较常见的先天性疾病,其发生与甲状舌管的胚胎发育异常有关。在胚胎发育第 8 周时,甲状舌管未退化或未完全退化而形成甲状舌管囊肿或瘘管。多在 7 岁之前发现,少数因无感染或增大缓慢至中老年才确诊。其发病在性别上无大差异,囊肿的发病率远较瘘管为多。

一、临床表现

1. 甲状舌管囊肿:① 咽或颈部不适感,一般多无特殊症状,偶有咽或颈部不适感。② 颈部肿块,无感染时,于颏下至胸骨上切迹之间的颈中线或是稍偏斜一点,可扪及圆形肿块,其表面光滑,边界清楚,随吞咽或伸舌可上下移动,但推移时肿块不能上下或左右移动。发生感染的病例,局部可出现红肿热痛。反复感染的囊肿,触诊时可发现其与周围组织或皮肤有粘连。

2. 甲状舌管瘘管:瘘管瘘口直径 1~3 mm,位于颈前正中或略偏一侧,舌骨与胸骨上切迹之间。常有黏液性分泌物溢出,继发感染时瘘口周围红肿,可有脓液溢出。在口深处上方可扪及一与舌骨相连的索带状组织,于舌背根部可见舌盲孔,压迫盲孔周亦可见分泌物溢出。

二、护理评估

1. 健康史

（1）询问患儿颈部是否有囊性肿块或颈部正中有一瘘口，有无分泌物溢出。

（2）了解是否有反复的继发感染史。

（3）了解病变发生的时间、病程等。

2. 身体状况

（1）甲状舌管囊肿一般无症状，常无意中或体检时发现。囊肿呈圆形，大小不一，表面光滑，边界清楚，与周围组织及皮肤无粘连，无压痛，质较软，有囊性感，可随吞咽上下运动。并发感染时，囊肿迅速增大，伴有局部红肿热痛，控制感染后囊肿迅速缩小。囊肿溃破或切开引流后，常形成反复发作的瘘管。

（2）甲状舌管瘘管外瘘口位于颈前正中或略偏一侧，瘘口较小，常有分泌物溢出，继发感染时瘘口周围红肿，有脓液溢出。

3. 心理-社会状况：应注意评估患儿的年龄、性别、情绪及家属对疾病的认知程度。

三、护理诊断

1. 自我形象紊乱：与瘘口处有分泌物溢出，影响外观有关。

2. 焦虑：与担心手术效果有关。

3. 有出血的可能：与手术创伤有关。

4. 知识缺乏：缺乏疾病相关的护理知识。

四、 预期目标

通过治疗和护理达到：
1. 术后修复瘘口,恢复外观。
2. 焦虑解除或减轻。
3. 未发生出血。
4. 患儿能够了解相关的术前术后护理知识。

五、 护理措施

1. 心理护理:正确评估患儿的负面情绪,通过建立良好的护患关系,从心理上减轻其焦虑、恐惧情绪。通过对疾病知识的宣教,做好心理疏导。

2. 专科护理

(1)术前护理:完善各项术前检查,B 超、增强 CT、电子喉镜检查等,明确肿物的性质、大小,做好患儿的心理护理,介绍手术方法和效果,解除患儿顾虑,配合手术治疗。

(2)术后护理

1)全麻清醒后 6～8 h 可给予半卧位,术后 1～3 天进食温凉半流质饮食。

2)密切观察病情变化,如有呼吸困难、胸闷、氧饱和度下降等情况,应立即通知医生查看并及时处理。

3)观察伤口、引流管的情况,详细记录 24 h 负压引流量,避免负压引流管扭曲、受压、堵塞或脱落。若伤口渗血较多,负压引流有较多鲜血,或引流不畅堵塞时,立即通知医生予以处理。

3. 健康教育：注意颈部清洁，观察有无红肿等感染征象，一旦感染发生应及时就诊。加强锻炼，增强机体抵抗力，防止感冒。定期门诊随访，如有特殊情况，及时就诊。

六、 护理评价

通过治疗和护理计划的实施，评价患儿是否能够达到：

1. 术后瘘口修复，患儿对外观表示满意。
2. 焦虑解除或减轻。
3. 未发生出血。
4. 患儿及家属了解相关的护理知识。

七、 护理流程

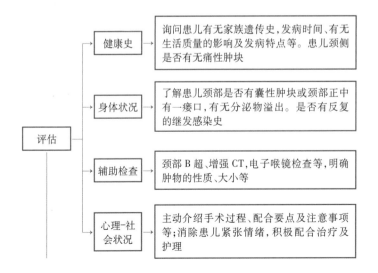

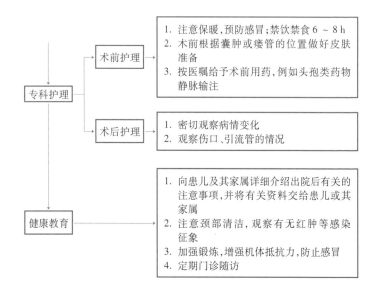

第四节　头颈部淋巴管畸形

淋巴管畸形（lymphatic malformation，LM）过去称为囊状水瘤、囊性淋巴管瘤等，是淋巴管和组织发育畸形所致，是常见的一种先天性脉管畸形疾病。淋巴管畸形常见于儿童，好发于颈颌面部。虽然组织学上是良性肿瘤，但具有浸润生长特性，因瘤体与周围组织界限不清，常包绕颈部大血管和神经，如颈总动脉、颈内静脉、迷走神经、副神经、舌咽神经和舌下神经。好发于婴幼儿，约75%发生于头颈部，国外统计出生时发病占50%～65%，2岁以前发病占80%～90%，男女发病比例相当，无性别、种族差异。单纯淋巴管畸形发生率约占所有脉管畸形的11.6%，另有10%的淋巴管畸形可与其他脉管畸形同时存在。淋巴管畸形在儿童中的发病率约为 1/20 000。

一、临床表现

1. 淋巴管畸形 90% 发生在 2 岁以前,约 50% 患儿出生时即发现患此病。淋巴管畸形可发生在身体具有淋巴管网的任何部位,约 75% 的病变发生在头、颈部,其次为腋窝、纵隔及四肢。淋巴管畸形的临床表现受病变的类型、范围和深度的影响差异很大,可表现为皮肤黏膜上充满液体的小泡,如微囊型,或表现为巨大的肿物,如大囊型。颈部淋巴管畸形通常表现为颈部无痛性肿块,囊肿质软,弹性,常见多房;囊壁薄,囊内液体清亮,透光试验阳性。囊肿常随年龄增长逐渐增大,个别患儿也可自愈,外伤后囊内可有出血,并发感染时可导致囊内实变并伴有疼痛。

2. 病变多位于颈后三角副神经区,囊肿大小不一。较小时,无症状而不被发现;较大时可占据整个颈侧部,向上达颊部及腮腺区,向前超过颈正中线,向下达锁骨下窝和腋窝,向后达肩部。小儿头颈部淋巴管畸形除了影响美观,主要是对邻近的气管、食管、血管和神经造成压迫,从而危及患儿的呼吸。

二、护理评估

1. 健康史:询问患儿有无家族遗传史,发病时间、有无生活质量的影响及发病特点等。

2. 身体状况:头颈部肿物肿大范围、表面皮肤颜色,质地,有无疼痛。

3. 心理-社会状况:患儿及家属缺乏疾病相关知识,担心病情预后,治疗费用等。护士应多关心患儿,并讲解疾病的相关知识,以增强其对疾病的认知。

三、 护理诊断

1. 焦虑：与担心疾病的治疗和预后结果有关。
2. 舒适度改变：与疼痛引起不适有关。
3. 潜在并发症：感染、出血,呼吸困难。
4. 知识缺乏：缺乏该病的相关预防、治疗和护理知识。

四、 预期目标

1. 患儿通过手术,抽取囊腔内液体,并同时注射盐酸平阳霉素抑制血管内皮细胞增生,促使血管瘤消退,而皮肤不遗留瘢痕。
2. 患儿及家属了解疾病、手术及自我保健的相关知识。
3. 患儿能耐受疼痛。

五、 护理措施

1. 心理护理：尊重正确评估患儿的负面情绪,通过建立良好的护患关系,从心理上减轻其焦虑、恐惧情绪。通过对疾病知识的宣教,让患儿及家属理解当病情得到控制,上述症状将有效缓解。根据患儿及家属的特点,做好心理疏导。
2. 专科护理
（1）术前护理
1）完善相关术前检查,例如 B 超、增强 CT、磁共振检查等明确肿物大小,性质。

2)生活护理:提供舒适安静的环境,减少不良刺激,保证充足的睡眠,疼痛明显者,转移注意力,降低机体对疼痛的阈值。

3)饮食护理:给予高热量、高蛋白质、高维生素、易消化饮食;保持大便通畅。

(2)术后护理

1)用药护理:消肿和预防感染术后静脉滴注地塞米松和抗菌药物2~3天。

2)伤口护理:术后穿刺部位加压包扎,要密切观察生命体征、面色、口唇颜色、有无烦躁和不安出现,及时清理口腔分泌物。给予持续吸氧,床旁备气管切开包,尤其是口底和咽喉部淋巴管畸形,如出现呼吸困难,及时行气管切开术。

3. 健康教育

(1)出院时向患儿及其家属详细介绍出院后的注意事项,并将有关资料交给患儿家属,告知患儿1个月之后来院复诊。对于Ⅰ级和Ⅱ级淋巴管畸形通常能够治愈,对于较大的病变,周密的计划和长期的治疗需要被讨论。舌骨下颈后区的大囊型淋巴管畸形治疗效果满意,而舌骨上微囊型大囊型淋巴管畸形和舌骨下微囊型淋巴管畸形治疗困难,双侧舌骨上淋巴管畸形需要注意预防气道梗阻等并发症。

(2)伤口愈合好,出院后3~5日即可洗澡。应注意不要将污水浸到切口引起感染,颈部不可过度活动。

(3)告知患儿注意劳逸结合,避免过度劳累,适当进行户外活动及轻度体育锻炼,以增强体质,防止感冒及其他并发症。保持心情舒畅和充足的睡眠,如有异常情况请及时来院就诊。

六、 护理评价

（1）患儿及家属了解疾病及预防感染的方法。

（2）患儿及家属掌握头颈部淋巴管疾病的自我护理知识。

（3）患儿能耐受疼痛。

七、 护理流程

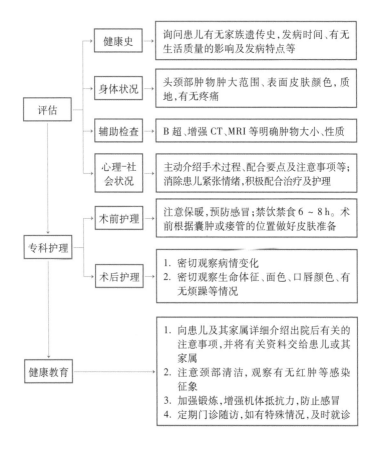

评估	健康史	询问患儿有无家族遗传史,发病时间、有无生活质量的影响及发病特点等
	身体状况	头颈部肿物肿大范围、表面皮肤颜色,质地,有无疼痛
	辅助检查	B超、增强CT、MRI等明确肿物大小、性质
	心理-社会状况	主动介绍手术过程、配合要点及注意事项等;消除患儿紧张情绪,积极配合治疗及护理
专科护理	术前护理	注意保暖,预防感冒;禁饮禁食6~8h。术前根据囊肿或瘘管的位置做好皮肤准备
	术后护理	1. 密切观察病情变化 2. 密切观察生命体征、面色、口唇颜色、有无烦躁等情况
健康教育		1. 向患儿及其家属详细介绍出院后有关的注意事项,并将有关资料交给患儿或其家属 2. 注意颈部清洁,观察有无红肿等感染征象 3. 加强锻炼,增强机体抵抗力,防止感冒 4. 定期门诊随访,如有特殊情况,及时就诊

参·考·文·献

［1］孙虹,张罗. 耳鼻咽喉头颈外科学［M］. 北京：人民卫生出版社,2018.

［2］陈孝平,汪建平,赵继宗,外科学［M］. 北京：人民卫生出版社,2018.

［3］张铁松,马静. 阮标儿童耳鼻咽喉头颈外科疾病诊疗程序［M］. 上海：上海交通大学出版社,2019.

［4］席淑新,赵佛容. 眼耳鼻咽喉口腔科护理学［M］. 北京：人民卫生出版社,2017.

［5］杨泽卫,刘雪莲,闫浩敏. 耳鼻咽喉科专科护理服务能力与管理指引［M］. 沈阳：辽宁科学技术出版社,2020.

［6］孔维佳,周梁. 耳鼻咽喉头颈外科学［M］. 北京：人民卫生出版社,2015.

［7］田梓蓉,韩杰. 耳鼻咽喉头颈外科护理健康教育与康复手册［M］. 北京：人民卫生出版社,2019.

［8］韩杰,席淑新. 耳鼻咽喉头颈外科护理与操作指南［M］. 北京：人民出版社,2019.

［9］李玉欣. 最新耳鼻咽喉头颈外科临床护理精细化操作与优质护理服务规范化管理及考评指南［M］. 北京：人民卫生出版社,2011.

［10］李婷. 最新五官科专科护理技术创新与护理精细化查房及健康宣教指导实用全书［M］. 北京：人民卫生出版社,2014.

［11］周丽娟,孟威宏. 专科疾病护理流程［M］. 北京：人民军医出版社,2011.

［12］田勇泉,孙虹,张罗,等. 耳鼻咽喉头颈外科学第9版［M］. 北京：人民卫生出版社,2018.

［13］丁淑贞,吴冰. 耳鼻喉科临床护理［M］. 北京：中国协和医科大学出版社,2016.

［14］余蓉,鲜均明,辜德英,等. 耳鼻咽喉头颈外科护理手册第2版［M］. 北京：科学出版社,2015.

［15］刘静. 扁桃体周脓肿切排术后并发症的预防及护理. 咸宁学院学

报(医学版),2011.

[16] 万晓英,陈永计,张建萍.扁周脓肿的治疗及护理体会.中国医学文摘(耳鼻咽喉科学),2019.

[17] 王明843,郭亚男.咽后脓肿的临床分析及护理[J].中外医学研究,2011,09(28):93.

[18] 王玉凤,周玉琴,谢小英,等.儿童阻塞性睡眠呼吸暂停低通气综合征的治疗与护理[J].中国医学文摘(耳鼻咽喉科学),2018,33(02):194-197.

[19] 郭靖晗,李远远,刘月华.儿童阻塞性睡眠呼吸暂停低通气综合征治疗的研究进展.复旦学报(医学版).2020,47(5):782-788.

[20] 王玉凤,周玉琴,谢小英.儿童阻塞性睡眠呼吸暂停低通气综合征的治疗与护理.中国医学文摘(耳鼻咽喉科学),2018,33(02):194-197.

[21] 陈顺珍,李学敏.疱疹性咽峡炎患儿的护理及健康教育.当代护士,2020.

[22] 杨泽卫,刘雪莲,闫浩敏.耳鼻咽喉科专科护理服务能力与管理指引[M].沈阳:辽宁科学技术出版社,2020.

[23] 田梓蓉,韩杰.耳鼻咽喉头颈外科护理健康与康复手册[M].北京:人民卫生出版社,2019.

[24] 孙虹,张罗.耳鼻咽喉头颈外科学[M].北京:人民卫生出版社,2018.

[25] 林海燕.耳鼻咽喉-头颈外科临床护理路径[M].北京:中国医药科技出版社,2015

[26] 陈凤明,曾国庆,苏怡,闫丽竹.改良式外耳道冲洗器的临床价值研究[J].齐齐哈尔医学院学报,2020,41(08):986-988.

[27] 胡雪慧,靳雁,张敏.临床护理技术操作规范[M].西安:第四军医大学出版社,2017.

[28] 吴欣娟,张晓静.实用临床护理技术操作手册[M].北京:中国协和医科大学出版社,2018.

[29] 高玉芳、魏丽丽,临床实用护理技术及常见并发症处理第2版[M].北京:科学出版社,2021.

[30] 李小寒,尚少梅.基础护理学(第6版)[M].北京:人民卫生出

版社,2017.

[31] 王莉莉.实用小儿外科护理[M].天津：天津科学技术出版社,2011.

[32] 吴惠平.护理技术操作并发症预防及处理[M].北京：人民卫生出版社,2014.

[33] 王娟.护理干预辅助多导睡眠监测仪监测小儿阻塞性睡眠呼吸暂停综合征的效果分析[J].基层医学论坛,2021,25(15)：2086-2088.

[34] 李玉欣.最新耳鼻喉头颈外科临床精细化操作与优质护理服务规范化管理及考评指南[M].北京：人民卫生出版社,2011.

[35] 毛爱萍,蓝素根,江枫然.粉尘螨皮肤点刺国产原液的灵敏性、特异性及安全性的临床研究[J].当代医学,2012,18(23)：90-91.

[36] 金峰松,潘统快,魏萍.阿罗格变应原NHD脱敏治疗过敏性鼻炎的疗效观察[J].智慧健康,2018,4(08)：137-138.

[37] 李水颜,李彩妃,李红,等.感染期先天性耳前瘘管脓肿切开换药护理体会[J].全科口腔医学电子杂志,2019,6(03)：82-88.

[38] 赖崇燕,马丽萍.先天性耳前瘘管感染切开排脓换药30例的护理体会[J].包头医学,2014,38(01)：55.

[39] 李小寒、尚少梅.基础护理学(第5版)[M].北京.人民卫生出版社,2014.

[40] 周梦琳.慢性化脓性中耳炎患儿术前生理盐水外耳道冲洗和碳酸氢钠溶液冲洗的效果比较[J].中外医学研究,2020,18(06)：32-34.

[41] 余蓉韩,鲜均明,辜德英.耳鼻咽喉头颈外科护理手册(第2版)[M].北京：科学出版社,2015.

[42] 韩杰,席淑新.耳鼻咽喉头颈外科护理与操作指南[M].北京：人民卫生出版社,2019.

[43] 赵晓辉,陈海花,赵毅.神经外科常见疾病护理流程[M].北京：军事医学科学出版社,2013.

[44] 郑珊.实用新生儿外科学[M].北京：人民卫生出版社,2013.

[45] 胡晋平.五官科护士规范操作指南[M].北京：中国医药科技出版社,2016.

［46］曲荣坤.中华护理杂志,2006,41(9)：816－817.

［47］赵耀华,夏成德,邵国益,等.软组织分层放置自制引流管行负压伤口疗法的临床应用33例［J］.中华烧伤杂志,2020,36(6)：493－496.

［48］汪华侨,常湘珍,朱庆棠,等.负压封闭引流技术专题座谈会专家意见［J］.中华显微外科杂志,2014,37(3)：209.

［49］杨卫泽,刘雪莲,闫浩敏.耳鼻咽喉科专科护理服务能力与管理指导［M］.沈阳：辽宁科学技术出版社,2020.

［50］丁淑贞,吴冰.耳鼻喉科临床护理［M］.北京：中国协和医科大学出版社,2017.

［51］胡秀英,宁宁.耳鼻咽喉-头颈外科护理手册［M］.北京：科技出版社,2015.

［52］席淑新.耳鼻咽喉科护士手册［M］.北京：人民卫生出版社,2009.